Mein erster Dienst – Intensivmedizin

T0200328

EBOOK INSIDE

Die Zugangsinformationen zum eBook Inside finden Sie am
Endedes Buchs.

Michael Glas

Carmen Andrea Pfortmüller

Mein erster Dienst — Intensivmedizin

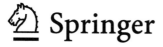 Springer

Michael Glas
Inselspital
Universitätsspital Bern
Bern, Schweiz

Carmen Andrea Pfortmüller
Inselspital
Universitätsspital Bern
Bern, Schweiz

ISBN 978-3-662-61640-6   ISBN 978-3-662-61641-3
(eBook)
https://doi.org/10.1007/978-3-662-61641-3

Die Deutsche Nationalbibliothek verzeichnet diese Publikation in der Deutschen Nationalbibliografie; detaillierte bibliografische Daten sind im Internet über ▶ http://dnb.d-nb.de abrufbar.

Umschlaggestaltung: debilk Berlin

Planung/Lektorat: Anna Kraetz
Springer ist ein Imprint der eingetragenen Gesellschaft Springer-Verlag GmbH, DE und ist ein Teil von Springer Nature.
Die Anschrift der Gesellschaft ist: Heidelberger Platz 3, 14197 Berlin, Germany

Vorwort

„Mein erster Dienst auf der Intensivmedizin" – diese Vorstellung lässt den Puls von vielen Intensiv-Neulingen höherschlagen und das Stresslevel steigen. Der Einstieg in die Tätigkeit auf der Intensivstation ist sehr „intensiv", die Abläufe sind fremd, die Medikamente und Dosierungen anders als gewohnt und zu allem Unglück geht auch noch ständig irgendwo irgendein Alarm. Das Ziel dieses Buches „Mein erster Dienst Intensivstation" ist es, ein System ins das vermeintliche Chaos zu bringen und Intensiv-Einsteigern sowie auch bereits Erfahreneren einen Leitfaden zur ersten Diagnose und Behandlung häufiger intensivmedizinischer Krankheitsbilder an die Hand zu geben.

Die intensivmedizinische Tätigkeit besteht oftmals initial aus „hands on-Maßnahmen" unter relativem Zeitdruck gefolgt von einer vertieften Auseinandersetzung mit dem Patienten und den unterliegenden Konzepten im Verlauf. Der Fokus dieses Buches liegt auf der Praxis, Tipps und Tricks sowie Initial-Maßnahmen. Es soll zudem als schnelles und übersichtliches Nachschlagewerk für eine erste Beurteilung und Therapieeinleitung bei kritisch kranken Patienten dienen.

Zusätzlich zu den klinischen Krankheitsbildern, werden auch weitere für den Dienst relevante Aspekte der Intensivmedizin wie Organisation des

Dienstbetriebs, Transporte, rechtliche Aspekte und Todesfälle sowie Hirntod behandelt. Zudem ist den Autoren wichtig, den Teamaspekt der intensivmedizinischen Arbeit mit enger interdisziplinärer Zusammenarbeit mit den Pflegefachpersonen, Physiotherapeuten sowie anderen Disziplinen innerhalb des Krankenhauses zu betonen: Intensivmedizin ist Teamwork-Medizin und die Patientenbetreuung erfolgt in der Regel im interdisziplinären Konsens.

Unser Dank gilt unseren Familien, Kollegen und Freunden, welche mit ihrer Unterstützung das Verfassen dieses Buches möglich gemacht haben. Weiter danken wir Frau Dr. med. Anna Krätz vom Springerverlag für ihre Unterstützung und die gute Zusammenarbeit. Zudem möchten wir uns herzlich bei all den kleinen Helfern und Unterstützern innerhalb und außerhalb der Klinik bedanken, welche mit ihrem Beitrag das Verfassen dieses Buches möglich gemacht haben.

„Mein erster Dienst Intensivmedizin" – „You can do it!". Wir hoffen Ihnen, liebe Leserinnen und Leserinnen, mit unserem Buch den Einstieg in Ihren ersten Dienst auf der Intensivstation zu erleichtern und wünschen Ihnen von Herzen ein gutes Gelingen.

Michael Glas
Carmen Andrea Pfortmüller
Bern
März 2020

Inhaltsverzeichnis

Über die Autoren

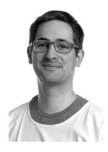

Dr. med. Michael Glas
Facharzt für Intensivmedizin, FMH, EDIC
Facharzt für Anästhesiologie, EDAIC
Klinik für Intensivmedizin,
Inselspital, Universitätsspital Bern
Freiburgstrasse
CH-3010 Bern

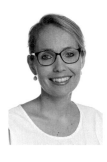

PD Dr.med. Carmen Andrea Pfortmüller
Fachärztin für Intensivmedizin, FMH, EDIC
Fachärztin für Allgemeine Innere Medizin, FMH
Klinik für Intensivmedizin,
Inselspital, Universitätsspital Bern
Freiburgstrasse
CH-3010 Bern

Organisation auf der Intensivstation

© Springer-Verlag GmbH Deutschland, ein Teil von Springer Nature 2020
M. Glas und C. A. Pfortmüller, *Mein erster Dienst – Intensivmedizin*,
https://doi.org/10.1007/978-3-662-61641-3_1

In kaum einem anderen Feld der klinischen Medizin sind Patienten von solch einer umfangreichen Infrastruktur umgeben wie auf der Intensivstation. Personeller, materieller und administrativer Aufwand haben das Ziel, die bestmögliche Versorgung für die kränksten Patienten zu gewährleisten.

1.1 Ein interdisziplinärer Behandlungsansatz

Neben dem medizinischen Neuland kann es für den intensivmedizinischen Anfänger durchaus eine Herausforderung sein, seine Rolle im multidisziplinären und erfahrenen Team aus Ärzten verschiedener Disziplinen, Pflegekräften, Physiotherapeuten, klinischen Pharmakologen, Ernährungsspezialisten, Administration etc. zu finden. Ein offener, respektvoller und empathischer Umgang sowie eine niedrige Hierarchiestruktur können diese Hürden verringern und fördern eine Lernatmosphäre.

> **Intensivmedizin ist Teamwork – werde Teil des Teams!**

Die multidisziplinäre Zusammenarbeit fördert ein positives Outcome für den Patienten. Inadäquate Kommunikation untereinander hingegen stellt eine wichtige und vermeidbare Fehlerquelle dar.

Weggehend von einer Intensivstation als abgekapselte Einheit mit limitierten Besuchsmöglichkeiten, nimmt die Einbindung der Familie des Patienten einen zunehmend größeren Stellenwert ein. Dies betrifft zum einen die

Betreuung der Angehörigen in ihrer Extremsituation (weitreichende und offene Information der Angehörigen, zusätzliche Betreuungsangebote, Aufenthaltsmöglichkeiten, Wegfall von festen Besuchszeiten). Zum anderen geht es um die Einbindung als Teil des Behandlungsteams (Anwesenheit am Bett und aktive Teilnahme bei der Patientenvisite). Dies kann in größerem Maße die Patienten- und Familienzufriedenheit fördern und verhindert post-traumatische Belastungsstörungen und psychische Probleme für Angehörige.

1.2 Verlegung auf Intensivstation

Die Hauptaufgabe der Intensivstation als organisatorische Einheit besteht darin, bedrohte Organfunktionen kritisch kranker Patienten rund um die Uhr zu überwachen oder zu unterstützen, sodass geeignete Maßnahmen getroffen werden können, um das Outcome dieser Patienten zu verbessern. Somit lassen sich grob folgende Patientengruppierungen bilden:

- Patienten, welche aufgrund eines akut eingetretenen Ereignisses (Erkrankung oder Trauma) oder eines größeren invasiven Eingriffs überwacht und behandelt werden
- Patienten, bei denen sich eine akute Verschlechterung einer chronischen Erkrankung ereignet hat und bei denen eine Chance auf Besserung des aktuellen Zustandes besteht

1

Die Zuweisung der Patienten auf Intensivstation erfolgt damit von verschiedenen Orten

— Notaufnahme
— Transfer aus anderem Krankenhaus
— Intern nach Reanimation (CPR)
— Interner Transfer von anderer Behandlungseinheit (von Bettenstation, nach Intervention, nach OP)

Die Indikation für die Aufnahme ergibt sich somit aus einer Kombination aus Anamnese, körperlicher Untersuchung, Erhebung von Vitalparametern, Laborergebnissen und weiteren Parametern. Verschiedene Scoring-Systeme (early warning scores, siehe ◘ Tab. 1.1) beruhen auf dieser Tatsache, sind aber im Alltag aufgrund ihres Aufwandes nur begrenzt einsetzbar, sodass

◘ **Tab. 1.1** Empfehlungen am Inselspital Bern zur Alarmierung des MET bei ≥ 1 der folgenden Kriterien:

Organsystem	Kriterium
Atemweg	– Atemwegsobstruktion – Stridor
Atmung	– Atemfrequenz < 6 oder > 35/min – O_2-Sättigung < 90 %
Kreislauf	– Blutdruck systolisch < 90 mmHg, Anstieg > 40 mmHg – Herzfrequenz < 40 oder 140/min
Bewusstsein	– Abfall GCS ≥ 2 Punkte – Krampfanfall
Anderer akut bedrohlicher Zustand	Gemäß Einschätzung Behandlungsteam

Erfahrung aber auch „Bauchgefühl" eine nicht zu unterschätzende Rolle spielen.

Zur Entscheidungsfindung, ob ein Patient tatsächlich eine Behandlung auf Intensivstation benötigt oder ein Verbleib auf Normalstation sicher ist, hat sich der Einsatz von sog. „Critical Care Outreach" (CCO), „Rapid Response" (RRT) oder „Medical Emergency Teams" (MET) bewährt. Diese bestehen aus Angehörigen des Intensivbehandlungsteams und können zusammen mit dem Patienten und dem betreuenden Stationsteam das weitere Vorgehen planen. Ziel ist es, eine mögliche Gefährdung des sich verschlechternden Patienten zu antizipieren und einen erforderlichen Transport auf Intensivstation in extremis zu vermeiden, gleichzeitig aber die knappe Ressource Intensivbehandlungsplatz effektiv zu nutzen.

Bei Neuaufnahme eines Patienten sollte auf ein systematisches Vorgehen geachtet werden. Nach Installation/Wechselns des notwendigen Monitorings, der Beatmung etc. erfolgt eine kurze und möglichst standardisierte Übergabe der zuweisenden Kollegen an das Intensivbehandlungsteam. Diese sollte folgende Punkte zum Zustand des Patienten beinhalten:

- Epikrise
- Aktuelles Hauptproblem
- Bereits getroffen und geplante Maßnahmen
- Besonderheiten

Je schlechter der Zustand des Patienten, desto zielgerichteter die erste Übergabe. Eine ausführlichere erfolgt nach initialer Stabilisierung des Patienten. Im Anschluss an die Übergabe folgt eine orientierende körperliche

Untersuchung, das Erstellen und die Kommunikation eines Therapieplanes für die nächsten Stunden und ggf. das Einleiten dringlicher Maßnahmen zur Stabilisierung. Die zeitnahe schriftliche Dokumentation sollte einen Überblick für das Behandlungsteam bieten. Die Angehörigen des Patienten müssen zudem über die Intensivstationsverlegung informiert werden, dies übernimmt meist das zuweisende, also bisher betreuende ärztliche Team. Es sollte jedoch eine kurze Absprache diesbezüglich stattfinden, damit die Information der Angehörigen zeitnahe erfolgen kann.

1.3 Verlegung von der Intensivstation

Die Verlegung des Patienten auf eine nachbehandelnde Einheit mit geringeren Überwachungsmöglichkeiten (Intermediate Care, Normalstation) stellt einen kritischen Schritt dar. Dabei muss berücksichtigt werden, dass die Intensivstation selbst gewisse Risiken für den Patienten birgt (z. B. höhere Rate an Infektionen mit multiresistenten Erregern), andererseits muss die erforderliche pflegerische, ärztliche, physiotherapeutische und ausstattungstechnische Leistung auf der nachbehandelnden Station gewährleistet und eine Wiederaufnahme (längere Krankenhausverweildauer, höhere Mortalität) vermieden werden. Daher erfolgt die Planung der Verlegung im interdisziplinären Konsens mit den Kollegen der weiterbetreuenden Abteilung.

Natürlich werden der Patient und seine Angehörigen ebenfalls über die Verlegung informiert.

Die Übergabe an die weiterbetreuenden Kollegen erfolgt zwischen Pflegekräften und ärztlichen Kollegen in der Regel unabhängig voneinander. Diese sollte jeweils in mündlicher Form (wenn möglich am Patientenbett) und schriftlich (Verlegungsbericht) mit dem Ziel eines möglichst geringen Informationsverlustes stattfinden. Ein Verlegungsbericht beinhaltet folgende Punkte:

- Stammdaten des Patienten
- Aktuelle Diagnosen, Vorerkrankungen
- Therapiemaßnahmen
- Epikrise, Verlaufszusammenfassung über den Intensivaufenthalt
- Untersuchungsbefunde bei Verlegung
- Aktuelle Medikation
- Procedere
- Besonderheiten
- Ansprechpartner auf Intensivstation für Rückfragen

1.4 Transport des Intensivpatienten

Der folgende Abschnitt konzentriert sich auf den innerklinischen Transport des Intensivpatienten, siehe ◻ Tab. 1.2. Für die Besonderheiten des Interhospitaltransfers sei auf die jeweiligen Lehrbücher verwiesen.

Jeder Transport des intensivpflichtigen Patienten ist eine zusätzliche Gefahr für den Patienten mit möglicher Verschlechterung der Organfunktionen. Daher sollte bei der Vorbereitung auch stets eine Nutzen-Risiko-Abwägung (Transport zum aktuellen Zeitpunkt tatsächlich erforderlich?) erfolgen und geplante Transporte für eine

1

□ **Tab. 1.2**   Besonderheiten bei Transporten

(Organ-) System	Anmerkung

Atmung,
Beatmung
	– Anpassung der Einstellungen und
	  Alarme am Transportbeatmungsgerät an
	  Intensivrespirator-Einstellungen mit
	– Sicherheitsreserven (höhere FiO_2)
	– Ausreichender O_2-Vorrat mit Reserve
	  in Flaschen, Verwendung von Wand-
	  anschlüssen
	– Kapnometrie/-graphie sicherstellen
	– Verschlechterung des Gasaustausches
	  durch Lageänderung, Sekretverlegung
	– Mitführen eines Handbeatmungsbeutels

Thorax- Drainagen	– Auf Durchgängigkeit testen – Nicht über Patientenniveau anheben – Aktiver Sog erforderlich?

Herz-
Kreislauf-
System
	– Mitführen der vasoaktiven Medikamente
	  in ausreichender Menge (Bolus und
	  kontinuierlich)
	– Verschlechterung der Hämodynamik
	  durch Lageänderung möglich
	– Ggf. Erhöhung der Vasoaktiva-Dosierung
	  als Sicherheitsreserve erforderlich
	– Monitoring der invasiv gemessenen
	  Drücke, auf CO-Messung kann in der
	  Regel verzichtet werden

Assistdevices (ECMO, IABP, Impella, LVAD)	– Zusätzliches (entsprechend geschultes) ärztliches Personal erforderlich – Ggf. Begleitung durch Kardiotechniker – Höheren Zeitaufwand einplanen!

(Fortsetzung)

◻ Tab. 1.2 (Fortsetzung)

(Organ-) System	Anmerkung
Intrakranielle Druckmessung, Liquor-drainagen	– Einfluss der Lageänderung auf ICP beachten, Maßnahmen bei ICP-Anstieg ergreifen – Liquordrainagen während Transport und bei Lagewechsel schließen, bedarfsweise öffnen
Analgesie, Sedation, Muskel-relaxation	– Ggf. deutliche Vertiefung der Analgosedation und Muskelrelaxation für Umlagerung erforderlich
Hämodialyse/-filtration	– Während des therapiefreien Intervalls Citrat- oder Heparin-Lock und entsprechende Kennzeichnung am Katheter – Gerät auf Rundlauf stellen

Diagnostik zur Tageszeit mit der höchsten Mitarbeiterdichte erfolgen. Das Transportteam besteht – je nach gesetzlicher und klinikinterner Regelung – aus mindestens zwei Intensivpflegekräften oder einer Intensivpflegekraft und einem Arzt. Bei aufwändigeren Transporten (z. B. bei ECMO oder IABP) sollte das Team entsprechend um weiteres pflegerisches und ärztliches Personal ergänzt werden.

Grundsätzlich gilt, den Überwachungs- und Behandlungsstandard des Intensivbehandlungsplatzes zu gewährleisten, jedoch auf für den Zeitraum des Transportes nicht erforderlichen „Ballast" (bestimmtes Monitoring,

Spritzenpumpen für nicht dringend benötigte Medikamente, etc.) zu verzichten. Sowohl Transportvorbereitung (Checklisten) als auch -equipment (Transportbeatmungsgerät mit Absaugung, Transportmonitor, Notfalltasche, ggf. Defibrillator) sollten standardisiert und dem begleitenden Personal unbedingt vertraut sein. Das Mitführen an Zusatzausrüstung muss im Einzelfall entschieden werden. Auf folgende Besonderheiten ist zu achten:

Eine besondere Herausforderung stellen Transporte zu Kernspintomographie-Untersuchungen dar. Die speziellen Sicherheitsrichtlinien im MRT-Bereich müssen berücksichtigt werden, die MRT-Tauglichkeit interner und externer Devices und des Monitorings muss gewährleistet sein. Außerdem ist zu berücksichtigen, dass der Zugang zum Patienten während der Untersuchung nur stark erschwert oder nicht möglich ist. Wichtige nicht-MRT-taugliche Devices, welche häufig auf der Intensivstation eingesetzt und gerne bei der Evaluation von Patienten bzgl. MRT-Tauglichkeit vergessen werden, sind Dauerkatheter mit Temperatursonde, Pulmonaliskatheter, externe Herzschrittmacherelektroden oder ein Einschwemmpacer. Bei internen Herzschrittmachern/Defibrillatoren muss die MRT-Tauglichkeit von Modell zu Modell evaluiert werden.

Annäherung an den Intensivpatienten – Grundlagen der Therapie

© Springer-Verlag GmbH Deutschland, ein Teil von Springer Nature 2020
M. Glas und C. A. Pfortmüller, *Mein erster Dienst – Intensivmedizin*,
https://doi.org/10.1007/978-3-662-61641-3_2

2

Die gesundheitlichen Probleme intensivmedizinischer Patienten sind häufig sehr komplex. Ziel ist es deswegen oftmals, Muster für zugrunde liegende Organdysfunktionen zu erkennen, welche typischerweise bei kritisch kranken Patienten auftreten. Des Weiteren liegt der primäre Fokus nicht auf der Etablierung einer spezifischen Diagnose, sondern darauf, eine vitale Gefährdung frühstmöglich zu erkennen und eine entsprechende Behandlung einzuleiten.

Der Fokus der initialen Beurteilung von kritisch kranken Patienten liegt auf der Erkennung und Behandlung der vitalen Gefährdung. Die spezifische Diagnose ist dabei sekundär und erfolgt in einem späteren Schritt.

2.1 Visite am Intensivbett

Normalerweise erfolgt eine initiale Beurteilung nach dem **ABCDE-Schema** (siehe ◘ Tab. 2.1) mit anschließender Beurteilung der weiteren Organsysteme. Der Detailgrad, in welchem die einzelnen Organsysteme untersucht werden, hängt entscheidend von dem im Vordergrund stehenden klinischen Problem ab.

Bei der **täglichen** Visite **am Krankenbett** erleichtert ein systematisches Vorgehen den Überblick zu bewahren. Routinemäßig sollten folgende Organsysteme mitbeurteilt werden: Respiration/Atemwege, kardiovaskuläres System, Abdomen, Neurologie, metabolischer Status inklusive Flüssigkeitshaushalt und Infektstatus.

◻ Tab. 2.1 ABCDE-Schema

		Klinische Fragen	Adjuvante Diagnostik
A	Atemweg (airway)	- Spricht der Patient mit mir? - Ist der Atemweg verlegt? - Sichtbares Hämatom/ Schwellung im Halsbereich? - Blut oder Fremdkörper im Mund wahrscheinlich? - Schwere Gesichtsschädelverletzungen, Anaphylaxie oder Verbrennungen? - Besteht ein Trauma? → Halswirbelsäulenschutz!!!	

(Fortsetzung)

2

● Tab. 2.1   (Fortsetzung)

		Klinische Fragen	Adjuvante Diagnostik
B	Respiration (breathing)	- Ist das Atemmuster und die -frequenz normal? - Wird die Atemhilfs-muskulatur eingesetzt? - Sind bilaterale Atem-geräusche vorhanden? - Ist der Thorax stabil? - Sind die Halsvenen gestaut? - Ist die Trachea mittel-ständig?	- Atemfrequenz - SpO_2% - Arterielle Blutgas-analyse - E-FAST - Rx Thorax - $ETCO_2$ - Beatmungspara-meter (Beatmungs-einstellungen, Spitzendruck, Plateaudruck, Autopeep)

(Fortsetzung)

(Fortsetzung)

◻ Tab. 2.1 (Fortsetzung)

		Klinische Fragen	Adjuvante Diagnostik
C	Kreislauf (circulation)	- Blutet es sichtlich? (CAVE Extremitäten und Skalpverletzungen bewusst suchen) - Ist der Bauch weich? - Sind die Extremitäten warm? - Sind die Halsvenen gestaut? - Ist der Puls regelmässig und normal schnell? - Stehen die Extremitäten so wie sie sollten? - Ist das Becken stabil?	- Blutdruck - Herzfrequenz - Rekapillarisationszeit - Arterielle Blutgasanalyse (insbesondere Laktat) - EKG - E-FAST - Erweitertes hämodynamisches Monitoring (SvO$_2$, cardiac output, ZVD, Pulmonaldrücke, PCWP, EDV, GEDI) - Hämoglobinbestimmung

(Fortsetzung)

2

		Klinische Fragen	Adjuvante Diagnostik
D	Neurologie (disability)	- Wie wach ist der Patient? - Bewegt der Patient die Extremitäten symmetrisch? - Ist die Sprache verwaschen?	- GCS - Pupillenuntersuchung - Globaltests (Armvorhalteversuch, Fazialisprüfung) - Glucosebestimmung - Hirndruckmonitoring (ICP, CPP, PtO_2)
E	Äussere Einflüsse (environment)	- Ist der Patient hypo- oder hypotherm? - Gibt es am Körper Hinweise für andere zugrunde liegende Erkrankungen?	- Temperatur - Log-Roll - Allergiestatus - Infektstatus

■ Tab. 2.1 (Fortsetzung)

Die Visite am Krankenbett umfasst neben der körperlichen Untersuchung auch die Evaluation der Vitalparameter und aktuell applizierten Medikamente (insbesondere Vasoaktiva, Sedativa, Antibiotika) sowie der respiratorischen Einstellungen, die laborchemischen Resultate (insbesondere Blutgasanalysen) sowie je nach verfügbarem Klinikmanagementsystem die Trends der Vitalwerte über die letzten Stunden. Des Weiteren ist ein Gespräch mit der zuständigen Intensivpflegefachkraft bezüglich der Entwicklungen des Patienten in den letzten Stunden sowie aktueller Probleme sinnvoll.

> ❯ Ein Gespräch mit der zuständigen Intensivpflegefachkraft über den Zustand des Patienten ist unabdingbar. Die Pflegefachkräfte verbringen sehr viel mehr Zeit mit den Patienten als die betreuenden Ärzte und kennen die Verläufe meistens besser. Sie bieten oftmals eine gute Ergänzung zur eigenen Beurteilung, insbesondere, wenn man selbst über wenig Erfahrung in der Beurteilung kritisch kranker Patienten verfügt.

2.2 Körperliche Untersuchung

Die systematische körperliche Untersuchung von Intensivpatienten sollte im Minimum einmal täglich von Kopf bis Fuß erfolgen. Dazwischen werden mehrmals täglich organ- oder problemspezifische Untersuchungen durchgeführt. Wichtig ist es auch hier, systematisch vorzugehen. Es empfiehlt sich deshalb vor Beginn der eigentlichen Untersuchung kurz am unteren Bettende des

Patienten zu verweilen und den Patienten zu beobachten, um sich einen Überblick zu verschaffen. In dieser Zeit können auch die aktuellen Beatmungseinstellungen, Vitalparameter und Medikamentenlaufraten miterfasst werden, welche für die Beurteilung der körperlichen Untersuchung unabdingbar sind.

2.2.1 Respiratorisches System

Sowohl die Beobachtung der Atembewegungen sowie der Beurteilung der pulmonalen Auskultation gehören zur Untersuchung des kritisch kranken Patienten dazu. Bei den Atembewegungen ist hauptsächlich auf den Gebrauch akzessorischer Muskulatur und paradoxe Atembewegungen zu achten. Im Rahmen der Auskultation werden die Symmetrie des Atemgeräusches, die Qualität der Atemgeräusche sowie die Atemfrequenz beurteilt. Beim Traumapatienten gehört auch die klinische Beurteilung der Thoraxstabilität mit zur Routineuntersuchung.

> Bei Patienten nach Reanimation ist die Stabilität des Thorax immer zu prüfen, da oftmals multiple Rippenfrakturen entstehen.

Zusätzlich zur klinischen Untersuchung werden die aktuellen Beatmungseinstellungen, Beatmungsdrücke sowie die Interaktion vom Patienten mit dem Respirator beurteilt. Die aktuelle SpO_2%, das $ETCO_2$ sowie Blutgasanalyseergebnisse verfeinern den klinischen Eindruck.

2.2.2 **Kardiovaskuläres System**

Die wichtigste Funktion des kardiovaskulären Systems ist die Bereitstellung von Sauerstoff für die Körperorgane. Die Sauerstoffbereitstellung ist in erster Linie vom Cardiac Output (CO), dem arteriellen Sauerstoffpartialdruck sowie dem Hämoglobingehalt des Blutes abhängig. Da diese Parameter beim nicht-invasiv monitorisierten Patienten nur schwer in kurzer Zeit zu erfassen sind, wird in der körperlichen Untersuchung hauptsächlich die Organperfusion beurteilt.

Die Herzfunktion wird primär anhand von Blutdruck, Herzfrequenz sowie der Evaluation von Arrhythmien und ST-Streckenveränderungen erfasst. Letztere sind hinweisend für eine myokardiale Ischämie. Der Blutdruck darf nicht als singulärer Parameter zur Beurteilung der Herzfunktion herangezogen werden.

> ❶ **Cave**
> **Es ist nicht möglich, vom Blutdruck alleine auf den CO zu schließen. Der Blutdruck ist abhängig vom CO sowie dem peripheren Widerstand. Druck ist nicht gleich Fluss!**

Daumenregel für die Beurteilung von Notfallpatienten vor erfolgter Blutdruckmessung:

> ▶ **Wichtig**
> ▬ **Radialispuls tastbar -> systolischer Blutdruck > 90 mmHg**
> ▬ **Zentraler Puls tastbar (Karotis/Leiste) -> systolischer Blutdruck > 60 mmHg**

Weitere wichtige Parameter, welche die Organperfusion beschreiben, sind die Hauttemperatur und die Rekapillarisationszeit, die Urinausscheidung sowie der zerebrale Wachheit- und Orientiertheitsstatus.

> ❯ **Zerebrale Hypoperfusion führt zu Müdigkeit bis hin zu Koma. Sie kann auch für körperliche Unruhe verantwortlich sein.**

Adjuvant zur klinischen Untersuchung kann zur Beurteilung des kardiovaskulären Systems ein erweitertes kardiales Monitoring (Pulmonaliskatheter, PiCCO-System), eine Echokardiografie, die zentralvenöse Druckmessung oder eine Herzkatheteruntersuchung herangezogen werden.

> ❯ **Bei fehlendem Pulmonalarterienkatheter, aber liegendem zentralvenösen Katheter kann alternativ zur SvO$_2$-Messung eine ScvO$_2$-Messung zur Beurteilung der globalen Sauerstoffbalance herangezogen werden. Die Werte derselben liegen normalerweise um die 5 mmHg höher als diejenigen der SvO$_2$-Messung.**

2.2.3 Neurologisches System

Bei der Beurteilung der Neurologie ist neben der Pupillen-untersuchung die Bestimmung des GCS sowie die Evaluation von Orientierung und Aufmerksamkeit wichtig. Veränderungen bei Intensivpatienten können sehr subtil sein und werden häufig erst bei der längeren Beobachtung (z. B. durch die Pflegefachpersonen) augenfällig.

Deswegen ist es wichtig, neben dem aktuellen Status auch Fluktuationen sowie Veränderungen des Schlaf-Wach-Rhythmus über die Zeit zu erfragen. Ein weiterer wichtiger Baustein der neurologischen Untersuchung besteht in der Beobachtung des Patienten in seinem Verhalten (Gibt es Anzeichen für ein Delir?) sowie in der Bewegung seiner Extremitäten und in der Bestimmung des Sedierungsgrades (z. B. anhand der Richmond-Agitation-Sedation-Scale, RASS). Bei bewusstlosen Patienten ist die sorgfältige klinische Prüfung aller vier Extremitäten auf Schmerzreize mindestens alle 8 h empfohlen. Je nach zugrunde liegendem Krankheitsbild muss die neurologische Untersuchung sehr viel detaillierter und gezielter erfolgen, mit u. a. zusätzlicher Examination der Hirnnerven sowie der Kleinhirnfunktionen.

Wichtige Hilfestellung zur klinischen Untersuchung bieten bildgebende Verfahren (transkranieller Dopplerultraschall, CT, MRI) sowie ein EEG oder eine Lumbalpunktion. Zur Evaluation eines Delirs kann der CAM-ICU- oder ICDSC-Test herangezogen werden. Bei Verdacht auf Restrelaxation erfolgt eine relaxometrische Untersuchung

2.2.4 **Abdominelles System**

Das Abdomen wird einerseits durch die klinische Untersuchung mit Evaluation der Darmgeräusche, der Palpation des Abdomens unter Einschluss der Peritonismusprüfung sowie durch Erfragung des letzten Stuhlgangs und der Evaluation der Ernährungssituation untersucht.

Hilfestellung können abdominelle Bildgebungen (Ultraschall, CT), die abdominellen Laborparameter sowie auch eine Kalorimetrie sein.

2.2.5 Metabolik und renales System

Zur Untersuchung der Metabolik gehört einerseits die Beurteilung des Säure-Base- sowie Flüssigkeitshaushaltes aber auch die renale Ausscheidung und der Glucose- und Hormonhaushalt. Ein spezielles Augenmerk sollte auf der Urinausscheidung sowie der körperlichen Untersuchung des Wasserstatus (Ödeme, Mundschleimhaut) liegen.

2.2.6 Infektstatus

Zur Beurteilung des Infektstatus gehören die klinische Beurteilung von Wunden und chirurgischen Inzisionen sowie auch die Evaluation der Temperatur und deren Schwankungen sowie der Antibiotikastatus des Patienten. Des Weiteren sollen die ausstehenden mikrobiologischen Resultate nachgefragt werden. Bei der Suche nach einem Infektfokus ist eine Gesamtkörperuntersuchung durchzuführen mit speziellem Augenmerk auf Hautveränderung (z. B. Dekubitus), Auskultation bzgl. Herzgeräusch sowie Evaluation von Meningismus. Bei Patienten in Aplasie (siehe ▶ Abschn. 17.7) ist eine tägliche detaillierte Ganzkörperuntersuchung durchzuführen.

> **❗ Cave**
> Viele intensivmedizinische Patienten können kein
> Fieber erzeugen, weil sie zum Beispiel Schmerzmittel
> mit antipyretischer Komponente erhalten, oder sie
> werden mit kontinuierlichen Verfahren therapiert,
> welche auch die Körpertemperatur regulieren (z. B.
> kontinuierliche Dialyseverfahren).

2.3 Routineverordnungen

Die Art und Weise, wie Verordnungen getätigt werden,
hängt vom in der Klinik verwendeten Klinikmanagementsystem ab. Verordnungen werden zunehmend in
elektronischer Form anstatt auf Papier ausgestellt.
Notfallmäßige Verordnungen können der fallführenden
Intensivpflegeperson auch mündlich (z. B per Telefon)
erteilt werden. Diese Verordnungen müssen aber, sobald
die Zeit es erlaubt, in schriftlicher Form festgehalten
werden. Dies ist zur besseren Nachvollziehbarkeit der
therapeutischen und diagnostischen Maßnahmen sowie
auch aus rechtlichen Gründen unabdingbar.

■ Standardmäßig verordnet werden

Vitalparameter: Im Minimum sollte eine Zielver-
ordnung für Blutdruck, Herzfrequenz, SpO_2%, pCO_2
beim beatmeten Patienten, angestrebte Diurese und
Bilanz sowie Temperatur schriftlich festgehalten werden.
Hier wird abhängig vom Krankheitsbild normalerweise
eine Bandbreite angegeben. So kann zum Beispiel im
Routinefall eine MAP-Verordnung von 60-90 mmHg
angegeben werden. Bei erweitertem Monitoring (kardial

2

oder neurologisch) werden die Ziele ebenfalls verordnet. So ist zum Beispiel bei einem Patienten mit einem invasiven Hirndruckmonitoring meistens eine ICP < 20 mmHg sowie ein von CCP > 60 mmHg Standard. Beispiele für Standardverordnungen der Universitätsklinik für Intensivmedizin am Inselspital, Bern finden sich in ◻ Tab. 2.2.

Je nach Klinikmanagementsystem werden zudem erste Maßnahmen bei Nicht-Erreichen der festgelegten Ziele verordnet.

> ❯ Vorverordnete Therapiemaßnahmen führen oftmals dazu, dass diese im klinischen Alltag von der zuständigen Pflegefachperson selbstständig durchgeführt werden. Bei instabilen Patienten benötigt es deswegen eine klare Absprache, ab wann eine erneute Meldung an den Arzt erfolgen muss.

Neben den verschiedenen Vitalparametern ist bei nicht-kontinuierlich erfassten Werten (z. B GCS, Temperatur) die Häufigkeit der Überwachung zu verordnen.

Laboruntersuchungen: Die benötigten Laboruntersuchungen sowie deren Häufigkeit sind stark abhängig vom individuellen Patienten. Sie sollten einer strikten Rationale folgen, d. h. der gemessene Wert soll entweder der Verlaufskontrolle oder der Diagnose einer neu aufgetretenen Störung dienen und damit begründbar sein. Die Beeinflussung einzelner Laborparameter durch äussere Faktoren ist bei deren Auswahl zu beachten, so ist z. B. eine CRP-Bestimmung zur Infektverlaufskontrolle am ersten postoperativen Tag wenig zielführend, da es durch die Operation alleine bereits erhöht sein wird.

◨ Tab. 2.2	Beispiele für Verordnungen
Standardverordnungen	- MAP 60–90 mmHg - Herzfrequenz 55–110/min - Peripherie warm - Diurese > 0,5 ml/kg/h - Temperatur 36,0–38,0° Celsius - Bilanz abhängig vom Patienten - pCO_2 35–45 mmHg - SpO_2 > 95 % - pH normwertig
Bei neurochirurgischen Patienten	- BDsys 100–160 mmHg - Herzfrequenz 55–110/min - Peripherie warm - Diurese > 0,5 ml/kg/h - Temperatur 36,0–37,5° Celsius - Bilanz ausgeglichen - pCO_2 35–45 mmHg - SpO_2 > 95 % - pH normwertig - ICP < 20 mmHg - CCP > 60 mmHg
Bei herzchirurgischen Patienten	- MAP 55-90 mmHg - Herzfrequenz 55–110/min - Peripherie warm - Diurese > 0.5 ml/kg/h - Temperatur 36.0–38.0° Celsius - Bilanz abhängig vom Patienten - pCO_2 35–45 mmHg - SpO_2 > 95 % - pH normwertig - SvO_2 > 60 % - CO > 4,5 l/min - PCWP < 12 mmHg

Ebenso ist die Bestimmung z. B. der D-Dimere zum Ausschluss von Thrombembolien bei kritisch kranken meist Patienten nicht sinnvoll, da es durch viele Confounder beeinflusst ist.

Bei längeren Intensivstationsaufenthalten können je nach Akutheit des aktuellen Zustands die Laborbestimmungen auf alle zwei Tage oder dreimal wöchentlich reduziert werden.

Medikamente: Medikamente, welche ein Patient nach Aufnahme auf der Intensivstation erhalten soll, müssen schriftlich festgelegt werden. Dabei ist jegliche Medikation, welche vor dem Intensivaufenthalt vom Patienten routinemässig eingenommen wurde, kritisch zu überdenken. So werden zum Beispiel häufig Betablocker und Antihypertensiva pausiert. Antibiotika müssen meist an die neue Situation angepasst oder erweitert werden. Immunsuppressiva hingegen werden normalerweise weiterverabreicht. Phytotherapeutika werden in der Regel auf der Intensivstation nicht verordnet.

Wichtig ist es auch darauf zu achten, ob sich die Nierenfunktion des Patienten im Rahmen seiner kritischen Erkrankung verschlechtert hat, in diesem Fall müssen nämlich die Medikamentendosen entsprechend angepasst werden. Eine gestörte gastrointestinale Resorption kommt beim kritisch kranken Patienten häufig vor, sie ist deshalb bei der Verordnung von per os verabreichten Medikamenten zu beachten.

Alle Medikamente, welche im Rahmen des Intensivaufenthalts verabreicht werden (z. B. Vasoaktiva, Sedativa), müssen mit Verabreichungsmodalität, Konzentration, Bandbreite der erlaubten Laufrate sowie

Zielwert verordnet werden. Reservemedikamente, welche nicht mehr benötigt werden sollten, aus dem System entfernt werden.

Beatmungseinstellungen und -ziele: Bei beatmeten Patienten sollte der Beatmungsmodus sowie die genaueren Einstellungen (PEEP, Tidalvolumina), die Grenzen der Beatmungsdrücke sowie das Beatmungsziel (z. B. Weaning) verordnet werden. Tidalvolumina werden auf der Intensivstation in der Regel gemäss den ARDSnet Guidelines auf 6-8 ml/KG idealem Körpergewicht eingestellt mit einem Ziel-Plateaudruck von < 30 cmH$_2$0 oder einem transpulmonalen Druck von < 20 cmH$_2$0 (siehe auch ► Abschn. 6.8).

Dialyseeinstellungen: Die Dialyseeinstellungen, insbesondere bei kontinuierlichen Verfahren, sollten ebenfalls schriftlich festgehalten werden. Hier ist die Modalität, die Antikoagulation (Citrat versus Heparin), das Kaliumbad, die Blutfluss- sowie die Dialysatflussrate wichtig. Entsprechende Beispiele finden sich im Abschn.12.4.

Flüssigkeiten: Jegliche Einfuhr an Infusionsflüssigkeit zur Erhaltungstherapie oder zur Flüssigkeitsbehandlung müssen schriftlich festgelegt werden.

Antikoagulation: Es muss verordnet werden, ob eine Antikoagulation erfolgen soll, mit welchem Ziel (prophylaktisch oder therapeutisch), welche Zielwerte angestrebt sind und welche Substanz dafür verwendet werden soll. Auf der Intensivstation wird normalerweise eine kontinuierliche Antikoagulation mit Heparin durchgeführt.

Ernährung: Kalorienziele sowie die zuzuführende orale, enterale oder parenterale Ernährungsmenge ist schriftlich festzuhalten.

Tagesziel: Je nach Klinik erfolgt einmal täglich eine Behandlungszielsetzung für die nächsten 24 h.

Rechtliche Aspekte

© Springer-Verlag GmbH Deutschland, ein Teil von Springer Nature
2020
M. Glas und C. A. Pfortmüller, *Mein erster Dienst – Intensivmedizin*,
https://doi.org/10.1007/978-3-662-61641-3_3

3.1 Verantwortungen und Indikationsstellung

Für die Leitung einer Intensivstation ist die abgeschlossene Zusatzweiterbildung „Intensivmedizin" (D) bzw. Weiterbildung zum „Facharzt für Intensivmedizin" (CH) für den verantwortlichen Arzt Voraussetzung. Die Rotation der Weiterbildungsassistenten sind in der Weiterbildungsordnung der Bundesärztekammer (D) bzw. dem Weiterbildungsprogramm des Schweizerischen Instituts für ärztliche Weiter- und Fortbildung (CH) geregelt.

Auf der Intensivstation bringen sich Spezialisten verschiedenster Fachgebiete in die Behandlung ein. Im Rahmen dieser Kooperation können Konflikte entstehen. Es besteht daher der Grundsatz, dass die im konkreten Fall zu treffende Indikationsstellung im Bereich des Grundleidens der Vertreter des betreffenden Faches trifft, im Bereich der Intensivtherapie ist dies der verantwortliche Intensivmediziner **(Grundsatz der Einzel- und Eigenverantwortlichkeit).** Bei fehlendem Konsens zwischen den Disziplinen ist ein hausinternes Vorgehen zum Treffen eines Entscheids festzulegen, dies erfordert meist eine interdisziplinäre Besprechung mit Entscheidungsträgern (Oberarzt oder höher) aller beteiligter Disziplinen. Die volle ärztliche und rechtliche Verantwortung trägt damit derjenige, der die Entscheidung trifft.

3.2 Aufklärung und Einwilligung

Wie in jedem Fachgebiet ist auch in der Intensivmedizin die **„aufgeklärte Einwilligung"** unter Wahrung des Selbstbestimmungsrechts des Patienten („informed consent") für die ärztliche Ermächtigung zur Durchführung körperlicher Eingriffe erforderlich. Die ärztliche Aufklärung umfasst dabei folgende Aspekte:

- **Diagnoseaufklärung**
- **Verlaufsaufklärung** über den voraussichtlichen Verlauf des Zustandes mit und ohne Behandlung
- **Alternativen** der Behandlung
- **Risikoaufklärung** über Art, Schwere und Gefahren der vorgesehenen Maßnahme mit Bezug auf die aktuelle Situation des Patienten
- **Sicherungsaufklärung** mit Informationen, um den Patienten im Rahmen der Behandlung vor Schaden zu schützen

Die Aufklärung erfolgt prinzipiell durch diejenige Person oder Organisationseinheit, welche den Eingriff durchführt. So erfolgt z. B. die Aufklärung über eine Dilatationstracheotomie, welche auf der Intensivstation durchgeführt wird, durch das Team der Intensivstation und die Aufklärung für eine Gastroskopie, welche ebenfalls auf der Intensivstation, jedoch durch die Kollegen der Gastroenterologie durchgeführt wird, durch diese.

Die Fähigkeit zur Einwilligung setzt voraus, dass Wesen, Bedeutung und Tragweite der Maßnahme erfasst werden können. Diese ist beim intensivmedizinischen Patienten aufgrund von Grund-, Nebenerkrankungen oder bereits getroffenen Maßnahmen

3

(z. B. Analgosedation) häufig nicht gegeben. Der Arzt auf der Intensivstation sieht sich dabei u. a. mit folgenden Situation konfrontiert:

- **Notfall- und Sofortmaßnahmen:** Trotz vitaler Indikation und fehlenden Behandlungsalternativen, hat der Patient das Recht, auch eine nicht verschiebbare Behandlung abzulehnen. Daher sollten beim Patienten mit Bewusstsein Aufklärung und Einwilligung im Rahmen der Gegebenheiten zumindest versucht werden, wenn der Patient als einwilligungsfähig beurteilt wird.

- **Bewusstloser Patient:** sofern die Maßnahme nicht zeitlich verschiebbar oder nicht ein Vertreter anstelle des Patienten erreichbar ist, ist die Aufklärung entbehrlich. Für den Arzt ist der mutmaßliche Patientenwillen entscheidend und im Zweifelsfall die intensivmedizinische Maßnahme durchzuführen („in dubio pro vita"). **Vertreter des Patienten (Personensorgeberechtigte):** Ist ein Patient bewusstlos oder kann aus anderen Gründen die Konsequenz einer medizinischen Maßnahme nicht abschätzen, so entscheiden nach Aufklärung durch den Arzt die durch den Patienten oder gesetzlich eingesetzten Vertreter (Vorsorgevollmacht - D, Betreuung in medizinischen Angelegenheiten - D, Beistandschaft - CH) im mutmaßlichen Sinne des Patienten.

- **Patientenverfügung, -testament:** Liegt dem behandelnden Arzt eine schriftliche Willenserklärung des Patienten als Ausdruck seines Selbstbestimmungsrechts vor, in der eine Intensivbehandlung abgelehnt oder thematisiert wird, so muss dieser Wille berücksichtigt werden. Der darin ausgedrückte Wille steht über der Entscheidung eines Vertreters. In der Praxis sieht sich der behandelnde Intensivmediziner beim Studieren der Patientenverfügung häufig pauschalisierten Inhalten („Ich möchte nicht an Schläuche angeschlossen sein.") konfrontiert, die den Entscheidungsprozess erschweren. Entsprechend muss, wenn immer möglich, unter Einbezug des Vertreters des Patienten, die genaue Interpretation des Geschriebenen eruiert werden. Die Patientenverfügung ist umso verbindlicher, je konkreter sie die Entscheidungssituation wiedergibt. Bei der Ermittlung des mutmaßlichen Willens muss sie stets berücksichtigt und entsprechend auch auf Notfallmaßnahmen (Reanimation/Intubation) verzichtet werden, wenn dies im Rahmen der Patientenverfügung vom Patienten abgelehnt wird.

> Zwischen Selbstbestimmungsrecht, der Dringlichkeit der Durchführung von medizinischen Maßnahmen und den Grenzen der Behandlung kann sich ein Konfliktfeld ergeben. Die Wahrung des (mutmaßlichen) Patientenwillens stellt dabei die oberste Priorität für das Behandlungsteam bei der Entscheidungsfindung dar.

3.3 Dokumentation

Die (ärztliche) intensivmedizinische Akte sollte folgende Punkte beinhalten:

— **Aufnahmedokumentation:** Stammdaten des Patienten, Grund für die Intensivbehandlung, Hauptdiagnose (ggf. mit ICD-Kodierung, OPS-Kodierung),

Nebendiagnosen, klinischer Befund, Dauermedikation, Therapielimitationen, Kontaktdaten von
Bezugspersonen, Erhebung von Scores zur Mortali-
tätsprognose im Rahmen des Qualitätsmanagements
(SAPS, APACHE etc.).

- **Verlaufsdokumentation:** mindestens tägliches
Festhalten des Verlaufs inkl. klinischem Befund,
intensivmedizinischen Maßnahmen, Verordnungen,
„informed consent" über intensivmedinische
Maßnahmen, Aktualisierung der Diagnosen,
relevanten Ereignissen. Die Dokumentation von Vital-
parametern und Organfunktionen geschieht regelhaft
in digitaler Form („patient data management system",
PDMS) oder als klassische handschriftliche „Kurve".
Im Rahmen des Qualitätsmanagements erfolgt die
Erhebung von Verlaufs-Scores (SOFA, TISS).
- **Dokumentation bei Entlassung von Intensivstation:**
Haupt- und Nebendiagnosen, Verlaufszusammen-
fassung, klinischer Befund, letzte Medikation,
geplantes Prozedere, Therapielimitationen Zielort für
Verlegung, Kontaktdaten für Rückfragen.

3.4 Delegation

3.4.1 Übernahme ärztlicher Leistungen

Der diensthabende Arzt muss sich mit den Aufgaben,
die an ihn von übergeordneten Positionen delegiert
wurden, auch rechtlich auseinandersetzen. Er darf
die Verantwortung einer Behandlung nur dann übernehmen, sofern er nach seinen persönlichen Kenntnissen

und Fertigkeiten den Aufgaben gewachsen ist. Er ist dafür zivil- und strafrechtlich haftbar (**Übernahmeverschulden**). Jedoch müssen auch die Strukturen der Klinik dafür ausgelegt sein (z. B. Gewährleistung des Facharztstandards), dass das eingesetzte Personal für die zu übernehmenden Maßnahmen ausreichend qualifiziert ist (**Organisationsverschulden**).

3.4.2 Delegation an das Pflegepersonal

Von den **eigenen Aufgaben** des Pflegepersonals (u. a. geplante Krankenpflege, Maßnahmen im Rahmen der Behandlungspflege) sind übertragene Aufgaben („Delegation ärztlicher Pflichten geringerer Art") zu unterscheiden. Nach schriftlicher ärztlicher Anordnung können dem ausreichend qualifizierten Pflegepersonal nach Empfehlung von BDA und DGAI folgende ärztliche Tätigkeiten übertragen werden:

- Blutentnahmen aus liegenden Gefäßkathetern,
- Injektionen inliegende Infusionssysteme und Katheter
- Durchführung der Infusionstherapie und parenteralen Ernährung durch liegende Venenkatheter
- Durchführung einer künstlichen Ernährung nach Plan
- Bedienung und Überwachung von Infusions- und Injektionspumpen, Respiratoren, Dialysegeräten und anderen Medizingeräten
- Bronchialtoilette bei intubierten und tracheotomierten Patienten
- Durchführung einer bettseitigen Aerosolbehandlung bzw. Beatmungsinhalation

- Blutzuckereinstellung mit einem Insulinperfusor nach vorgegebenen Protokollen bzw. ärztlicher Maßgabe
- Applikation ärztlich verordneter Basismedikation
- Selbstständiges Anlegen peripherer venöser Gefäßzugänge
- Anlage arterieller Gefäßzugänge
- Dokumentationsaufgaben

Die Art und das Ausmaß der delegierten Tätigkeiten unterscheiden sich im deutschsprachigen Raum maßgeblich aufgrund des unterschiedlichen Ausbildungsstandards der Intensivpflegefachpersonen. Entsprechend sind bei der Delegation von Tätigkeiten lokale Gepflogenheiten zu beachten. Eine Delegation erfolgt ausschließlich auf schriftliche Anordnung.

Basismaßnahmen und Monitoring

M. Glas und C. A. Pfortmüller, *Mein erster Dienst – Intensivmedizin*, https://doi.org/10.1007/978-3-662-61641-3_4

Kritisch kranke Patienten werden aufgrund ihrer potenziell lebensgefährlichen Erkrankung in der Regel im Minimum mittels SpO_2%, Blutdruck, Herzfrequenz und EKG überwacht. Zudem werden der GCS, die Temperatur sowie die Ausscheidung regelmäßig evaluiert. Je nach zugrunde liegender Erkrankung kommen weitere Überwachungsmethoden sowie diagnostische Maßnahmen zum Zuge. Auf diese soll in diesem Kapitel näher eingegangen werden.

4.1 Überwachung des Gasaustauschs

Der Gasaustausch kann durch die SpO_2%, die Kapnographie sowie mittels Blutgasanalysen evaluiert werden. Letztere werden im ▶ Abschn. 4.4 detailliert besprochen. Des Weiteren ist die Berechnung des A-a O_2-Gradienten diagnostisch hilfreich.

SpO_2

Die pulsoxymetrisch gemessene Sauerstoffsättigung ist eine nicht-invasive kontinuierliche Methode zur Einschätzung der arteriellen Sauerstoffsättigung. Gemessen wird die prozentuale Sauerstoffsättigung des Hämoglobins. Dies wird dadurch erreicht, dass die Absorption von verschiedenen Wellenlängen für Oxy- und Desoxyhämoglobin miteinander verrechnet werden. Falsche Werte können u. a. durch schlechte periphere Perfusion, Nagellack, aber auch dunkel pigmentierter Hautkolorit entstehen. Wichtig ist zudem zu verinnerlichen, dass die Hämoglobinbindungskurve sich in einer S-förmigen Art verhält (siehe ▢ Abb. 4.1). Dies bedeutet, dass bei einer SpO_2 von 90 % bereits ein kritisch tiefer

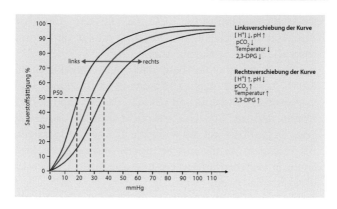

D Abb. 4.1 Sauerstoffbindungskurve. (Aus: Grundmann und Wilhelm 2017)

pO_2 von 60 mmHg vorliegt. Die Sauerstoffbindungskurve ist zudem maßgeblich von verschiedenen Faktoren (Temperatur, pCO_2, Säure-Base-Status) abhängig.

❶ Cave
CAVEATS bei der Beurteilung des SpO_2:
Kohlenmonoxid-Intoxikation im Rahmen von Verbrennungen führt zu einem falsch hohen SpO_2

4.1.1 Kapnographie und etCO$_2$

Die kontinuierliche Kapnographie bzw. das $etCO_2$ stellt einerseits eines der sicheren Intubationszeichen (siehe ▸ Kap. 6), andererseits aber auch eine indirekte Monitoringmöglichkeit für den Gasaustausch sowie die Herzkreislauffunktion dar. In der Kapnographie wird nicht-invasiv der CO_2-Gehalt der Ein- und Ausatemluftdargestellt. Die Messung erfolgt via Infrarot-absorption oder Spektrometrie.

Die Kapnographie beschreibt eine charakteristische Kurve bestehend aus 4 Phasen, wobei Phase I die inspiratorische Baseline und Phase III das end-expiratorische Plateau darstellt. Letzteres entspricht dem alveolären Gas-gemisch und lässt auf das endtidale CO_2 ($etCO_2$) schließen. Bei fehlendem Ventilations-Perfusions-Mismatch beträgt der Gradient zwischen arteriellem und alveolärem CO_2-Partial-druck normalerweise <6 mmHg.

Aus der Kapnographiekurve lassen sich wichtige Informationen über die Ventilation und Per-fusion der Lungen gewinnen (siehe ◘ Abb. 4.2). So ist die Kapnographie zum Beispiel im Rahmen von Herz-Kreislauf-Wiederbelebungen in Qualitätsindikator für die Reanimation.

Ein plötzlicher Abfall der Kapnographiekurve (◘ Abb. 4.2 F) weist auf eine rasch fortschreitende Kreis-laufinsuffizienz mit Verminderung der pulmonalen Per-fusion hin, so z. B. bei einer Pulmonalembolie.

Eine verlängerte Phase III (◘ Abb. 4.2 B) ist ein klassisches Zeichen einer expiratorischen Obstruktion der kleinen Atemwege wie sie z. B. im Rahmen einer COPD auftritt.

4.1.2 A-a O_2-Gradient

Der A-a O_2-Gradient eignet sich zur Evaluation des Ventilations-Perfusions-Verhältnisses der Lungen. Er wird berechnet, indem von der alveolären Gasgleichung

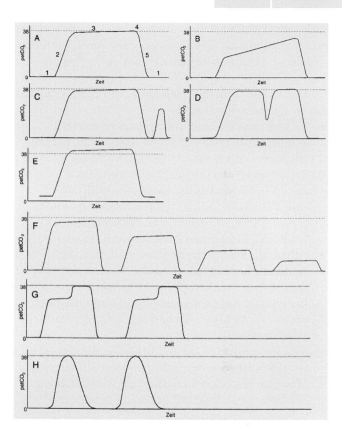

◘ **Abb. 4.2** Kapnographiekurven. (Aus: Heck et al.)

der arterielle pO_2 abgezogen wird. Der normale A-a O_2-Gradient ist maßgeblich abhängig vom Alter, der Körperzusammensetzung sowie dem Ernährungsstatus. Determinanten sind nebst dem Barometerdruck auch das FiO_2 und der arterielle CO_2-Gehalt sowie der respiratorische Quotient. Im Falle einer normalen Ventilation-Perfusion erhöht sich das paO_2 proportional zum pAO_2.

Eine klinisch relevante Hypoxämie mit einem erhöhten A-a O_2-Gradienten tritt auf bei:

- V/Q-Mismatch: Dieser tritt typischerweise im Rahmen einer Pneumonie, von Atelektasen, Lungenödem oder ARDS auf.
- Recht-links-Shunt: Es stellt die Maximalform des V/Q-Mismatches dar, wenn ein signifikanter Anteil des Blutes, welches vom rechten Herz ausgepumpt wird, nicht am Gasaustausch teilnimmt. Ein Rechts-links-Shunt kann auf kardialer oder pulmonaler Ebene erfolgen. Das Auftreten auf kardialer Ebene ist jedoch häufig erst im Endstadium bei massiver Druckerhöhung im kleinen Kreislauf typisch. Auf pulmonaler Ebene sind dieselben Faktoren ursächlich, welche unter V/Q-Mismatch aufgeführt sind.
- Diffusionsstörung: Eine Diffusionslimitation entsteht, wenn Sauerstoff an der Diffusion durch die alveoläre Membran gehindert wird. Dies tritt vornehmlich im Rahmen eines schweren Lungenemphysems oder bei pulmonaler Fibrose auf.

Eine klinisch relevante Hypoxämie mit einem *normalen* A-a O_2-Gradienten tritt auf bei:

- Tiefem inspiratorischen Sauerstoffgehalt
- Tiefem Barometerdruck, zum Beispiel in großer Höhe
- Signifikant erhöhter $paCO_2$: Tritt meistens im Rahmen alveolärer Hypoventilation auf. Ursächlich hierfür sind

Störungen des Zentralnervensystems, Medikamente (insbesondere Opioide), muskuläre Schwäche oder Erkrankungen mit schlechter Thoraxelastizität.

4.2 Hämodynamisches Monitoring

Das Ziel des hämodynamischen Monitorings besteht darin, zu evaluieren, ob das zirkulatorische System adäquat funktioniert und seiner Kernaufgabe, dem Sauerstofftransport in die Peripherie sowie dem Abtransport von Stoffwechsel-Endprodukten, nachkommen kann. Generell ist aber zu bemerken, dass alle invasiven hämodynamischen Monitoringformen auch ein erhöhtes Infektrisiko für den Patienten darstellen und deren Gebrauch streng auf die kürzestmögliche Zeit beschränkt werden sollte.

> ❯ Wenn keine klare Indikation für einliegende Katheter besteht, sollten diese entfernt werden.

Vor der Einlage von Kathetern ist die Gerinnung des Patienten zu überprüfen und bei Anlage an nichtkomprimierbaren Stellen die Antikoagulation genügend lange im Voraus zu pausieren.

4.2.1 Invasive arterielle Blutdruckmessung

Die häufigste Form eines invasiven hämodynamischen Monitorings besteht in der Insertion eines arteriellen Katheters zur invasiven Blutdruckmessung. Indikationen sind hämodynamische Instabilität, Unmöglichkeit der nicht-invasiven Blutdruckmessung, Notwendigkeit von rigoroser Blutdruckkontrolle sowie die häufige arterielle Blutgasanalyse. Die Kanüle wird typischerweise in die Radialarterie der nicht-dominanten Hand eingelegt, es können aber auch Katheter in die Leisten- oder Ellenbogenarterie gelegt werden. Bei letzteren zwei Optionen ist die Klärung der Blutgerinnung im Vorfeld wichtig. Die Messung erfolgt über einen Transducer (Druckwandler), wobei das System gegenüber der Atmosphäre genullt wird. Der Transducer sollte sich auf Herzhöhe des Patienten befinden. Falsche Werte können entstehen, wenn der Transducer sich zu tief (zu hohe Blutdruckwerte) oder zu hoch (zu tiefe Blutdruckwerte) befindet. Weitere Probleme können bei der Abschwächung (Überdämpfung, damping) oder Augmentation der Oszillationen (Unterdämpfung, resonance) entstehen.

- Beim Damping werden die Oszillationen im System abgeschwächt. Der systolische Blutdruck wird dabei falsch tief und der diastolische Blutdruck falsch hoch gemessen, der mittlere Blutdruckwert bleib akkurat. Ursächlich können Luftbläschen, zu weiches Schlauchmaterial sowie Abknickungen sein.
- Beim Auftreten von Resonanzen im Druckabnehmersystem werden die Oszillationen augmentiert. Dies führt zur stark überhöhten systolischen Blutdrucken mit falsch tiefen diastolischen Blutdrücken. Dies entsteht oftmals, wenn die Systemoszillationen gleich der natürlichen Frequenz des Systems sind.

Die arterielle Kurve gibt neben dem tatsächlichen Blutdruck zudem indirekt Auskunft über den Cardiac Output und die Volumenreagibilität des Patienten. So kann beim kontrolliert-beatmeten Patienten mithilfe der Variation von Pulsdruck oder Schlagvolumen (swing) auf die links-ventrikuläre Vorlast des Patienten geschlossen und über-prüft werden, ob diese durch Flüssigkeitsapplikation oder leg raise-Test beeinflussbar ist.

4.2.2 Zentralvenöse Druckmessung

Zur zentralvenösen Druckmessung (ZVD) ist die Insertion eines zentralvenösen Katheters erforderlich. Dieser wird vorzugsweise in die V. jugularis interna rechts eingelegt. Alternativen sind die V. jugularis interna links, die Vv. subclaviae sowie die Leistenvenen. Vor Insertion ist die Blutgerinnung zu kontrollieren. Die Einlage erfolgt inzwischen regelhaft Sonografie-gesteuert. Indikationen für die Einlage von zentralvenösen Kathetern sind neben dem hämodynamischen Monitoring die Ver-abreichung von hochkonzentrierten Vasoaktiva, par-enterale Ernährung, häufige Blutentnahmen oder wenn ein peripher-venöser Zugang nicht möglich ist.

Der ZVD stellt ein Surrogatparameter für den enddiastolischen Druck der rechtsseitigen Herzhöhlen dar. Der Stellenwert der zentralvenösen Druckmessung hat in den letzten Jahren massiv abgenommen. Dieser sollte nicht als einzelner Wert, sondern als Verlaufspara-meter gewertet und dessen Dynamik beachtet werden. Die ZVD-Kurve beschreibt eine charakteristische Form, daraus können die Kontraktion des rechten Atriums, der passive venöse Rückfluss sowie die Intaktheit der Tri-kuspidalklappe gelesen oder das Auftreten von Rhyth-musstörungen herausgelesen werden. Ein Beispiel einer ZVD-Kurve ist in ◘ Abb. 4.3 dargestellt.

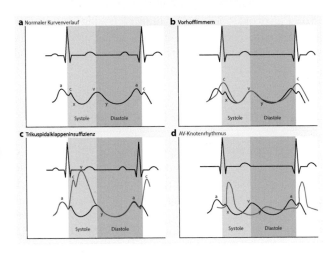

◘ Abb. 4.3   ZVD-Kurve. (Aus: Heringlake et al. 2015)

Aus dem ZVK kann eine zentralvenöse Blutentnahme erfolgten. Diese kann für die Beurteilung der Sauerstoffausschöpfung stellvertretend für die gemischt-venöse Sättigung $ScvO_2$ herangezogen werden. Die $ScvO_2$ ist unter physiologischen Bedingungen im Schnitt ca. 5 mmHg höher ist als die SvO_2.

4.2.3 **Pulmonaliskatheter**

Eine Möglichkeit zum erweiterten hämodynamischen Monitoring stellt der Pulmonaliskatheter dar. Dieser ermöglicht die kontinuierliche Erfassung der pulmonalarteriellen Drücke, die CO-Messung sowie die Messung des PCWP und der SvO$_2$. Die Herzzeitvolumen-Messung erfolgt nach dem Thermodilutionsprinzip. Die Einlage des Katheters erfolgt über eine venöse Schleuse (vorzugsweise jugulär rechts) und wird an der in den einzelnen Abschnitten charakteristischen Druckkurven via rechten Ventrikel in die Pulmonalstrombahn eingeschwemmt, siehe ◻ Abb. 4.4.

> **Das Einschwemmen des Pulmonaliskatheters kann zu höhergradigen Herzrhythmusstörungen bis hin zu Kammerflimmern führen. Insbesondere bei Patienten mit vorbestehenden Herzrhythmusstörungen ist bei der Installation eines Pulmonaliskatheters Vorsicht geboten.**

Die Indikation zur Pulmonaliskathetereinlage besteht, wenn aufgrund hämodynamischer Instabilität ein erweitertes kardiales Monitoring erwünscht ist. Die Installation eines Pulmonaliskatheters ist jedoch nicht

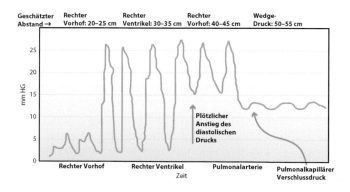

◻ **Abb. 4.4**   Pulmonaliskatheterkurve. (Aus: Patel und Elie 2016)

frei von Gefahren, so kann es neben dem Auftreten von Rhythmusstörungen auch die Gefahr der Pulmonalarterienruptur.

Vorsicht geboten ist bei der Interpretation der Cardiac Output- und SvO_2-Werte ist, wenn rechtskardiale Herzklappenveränderungen vorliegen oder ein intrakardialer Shunt vorhanden ist. Der PCWP ist ein Surrogatmarker für den Druck im linken Atrium unter der Annahme, dass bei einer stehenden Blutsäule (durch Aufblasen des Ballons) die Drücke zwischen pulmonaler Kapillärstrombahn und linkem Atrium sich ausgleichen. Dieser Schluss ist jedoch nur zulässig, wenn die linkskardialen Herzklappen intakt sind.

Es kann zudem aufgrund der Messungen des Pulmonaliskatheters zwischen einer präkapillären (lungenintrinsische) pulmonalen Hypertonie sowie einer postkapillären (Linksherzversagen) pulmonal-arteriellen Hypertonie unterschieden werden.

> **Ist die Differenz zwischen PCWP und diastolischem pulmonal-arteriellem Druck <7 mmHg liegt eine postkapilläre pulmonal-arterielle Hypertonie vor, deren Ursache in der Regel ein Linksherzversagen ist.**

4.2.4 **Pulskontur-Herzzeitvolumenmessung**

Die Pulskontur-Herzzeitvolumenmessung (PICCO®) stellt eine Alternative zum Pulmonaliskatheter dar, um Patienten erweitert hämodynamisch zu monitorisieren. Grundlage stellt auch hier die Thermodilutionstechnik dar, der Ansatz ist jedoch weiter weniger invasiv, da hierfür lediglich eine spezielle Arterienkanüle sowie ein zentraler Venenkatheter zur Kalibration notwendig sind. Beim PICCO ist es insbesondere wichtig, dass die Temperatur des Kältebolus, welcher zur Kalibration verwendet wird, die richtige Menge und Temperatur aufweist, da sonst falsch hohe oder tiefe Werte für das Herzzeitvolumen ausgegeben werden. Zudem sollte die Kalibration anhand von gemittelten Werten aus mehreren aneinandergereihten Messungen erfolgen. Aus den Werten der PICCO-Messung werden nach einem Kannenmodell unterschiedliche Parameter des Flüssigkeitshaushaltes und der Herzfunktion gemessen und abgeleitet (Vorlastvolumen, gesamtes enddiastolisches Volumen, extravaskuläres Lungenwasser, pulmonaler Permeabilitätsindex) bestimmt. Diese werden bei jeder Kalibration neu ermittelt. Des Weiteren erfolgt eine kontinuierliche Herzzeitvolumenmessung via Pulskonturanalyse der arteriellen Kurve sowie die Berechnung des systemischen vaskulären Widerstands und der linksventrikulären Kontraktilität.

4.3 Ultraschall auf der Intensivstation

Ultraschall als diagnostisches Werkzeug wird auf der Intensivstation sehr oft eingesetzt. Es bestehen vier Einsatzgebiete, wobei der reine Abdomen-Ultraschall bei intensivmedizinischen Patienten oftmals schwer durchführbar ist.

Ultraschall als Hilfsmittel beim Einlegen von Kathetern:

Für die Einlage vaskulärer Katheter wird ein Hochfrequenz-Linearschallkopf verwendet. Dies führt zu einer hohen Auflösung bei limitierter Tiefenauflösung. Punktionen der großen Gefäße sollten aus Sicherheitsgründen, wenn immer möglich unter Ultraschallkontrolle erfolgen. Hiermit können Komplikationen, wie die akzidentelle Punktierung arterieller Gefäße sowie mehrfache frustrane Punktionsversuche, vermieden werden. Eine Praxisanleitung zur Kanülierung zentralvenöser Gefäße findet sich im ▶ Kap. 23.

4.3.1 E-FAST (Focused Assessment with Sonography for Trauma)

E-FAST steht für erweiterte fokussierte Sonographie beim Traumapatienten. Das Ziel der Untersuchung ist, in einem kurzen Zeitraum das Vorliegen von lebensbedrohlichen Pathologien wie einem Hämatothorax, einer Perikardtamponade sowie intraabdomineller Blutungen zu evaluieren und bestenfalls auszuschließen. Hierfür wird ein tief-frequenter Schallkopf mit konvexer Oberfläche verwendet (Abdominalschallkopf). Untersucht werden parasternal apikal beidseits die Lungen dargestellt, wobei auf das Lungengleiten („lung sliding") geachtet wird. Ist dieses vorhanden, so ist ein größerer Pneumothorax unwahrscheinlich. Des Weiteren wird von subxyphoidal das Herz dargestellt und die generelle kardiale Aktivität sowie das Vorliegen von Flüssigkeit im Perikard evaluiert. Als letzter Schritt erfolgt dann die Evaluation des Abdomens mit der Suche nach freier Flüssigkeit. Hierfür wird der Raum zwischen rechter Nieren und

Leber (Morrison pouch), der Raum zwischen Milz und linker Niere (Koller pouch) sowie der retropelvine Raum (Douglas) dargestellt. Eine schematische Darstellung des E-FAST findet sich in ◘ Abb. 4.5. Mit der FAST-Untersuchung können Flüssigkeitsmengen von 250 ml und mehr festgestellt werden.

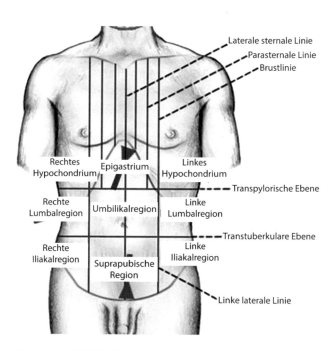

◘ **Abb. 4.5** E-FAST. (Aus: Lagi und Marini 2013)

4.3.2 **Echokardiographie**

Die transthorakale Echokardiographie ermöglich eine schnelle unkomplizierte bildliche Erfassung der Herzfunktion. Hierfür wird eine spezielle Echosonde verwendet. Primäre Fragestellungen an die fokussierte Echokardiographie sind die links- und rechts-ventrikuläre Pumpfunktion, die Dilatation des rechten Ventrikels, die Frage nach Perikarderguss/Perikardtamponade sowie nach dem Füllungszustand.

Letzterer kann einerseits durch die Herzaktivität in Zusammenschau mit der Ventrikelfüllung sowie auch durch Beurteilung der Vena cava inferior erfolgen. So liegt zum Beispiel typischerweise ein leerer hyperaktiver linker Ventrikel bei Patienten mit Sepsis vor. Die Füllung sowie die respiratorische Variation der Vena cava inferior kann ebenfalls zur Beurteilung des Volumenstatus herangezogen werden. Prämisse hierfür ist, dass der Patient kontrolliert beatmet wird. Es wird beurteilt, wie die Vena cava inferior gefüllt ist und ob eine respiratorische Variabilität besteht. Ist diese beim kontrolliert-beatmeten Patienten >2 cm, wird von einer Volumenreagibilität ausgegangen.

Die transösophageale Echokardiographie kommt ebenfalls zum Einsatz. Häufige Einsatzgebiete stellen der Ausschluss von intrakardialen Thromben vor Elektrokonversion von Rhythmusstörungen sowie die Abklärung der Herzklappen in Bezug auf Endokarditis dar.

4.3.3 Abdomensonographie

Die Abdomensonographie findet bei intensivmedizinischen Patienten meist unter erschwerten Bedingungen statt (eingeschränktes Schallfenster durch Verbände, Drainagen, Paralyse, ausladendes Abdomen, erschwerte Lagerung). Dennoch ist es möglich, den Intensivpatienten mittels Abdomensonographie zu beurteilen. Hier kommt ein breiter niedrig-frequenter Schallkopf mit adäquater Eindringtiefe zum Einsatz. Beurteilt werden können im Prinzip alle abdominellen Organe, ein kompletter abdomineller Untersuchungsgang wird jedoch selten durchgeführt, vielmehr wird mit einer fokussierten Untersuchung versucht, eine spezifische Fragestellung zu beantworten (z. B. Erhalt der Perfusion viszeraler Organe, Nierenbeckenstauung, Wandverdickung der Gallenblase).

4.4 Laboranalysen

Laboranalysen im Allgemeinen wurden bereits im Rahmen des Abschnitts Routineuntersuchungen im ▶ Abschn. 2.3 besprochen.

- Die Anzahl/Art der zu bestimmenden Werte ist patientenabhängig, d. h. es sollten keine klaren täglichen Routineuntersuchungen ohne Indikation stattfinden.
- Generell ist es wichtig zu überprüfen, ob die verordneten Laboranalysen überhaupt Sinn machen. Es muss für jeden bestimmten Laborwert eine klare und

begründete Indikation bestehen. Z. B sind die tägliche CRP- oder Kreatininbestimmung ohne Hinweis für Infekt oder Niereninsuffizienz nicht sinnvoll.

— Auch die Abstände, in welchen die Werte bestimmt werden, müssen sinnvoll sein (kürzere Abstände bei instabilen Patienten, Verlängerung der Intervalle bei stabilisierten Patienten)

4.4.1 Arterielle Blutgasanalyse

Die arterielle Blutgasanalyse (ABGA) ist wohl die auf der Intensivstation am häufigsten durchgeführte Laboranalyse. Meistens erfolgt sie durch ein Point-of-Care-Diagnostik-Gerät und wird von den Intensivpflegefachkräften oder den zuständigen Ärzten selbst durchgeführt. Analysiert werden neben Säure-Base- und respiratorischen Parametern (pH, Bikarbonat, paO_2, $paCO_2$, Base Excess) auch das Hämoglobin, die wichtigsten Elektrolyte in ionisierter Form (Natrium, Kalium, Calcium, Chlorid) sowie das Laktat. Es kann also mit einer simplen ABGA sehr viel Information über den Patienten in Erfahrung gebracht werden.

> **Die ABGA liefert als schnell verfügbare einfach Untersuchung zeitnah wesentliche Informationen über den metabolischen Zustand des Patienten.**

Das Laktat als Parameter der Gewebesauerstoffversorgung ist als Produkt aus anaerobem Stoffwechsel unabdingbar für die Beurteilung von kritisch kranken Patienten.

> Bei normaler Leberfunktion beträgt die
> Laktat-Clearance circa 6 h, das heißt es kann
> sein, dass trotz bereits eingeleiteter adäquater
> Therapiemaßnahmen bei initial erhöhtem Werten
> das Laktat 2 h nach der initialen ABGA noch
> weitersteigt.

Eine Laktatazidose, der häufigste Grund für eine metabolische Azidose beim intensivmedizinischen Patienten, kann durch eine A-Hyperlaktatämie (Kreislaufinsuffizienz) oder B-Hyperlaktatämie (andere Laktatquellen) erfolgen. Bei unklarer Hyperlaktatämie ist nebst einer Leberinsuffizienz auch an einen Thiamin-(Vitamin B1)-Mangel zu denken.

Literatur

Grundmann F, Wilhelm W (2017) Blutgasanalyse, Säure-Basen-Haushalt, O2-Versorgung und CO2-Elimination. In: Wilhelm W (Hrsg) Praxis der Anästhesiologie. Springer, Berlin, S 315–336

Heck M, Fresenius M, Busch C. (2015) Klinikmanual Anästhesie. SpringerVerlag, S 221–254

Heringlake M, Paarmann H, Heinze H, Groesdonk HV, Brandt S (2015) Hämodynamisches und respiratorisches Monitoring. In: Marx G, Muhl E, Zacharowski K, Zeuzem S (Hrsg) Die Intensivmedizin. Springer, Berlin, S 173–206

Lagi A, Marini F (2013) Focused assessment with sonography for trauma. In: Sarti A, Lorini F (Hrsg) Echocardiography for intensivists. Springer, Milano, S 397–399

Patel RP, Elie MC (2016) Pulmonary artery catheter. In: Ganti L (Hrsg) Atlas of emergency medicine procedures. Springer, New York

Pharmakotherapie

© Springer-Verlag GmbH Deutschland, ein Teil von Springer Nature 2020
M. Glas und C. A. Pfortmüller, *Mein erster Dienst – Intensivmedizin*,
https://doi.org/10.1007/978-3-662-61641-3_5

Die Verordnung einer medikamentösen Therapie ist eine
der häufigsten ärztlichen Maßnahmen bei der Betreuung
von Intensivpatienten und die Anzahl der verfügbaren
Wirkstoffe und Präparationen schier unübersichtlich.
Dieses Kapitel soll dazu dienen, einen kurzen Überblick über die häufigsten auf der Intensivstation eingesetzten Wirkstoffe für die Analgosedierung sowie die
hämodynamische Therapie zu geben. Ein Anspruch auf
Vollständigkeit der Angaben hinsichtlich pharmako-
dynamischer und -kinetischer Angaben wird keines-
falls erhoben. Vielmehr sollen die Besonderheiten beim
Einsatz beim Intensivpatienten hervorgehoben und
die Erfahrungen der Autoren „diensttauglich" weiter-
gegeben werden. Kenntnisse über Wirkung, Dosierung,
Nebenwirkungsprofil, Kontraindikationen und Inter-
aktionen stellen die Grundlage der sicheren Anwendung
dar. Wir möchten ebenfalls darauf hinweisen, dass viele
der Sedativa und teils auch die Analgetika eine Atemdepression zur Folge haben, entsprechende Maßnahmen
zum Schutz des Atemwegs sind vor deren Einsatz zu
bedenken. Die untenstehenden Angaben beziehen sich
auf normalgewichtige, erwachsene und nicht schwangere
Patienten.

5.1 Analgetika

Die schmerzlindernde Therapie sollte stets nach
regelmäßiger Beurteilung im Rahmen der Visite den
Bedürfnissen des Patienten angepasst werden. Hierzu
eignen sich die auch in der klinischen Anästhesiologie

und Schmerztherapie eingesetzten Hilfen wie die numerische Rating-Skala (NRS), visuelle Analogskala (VAS), der behavior pain scale (BPS) und das critical-care pain assessment tool (CPOT). Daraus ergibt sich meist ein analgetisches Regime, das aus mehreren Komponenten aufgebaut ist.

5.1.1 Nicht-Opioid-Analgetika

- **Paracetamol**

Indikation: leichte bis mäßig starke Schmerzen, Fieber, Basisanalgesie in Verbindung mit Opioiden.

Dosierung: bis 4x 1 g/d (i.v., p.o., i.m., rektal), Maximaldosierung 4g/d.

Wirkmechanismus: genauer Mechanismus nicht gesichert (vermutlich Prostaglandinsynthese im ZNS und weitere).

Nebenwirkungen: Lebertoxizität bis hin zu Leberversagen.

Kontraindikationen: Leberinsuffizienz, chronischer Alkoholmissbrauch, schwere Niereninsuffizienz.

- **Metamizol**

Indikation: mäßig starke bis starke Schmerzen, Fieber, Basisanalgesie in Verbindung mit Opioiden.

Dosierung: bis 4x 1 g/d (i.v., p.o., rektal), Maximaldosierung 4g/d.

Wirkmechanismus: vermutlich Prostaglandinsynthese im ZNS, direkte relaxierende Wirkung an glatter Muskulatur.

Nebenwirkungen: Hypotonie (v. a. bei i.v. Verabreichung, durch Laufrate beeinflussbar), Agranulozytose.

Kontraindikationen: Agranulozytose, Störungen von Hämatopoese, Knochenmarksdepression, Glucose-6-Phosphat-Dehydrogenase-Mangel, akut intermittierende Porphyrie.

- **COX-Hemmer**

Indikation: leichte bis mäßig starke akute und chronische Schmerzen.

Wirkmechanismus: nicht-selektive bzw. selektive (COX-2-Hemmer) Inhibition Cyclooxygenase-vermittelten Prostaglandinsynthese.

Neben- und Wechselwirkungen: gastrointestinale Schleimhautschäden mit erhöhtem Blutungsrisiko, kardiovaskulär (Abschwächung der Wirkung von Diuretika, Antihypertensiva), Verstärkung einer Niereninsuffizienz, erhöhte Plasmaspiegel oraler Antikoagulanzien, Transaminasenerhöhung, Thrombozytenaggregationshemmung.

Kontraindikationen: Anlagetika-Asthma, aktive gastrointestinale Blutungen oder Ulzera, KHK, pAVK, zerebrovaskuläre Erkrankungen, Leber- und Nierenfunktionsstörungen.

> **❯** Aufgrund des Neben- und Wechselwirkungsprofils sollten COX-Hemmer nur sehr zurückhaltend bei Intensivpatienten eingesetzt oder sogar ganz vermieden werden.

- **Ketamin**

Indikation: Narkoseeinleitung, Analgesie bei schmerzhaften Interventionen/Kurzeingriffen, Ergänzung der

Basisanalgesie, Rescue-Therapie bei Status epilepticus (Fallberichte).

Dosierung (Razemat): Analgesie 0,25–0,5 mg/kg i.v. Narkoseeinleitung 1–2 mg/kg i.v., kontinuierliche Gabe als Ergänzung zur Basisanalgesie 5–20 mg/h i.v. Für S-Ketamin (S-Enantiomer) ist die angegebene Dosierung zu halbieren.

Wirkmechanismus: dosisabhängige Analgesie und dissoziative Anästhesie durch Antagonismus am NMDA-Rezeptor.

Wirkeintritt: innerhalb weniger Sekunden (i.v.).

Nebenwirkungen: psychomimetische Wirkung (kann durch Gabe von Sedativum abgemildert werden, z. B. 1–2 mg Midazolam i.v.), Erhöhung des myokardialen O_2-Verbrauchs, Hypersalivation, Erhöhung des intraokulären Drucks, Erhöhung des intrazerebralen Drucks beim spontan atmenden Patienten.

Kontraindikationen: erhöhter Hirndruck bei Spontanatmung, (Prä-)Eklampsie, drohende Uterusruptur, hypertensive Krise und hypertensiver Notfall, KHK, höhergradige Klappenstenosen (vor allem Aortenklappenstenose), manifeste Hyperthyreose, Glaukom, perforierende Augenverletzung.

> ❯ Besonders bei kreislaufinstabilen Patienten mit hoher Sympathikus-Stimulation ist Ketamin durch seine sympathomimetische Wirkung zur Narkoseeinleitung geeignet und kann eine akute Kreislaufdepression dabei mildern. Zudem besteht auch in hoher Dosierung meist ein Erhalt der Spontanatmung. Entsprechend ist bei sehr instabilen Patienten mit Herzerkrankungen eine Nutzen-Risiko-Abwägung durchzuführen.

5.1.2 Opioid-Analgetika

Eine Übersicht zu den gängigsten Opioide findet sich in
◙ Tab. 5.1.

Indikation: starke bis stärkste Schmerzen (akut und
chronisch), bei Interventionen/Kurzeingriffen, Narkoseeinleitung, analgetische Komponente zur Analgosedation,
Epiduralanästhesie, Substitutionsbehandlung, Komforttherapie.

Wirkmechanismus: Agonisten am µ-Opioidrezeptor.

Nebenwirkungen: Atemdepression, Übelkeit,
Erbrechen, Pruritus, Obstipation, Harnverhalt, Muskelrigidität, Bradykardie, physische Abhängigkeit, Sedation,
verstärkende Wirkung von Sedativa und Anxiolytika.

5.2 Sedativa

Der Einsatz von Sedativa hat in den letzten Jahren insgesamt stark abgenommen. Ein über Wochen tief-
sedierter und klinisch-neurologisch nicht beurteilbarer
Patient sollte auf einer allgemeinen Intensivstation eine
Rarität darstellen. Vielmehr ist das Ziel, eine (non-
verbale) Kooperation mit dem Patienten unter Schmerz-
und Stressreduktion aufrechtzuerhalten (z. B. täglicher
Sedationsstop mit Spontanatemversuch oder anhaltend
gut weckbarer Patient durch geringen Einsatz von
Sedativa, evtl. gänzlicher Verzicht auf Sedativa). Der
Wachheitsgrad sollte dabei ebenfalls anhand einer Skala
beurteilt werden, z. B. mittels RASS (Richmond Agitation
Sedation Scale) oder SAS (Riker Sedation-Agitation
Scale), siehe ◙ Tab. 5.2. Bei kreislaufstabilen Patienten ist

◻ Tab. 5.1 Übersicht Opioide

Wirkstoff (Auswahl)	Analgetische Potenz (gegenüber Morphin)	Verabreichungsform	Dosierung[a]
Morphin	1	i.v., i.m., s.c., epidural, intrathecal, transdermal	Bolus: 2–5 mg i.v.
Fentanyl	100	i.v., transdermal, transmukosal	Bolus: 12,5–100 µg i.v. Kont.: 25–400 µg/h i.v.
Sufentanil	1000	i.v., epidural	Bolus: 2,5–10 µg i.v. Kont.: 2,5–40 µg/h i.v.
Alfentanil	15–20	i.v.	Bolus: 0,25–1 mg i.v. Kont.: 2–6 mg/h i.v.
Remifentanil	100	i.v.	Bolus: nicht empfohlen Kont.: 200–1000 µg/h i.v. (keine Akkumulation)

(Fortsetzung)

□ Tab. 5.1 (Fortsetzung)

Wirkstoff (Auswahl)	Analgetische Potenz (gegenüber Morphin)	Verabreichungsform	Dosierung[a]
Hydromorphon	8	i.v., PCA, p.o.	Bolus: 0,5–1,5 mg i.v. PCA: 0,2 mg i.v. (Sperrzeit 8–20 min) 4–24 mg alle 12 h p.o.
Oxycodon (als Retardpräparat, in Kombination mit Naloxon verfügbar)	1,5–2	i.v., p.o.	5–80 mg alle 12 h p.o.
Naloxon	Kompetitiver Antagonist	i.v.	Bolus: 0,1–0,4 mg i.v. (Halbwertzeit 30–60 min Gefahr des Rebounds)

[a]Die Dosierung variiert bei Intensivpatienten sehr stark und sollte sich nach der gewünschten Wirkung richten. Die angegebenen Zahlen können lediglich eine Orientierung bei der Dosisfindung geben

◼ **Tab. 5.2** Richmond Agitation-Sedation Scale (RASS)

RASS	Zustand	Anmerkung
+4	Streitlustig	Offenkundig aggressives und gewalttätiges Verhalten, unmittelbare Gefahr für das Personal
+3	Sehr agitiert	Zieht oder entfernt Schläuche oder Katheter, aggressiv
+2	Agitiert	Häufige ungezielte Bewegung, atmet gegen das Beatmungsgerät
+1	Unruhig	Ängstlich aber Bewegungen nicht aggressiv oder lebhaft
0	Aufmerksam und ruhig	
−1	Schläfrig	Nicht ganz aufmerksam, aber erwacht (Augen öffnen/Blickkontakt) anhaltend bei Ansprache (>10 s)
−2	Leichte Sedierung	Erwacht kurz mit Blickkontakt bei Ansprache (<10 s)
−3	Mäßige Sedierung	Bewegung oder Augenöffnung bei Ansprache (aber ohne Blickkontakt)
−4	Tiefe Sedierung	Keine Reaktion auf Ansprache, aber Bewegung oder Augenöffnung durch körperlichen Reiz
−5	Nicht erweckbar	Keine Reaktion auf Ansprache oder körperlichen Reiz

normalerweise ein RASS von +/−1 anzustreben. Bei sehr kreislaufinstabilen Patienten werden RASS von −4–(−5) angestrebt. Die Zeitspanne der tiefen Analgosedation sollte so kurz wie möglich gehalten werden. Eine schriftliche Verordnung der gewünschten Sedationstiefe zu Handen der Pflege muss erfolgen.

- **Propofol**

Indikation: Narkoseeinleitung, gut steuerbare sedierende Komponente bei der Aufrechterhaltung einer Analgosedation, Kurzeingriffe, Rescue-Therapie bei Status epilepticus, ICP-Senkung.

Dosierung: deutliche Reduktion des Einleitungsbolus im Vergleich zur elektiven präoperativen Narkoseeinleitung empfohlen (Einleitung 0,5(!)–1,5 mg/kg i.v.), kontinuierliche Sedation 1–4 mg/kg/h i.v.

Wirkung: Stimulation inhibitorischer $GABA_A$-Rezeptoren, Inhibition exzitatorischer NMDA-Rezeptoren, u. a.

Wirkdauer: Bolus 5–10 min, kontextsensitive Halbwertszeit, bei kontinuierlicher Infusion 40 min.

Nebenwirkungen: Blutdruckabfall, Bradykardie, Atemdepression, Injektionsschmerz, Thrombophlebitis des Injektionsarms, Anaphylaxie, Propofolinfusionssyndrom (PRIS, zur Sedierung Erwachsener ist eine Dosierung von 4 mg/kg/h und eine Anwendungsdauer von 7 Tagen nicht zu überschreiten).

- **α_2-Agonisten**

Indikation: Aufrechterhaltung einer leichten bis mittleren Sedation, Behandlung von (Entzugs-)Delir, Anxiolyse, Co-Analgesie.

Dosierung: Clondin (Bolus 15–45 µg i.v., kontinuierlich zur leichten Sedation 50–150 µg/h i.v., 75–150 µg bis 4x tgl. per os), Dexmedetomidin (keine Bolusapplikation, kontinuierlich zur leichten Sedation 0,2–1,4 µg/kg/h i.v.).

Wirkung: α_2-vermittelte sedierende Wirkung durch eine verminderte Aktivität im Locus coeruleus, dem vorherrschenden noradrenergen Nucleus im Hirnstamm. Clonidin/Dexmedetomidin haben neben der sedierenden Wirkung auch eine Analgetika-sparende Eigenschaften. Clonidin $\alpha_1{:}\alpha_2$ Wirkung = 1:200, Dexmedetomidin $\alpha_1{:}\alpha_2$ Wirkung = 1:1600.

> ❱ Die Wirkung von Dexmedetomidin ist ca 100 Mal potenter als diejenige von Clonidin.

Wirkdauer: Eliminationshalbwertszeit Clonidin 8 h, Dexmedetomidin 2 h.

Nebenwirkungen: Blutdruckabfall, Bradykardie, Mundtrockenheit, Nausea, Erbrechen, Meteorismus, Entzugssymptomatik bei raschem Absetzen.

❶ **Cave**
Häufig auch mit Obstipation vergesellschaftet. Dies kann zu Problemen führen, wenn der Patient gleichzeitig auch noch Opiode erhält oder eine Magendarmpassagestörung bereits vorliegt.

- **Thiopental**

Indikation: Narkoseeinleitung, sedierende Komponente bei der Aufrechterhaltung einer länger dauernden und tiefen Analgosedation, Antikonvulsion (Rescue-Therapie bei Status epilepticus), ICP-Senkung.

Dosierung: deutliche Reduktion des Einleitungsbolus im Vergleich zur elektiven präoperativen Narkoseeinleitung empfohlen (Einleitung 1[!]–4 mg/kg i.v.), kontinuierliche Infusion unter EEG-Kontrolle bei Status epilepticus bzw. ICP-Kontrolle bei erhöhten Hirndrücken.

Wirkung: Stimulation inhibitorischer $GABA_A$-Rezeptoren, Inhibition exzitatorischer NMDA- und Acetylcholin-Rezeptoren.

Wirkdauer: Bolus 6–8 min, rasche Akkumulation bei Dauerinfusion.

Nebenwirkungen: Blutdruckabfall durch Vasodilatation und negative Inotropie, Reflextachykardie, Atemdepression, Gefahr der Gewebsnekrose bei Paravasat, Hyperalgesie.

Kontraindikationen: Porphyrie, Leberinsuffizienz, obstruktive Atemwegserkrankungen, schwere Herzinsuffizienz, KHK.

- **Benzodiazepine**

Indikation: Narkoseeinleitung, sedierende Komponente bei der Aufrechterhaltung einer länger dauernden Analgosedation oder bei hämodynamisch instabilen Patienten, Kurzeingriffe, Anxiolyse, Antikonvulsion.

Dosierung: Midazolam (Einleitung 0,1–0,2 mg/kg i.v., Aufrechterhaltung Sedation mit repetitiver Gabe von 1–2 mg i.v. oder 0,03–0,1 mg/kg/h i.v.), Lorazepam (Sedierung mit 0,5–2,5 mg i.v. oder p.o.), Clonazepam (Antikonvulsion mit 0,5–1 mg i.v.), Diazepam (Antikonvulsion: 5–10 mg i.v., Sedation 5–10 mg i.v./p.o.).

Wirkung: Modulation inhibitorischer $GABA_A$-Rezeptoren.

Nebenwirkungen: starke Kumulation, kreislaufdepressive Wirkung deutlich geringer als bei Propofol und Thiopental, Atemdepression (abhängig von Dosis und Begleitmedikation), paradoxe Reaktionen (Verwirrtheit, Halluzination), Venenreizung (Lösungsmittel Lorazepam, Diazepam), Delirfördernd insbesondere bei älteren Patienten.

Besonderheit: die Wirkung von Benzodiazepinen kann spezifisch durch Flumazenil i.v. antagonisiert werden (Dosierung 0,1 mg i.v. repetitiv alle 60 s, erforderliche Dosis in der Regel 0,3–0,6 mg i.v.).

> ❶ **Cave**
> **Die Halbwertzeit von Flumazenil beträgt circa**
> **1 Stunde. Da viele der Benzodiazepine eine**
> **längere Halbwertzeit aufweisen, ist mit einem**
> **Reboundphänomen zu rechnen.**

Inhalative Sedation Über spezielle Reflektor-Systeme (anaesthetic conserving device AnaConDa®, Mirus®), die an Stelle eines HME-Filters zwischen Intensiv-Beatmungsgerät und Endotrachealtubus angebracht werden, können auch volatile Anästhetika (Isofluran, Sevofluran) zur Sedation benutzt werden. Die Sedationstiefe kann jedoch dabei in der Regel nicht mittels der o. g. Skalen graduell kontrolliert werden, sie wird anhand der gemessenen Gaskonzentration im Respiratorsystem gesteuert. Als Vorteil dieser Systeme können ein fehlender Gewöhnungseffekt des Patienten an das Medikament und ein rasches Erwachen nach Stoppen der Zufuhr genannt werden. Nachteilig sind u. a. der Umgang mit den Anästhetika im Hinblick auf die Raumkontamination und die erforderlichen speziellen Gasabsorber-Systeme.

5.3 **Muskelrelaxanzien**

Indikation: Verbesserung der Intubationsbedingungen im Rahmen einer Rapid sequence-Narkoseeinleitung (RSI, Notfallintubation, Ileus-Einleitung, Crash-Intubation), Erleichterung einer lungenprotektiven Beatmung (konventionelle ARDS-Therapie), Senken des Sauerstoffverbrauchs (Shivering), Verminderung von Herz-Lungen-Interaktionen bei hämodynamisch instabilen Patienten, ICP-Kontrolle.

Wirkung: Erschlaffung der quergestreiften Muskulatur durch depolarisierende oder kompetitive (nicht-depolarisierende) Wirkung an der neuromuskulären Endplatte. Das Abklingen der Wirkung kann beim Intensivpatienten nur unzureichend klinisch beurteilt werden, zudem kann die klinische Wirkdauer inter-individuell aufgrund von Beeinträchtigung von Organfunktionen deutlich variieren. Ein Relaxometer sollte zum Ausschluss eines Überhangs benutzt werden.

Dosierung: im Rahmen der RSI wird eine Relaxansdosierung von 3-4x ED_{95} gewählt. Die ED_{95} ist die Effektdosis, bei der 95 % der nikotinergen Acetylcholin-Rezeptoren an der neuromuskulären Endplatte nach Gabe eines Muskelrelaxans blockiert sind. Zur Aufrechterhaltung einer Muskelrelaxation (Repetitionsdosis) genügt eine deutlich niedrigere Dosierung.

Generell soll der Einsatz von Muskelrelaxation auf der Intensivstation außerhalb der Intubation nur sehr zurückhaltend und ausschließlich bei sehr schwer instabilen Patienten (Herzkreislaufinstabilität, erhöhter Hirndruck, schweres ARDS) erfolgen. Der Einsatz von Muskelrelaxation bei Intensivpatienten ist mit schweren Nebenwirkungen (z. B. Critical-Illness-Polyneuromyopathie) verbunden.

◘ Tab. 5.3 gibt eine Übersicht über die gängigst verwendeten Muskelrelaxantien.

◘ Tab. 5.3 Übersicht relevante Muskelrelaxanzien

Wirkstoff - Wirkeintritt nach Bolus	Dosierung - RSI-Dosierung - Repetitions- dosis - Kontinuier- liche Infusion	Anmerkung/ Besonderheiten
Succinylcholin - 30–60 s (RSI)	- 1–1,5 mg/kg (RSI)	Einziges klinisch verfügbares depolarisierendes Muskelrelaxans. **Kaliumfreisetzung,** Histaminfreisetzung, Triggersubstanz für maligne Hyperthermie
Rocuronium - 60 s (RSI)	- 0,9–1,2 mg/kg (RSI) - 0,2–0,4 mg/kg (Rep.)	Einziges nicht-depolarisierendes Muskelrelaxans, das aufgrund der kurzen Anschlagszeit für die RSI benutzt werden kann. Spezifische Antagonisierung durch Sugammadex möglich

(Fortsetzung)

◻ Tab. 5.3   (Fortsetzung)

Atracurium
– 3–4 min
	– Keine RSI
	– 0,1–0,2 mg/kg
	  (Rep.)
	– 0,3–0,5 mg/
	  kg/h (kont.)
		Elimination zu 30 %
		über temperatur-
		abhängigen
		Spontanzerfall
		(Hoffmann-Reaktion).
		Gefahr der Histamin-
		Freisetzung

Cis-Atracurium
– 4–6 min
	– Keine RSI
	– 0,02 mg/kg
	  (Rep.)
	– 0,05–0,2 mg/
	  kg/h (kont.)
		Elimination zu
		70–80 % über Hoff-
		mann-Elimination.
		Keine Histamin-Frei-
		setzung

Vecuronium
– 3–4 min
	– Keine RSI
	– 0,02–0,05 mg/
	  kg (Rep.)
	– Keine
	  kont. Gabe
	  empfohlen
		Kumulation bei
		repetitiver Gabe
		Spezifische Anta-
		gonisierung durch
		Sugammadex mög-
		lich

5.4 Inotropika, Vasopressoren, Vasodilatatoren, Parasympatholytika

Das primäre Ziel einer Vasoaktiva-Therapie ist nicht das Erreichen eines bestimmten Blutdruckwertes oder Herzzeitvolumens, sondern vielmehr das Aufrechterhalten einer adäquaten Organperfusion. Die optimale Auswahl aus einer Vielzahl von Vasokativa und deren Kombination setzen das Kennen der pathophysiologischen Prozesse und das Erkennen des führenden hämodynamischen Problems (Füllungszustand, Pumpfunktion, Gefäßwiderstand, Rhythmus) voraus. Nutzen, Dosierung und Nebenwirkungen dieser potenten aber potenziell schädlichen Wirkstoffe müssen engmaschig bettseitig reevaluiert werden.

5.4.1 Inotropika

Dobutamin **Wirkung:** Steigerung des Herzzeitvolumens. Positiv inotrop und chronotrop über Stimulation von β_1-Rezeptoren, geringer vasodilatierender Effekt über β_2-Rezeptoren.

Indikation: eingeschränktes Herzzeitvolumen durch unzureichende Pumpfunktion.

Dosierung: kontinuierlich 2,5–10 µg/kg/min.

Wirkdauer: Plasmahalbwertszeit 2–3 min.

Nebenwirkungen: Tachyarrhythmien, erhöhter myokardialer Sauerstoffverbrauch.

Kontraindikation: kardiale Erkrankungen mit behinderter ventrikulärer Füllung (diastolische Dysfunktion) bzw. Entleerung (hypertrophe Kardiomyopathie, Aortenstenose), Tachykardie.

Milrinon **Wirkung:** Steigerung des Herzzeitvolumens als Inodilatator. Hemmung der Phosphodiesterase (PDE) 3 mit positiver Inotropie und Nachlastsenkung über Verminderung des pulmonalarteriellen und systemisch arteriellen Vasotonus.

Indikation: eingeschränktes Herzzeitvolumen durch unzureichende Pumpfunktion, bei unzureichendem Effekt durch β_1-Mimetika statt oder in Kombination mit diesen.

Dosierung: (Bolus 25–50 µg/kg), kontinuierlich 0,375–0,75 µg/kg/min.

Wirkdauer: Plasmahalbwertszeit 2,7 h.

Nebenwirkungen: Hypotonie (ausgeprägt bei Bolus-Gabe), Tachyarrhythmien, erhöhter myokardialer Sauerstoffverbrauch.

Kontraindikation: schwere Aortenstenose, Pulmonalklappenstenose, hypertrophe obstruktive Kardiomyopathie, akuter Myokardinfarkt, schwere Hypovolämie.

> ❯ Die Verabreichung eines Milrinon-Bolus beim Intensivpatienten wird aufgrund der ausgeprägten hypotensiven Wirkung hier nicht empfohlen. Um das Ansprechen auf einen PDE-Hemmer zu überprüfen, wird auf der Intensivstation der Autoren stattdessen gelegentlich Theophyllin fraktioniert und über mehrere Minuten (Dosis 100–200 mg, off label-Nutzung) unter Beobachtung der Auswirkungen auf Herzzeitvolumen, Schlagvolumen und Gefäßwiderstände verabreicht. Bei positivem Ansprechen wird dann eine kontinuierliche PDE-Hemmer-Therapie begonnen.

Levosimendan Wirkung: Steigerung des Herzzeitvolumens als Inodilatator. Positiv inotrop über Wirkung als „Kalziumsensitizer" (Stabilisierung des Ca^{2+}-Troponin-C-Komplexes in Myokardzellen), Öffnung von ATP-sensitiven Kaliumkanälen, Nachlastsenkung durch Hemmung von PDE in der Gefäßwand. Keine Erhöhung des myokardialen Sauerstoffverbrauchs.

Indikation: Kurzzeitbehandlung der akut dekompensierten, schweren chronischen Herzinsuffizienz.

Dosierung: Bolusgabe aufgrund ausgeprägter Hypotonieneigung durch Autoren nicht empfohlen, kontinuierlich 0,05-0,2 µg/kg/min.

Wirkdauer: Plasmahalbwertszeit 1–1,5 h, anhaltende positive Inotropie durch aktiven Metaboliten (Plasmahalbwertszeit 80 h).

Nebenwirkungen:　　Tachykardie,　　Hypotonie, Hypokaliämie, Torsades de pointes.

Kontraindikation: schwere Leber- oder Niereninsuffizienz, schwere Hypotonie, Tachykardie, Torsade-de-pointes. Behinderungen, die die ventrikuläre Füllung, den ventrikulären Ausstrom oder beides beeinflussen (z. B. Aortenstenose).

Adrenalin　Wirkung: dosisabhängige Wirkung auf β_1-, β_2- und α-Rezeptoren. In niedriger Dosierung v. a. positiv introp, chronotrop, bathmotrop und dromotrop, In höherer Dosierung überwiegend Vasokonstriktion. Bronchodilatation, Mastzellstabilisation.

Indikation:　　Standardmedikament　bei　der Reanimation, beim analphylaktischen Schock. Bei eingeschränktem Herzzeitvolumen durch unzureichende Pumpfunktion und fehlendem Ansprechen auf andere Inotropika. Beim distributiven Schock, wenn andere Vasokonstriktiva unzureichend wirken.

Dosierung: Reanimation 1 mg i.v./i.o. alle 3–5 min, Anaphylaxie 500 µg i.m. oder 10–20–50 µg i.v. titriert, Bolus 5–20 µg i.v., kontinuierlich 0,05–0,5(1,0) µg/kg/min.

Wirkdauer: Plasmahalbwertszeit 3 min.

Nebenwirkungen: Tachyarrhythmien, erhöhter myokardialer Sauerstoffverbrauch.

Kontraindikation: bei vitaler Indikation keine, ansonsten Hyperthyreose, Phäochromozytom, hypertrophe Kardiomyopathie, Engwinkelglaukom.

> ◗ Beim Einsatz von Beta-Mimetika besteht die
> Gefahr einer Tachyphylaxie, d. h. eine Herunter-
> regulierung der myokardialen Rezeptoren bei
> Überstimulation im Rahmen einer zunehmenden
> Dosissteigerung. Entsprechend empfiehlt es
> sich, bei fehlender Wirkung mit zunehmenden
> Beta-Mimetika-Dosen ein zweites Inotropikum mit
> einem anderen Wirkmechanismus einzuführen (z. B.
> Phosphodiesterasehemmer).

5.4.2 Vasokonstriktoren

Eine Übersicht zu den Wirkmechanismen der am
häufigsten verwendeten Vasoaktiva findet sich in ◧ Tab. 5.4.

Noradrenalin Wirkung: Überwiegend systemische
vasokonstriktirische Wirkung über α_1-Rezeptoren,
geringe (klinisch vernachlässigbare) positiv inotrope
und chronotrope Wirkung über β_1.

Indikation: reduzierter peripherer Widerstand (z. B.
distributiver Schock bei Sepsis).

Dosierung: Bolus 5–20 µg i.v. titriert nach Wirkung,
kontinuierlich 0,05–0,5(1,0) µg/kg/min.

Wirkdauer: Plasmahalbwertszeit 3 min.

Nebenwirkungen: Tachyarrhythmien, evtl. reflektorische
Bradykardie, erhöhter myokardialer Sauerstoffverbrauch,
Ischämie.

Kontraindikation: bei vitaler Indikation keine,
ansonsten Hyperthyreose, Phäochromozytom, hypertrophe Kardiomyopathie, Engwinkelglaukom.

◻ Tab. 5.4 Übersicht vasoaktive Effekte ausgewählter Medikamente

Pharmakologische Wirkung	Inotropie	Chronotropie	Systemische Vasokonstriktion
Dobutamin	+++	++	–
Milrinon	++	+	– –
Levosimendan	++	0	– – –
Adrenalin	Dosis↑ + Dosis↓ ++	Dosis↑ + Dosis↓ ++	Dosis↑ +++ Dosis↓ ++
Noradrenalin	+	–/0/+ (reflektorisch)	+++
Terlipressin	0	–	++
Vasopressin	0	–	+++
Nitroglycerin	0	+ (reflektorisch)	– –
Nitroprussidnatrium	0	+ (reflektorisch)	– – –
Inhalatives NO	0	0	–
Urapidil	0	+ (reflektorisch)	– – –

+/++/+++: wenig/mittlere/starke pharmakologische Wirkung, –/– –/– – –: wenig/mittlere/starke gegenteilige pharmakologische Wirkung, 0: vernachlässigbare pharmakologische Wirkung

Terlipressin Wirkung: vasokonstriktirische Wirkung über V1-Rezeptoren (v.a. in Gastrointestinaltrakt, Haut, Koronarien, Skelettmuskulatur).

Indikation: Reduktion der Splanchnikusperfusion (z. B. bei Ösophagusvarizenblutung), hepatorenales Syndrom.

Dosierung: 0,5–2 mg alle 4–6 h i.v.

Wirkdauer: Plasmahalbwertszeit 3–4 h, langsame Aktivierung zu aktiven Metaboliten.

Nebenwirkungen: Bradykardie, ausgeprägte Vasokonstriktion, abdominelle Krämpfe, Koronarkonstriktion, Ischämien.

Kontraindikation: strenge Indikationsstellung bei Schwangerschaft, septischem Schock, Asthma bronchiale, KHK.

Vasopressin Wirkung: Starke vasokonstriktirische Wirkung über V1-Rezeptoren (v.a. in Haut, Gastrointestinaltrakt, Koronarien, Skelettmuskulatur).

Indikation: katecholaminrefraktären Hypotonie im Rahmen septischer Schockzustände.

Dosierung: kontinuierlich 0,6–4 IE/h i.v.

Wirkdauer: Plasmahalbwertszeit 17–35 min.

Nebenwirkungen: Bradykardie, ausgeprägte Vasokonstriktion, abdominelle Krämpfe, Koronarkonstriktion, Ischämien, Wasserintoxikation.

Kontraindikation: Schwangerschaft, Überempfindlichkeit.

5.4.3 **Vasodilatatoren**

Nitroglycerin (Glyceroltrinitrat) **Wirkung:** in niedriger Dosierung Vorlastsenkung durch Vasodilatation venöser Kapazitätsgefäße, in höherer Dosierung Nachlastsenkung, Koronardilatation.

Indikation: Angina pectoris, Linksherzdekompensation, hypertensive Krise.

Dosierung: kontinuierlich 0,5–10 mg/h i.v., transdermal 0,2–0,4 mg/h, sublingual/buccal 0,4–1,2 mg.

Wirkdauer: Plasmahalbwertszeit 1,5–2 min.

Nebenwirkungen: Hypotonie, Reflextachykardie, Kopfschmerzen, Nitrattoleranz, Thrombozytenaggregationshemmung.

Kontraindikation: Hypotonie, erhöhter ICP, Aortenklappen-, Mitralstenose.

Nitroprussidnatrium **Wirkung:** ausgeprägte dosisabhängige NO-vermittelte Vor- und Nachlastsenkung.

Indikation: akute Linksherzinsuffizienz mit low output-Syndrom, hypertensive Krise, kontrollierte Hypotension, Angina pectoris, Linksherzdekompensation, hypertensive Krise.

Dosierung: kontinuierlich 1–30 mg/h i.v.

Wirkdauer: Plasmahalbwertszeit 1–2 min.

Nebenwirkungen: Hypotonie, Reflextachykardie, Cyanid-Akkumulation (parallele Gabe von Natriumthiosulfat in vierfacher Dosierung bei höherer Dosierung empfohlen), bei KHK koronares Steal-Phänomen möglich, Verstärkung eines pulmonalen Shunts durch Erhöhung des HZV und pulmonale Vasodilatation.

Kontraindikation: Hypotonie, erhöhter ICP, Aortenisthmusstenose, Hypothyreose, Leber-Optikus-Atrophie, Tabakamblyopie, Vitamin-B12-Mangel, metabolische Azidose, intrapulmonale arteriovenöse Shunts.

> ⊘ **Cave**
> **Bei Nitraten kann es ebenfalls zum Auftreten einer Tachyphylaxie kommen.**

Inhalatives Stickstoffmonoxid   Wirkung: NO-vermittelte Hemmung der Kontraktion glatter Muskelzellen, nach Inhalation broncho- und pulmonale Vasodilatation.

Indikation: pulmonale Vasodilatation bei pulmonal-arterieller Hypertonie, akute Rechtsherzinsuffizienz.

Dosierung: Dilution in Sauerstoff-Luft-Gemisch und Verabreichung über inspiratorisches Atemgemisch, bis 20 ppm.

Wirkdauer: lokale Wirkung, Halbwertszeit <5 s.

Nebenwirkungen: Atemwegsreizung, toxisches Lungenödem, Bildung von NO_2 und Met-Hämoglobin.

Kontraindikation: schweres Schädel-Hirn-Trauma.

Urapidil   Wirkung: Vasodilatation durch Blockade von α_1-Rezeptoren, Aktivierung zentraler 5-HT_{1A}-Rezeptoren (senkt Sympathikotonus).

Indikation: schwere Hypertonie, hypertensiver Notfall.

Dosierung: Bolus 5-10 mg i.v., kontinuierlich 1-30 mg/h i.v.

Wirkdauer: zweiphasiger Verlauf (Verteilungsphase Halbwertszeit 35 min, Eliminationsphase Halbwertszeit 2–4 h).

Nebenwirkungen: Hypotonie, Reflextachykardie.

Kontraindikation: ausgeprägte arteriovenöse Shunts.

In einem hypertensiven Notfall, der rasches Handeln erfordert, ist die primäre und bolusweise Gabe von Urapidil der kontinuierlichen Gabe von Nitroprussidnatrium vorzuziehen. Die Vorbereitung von Natriumnitroprussid (schwer löslich) und Anflutkinetik verzögert den Wirkungseintritt. Nach Überlappung der Medikamente kann dann die Blutdruckkontrolle allein durch kontinuierliche Applikation von Nitroprussidnatrium erfolgen.

5.5 Diuretika

Störungen des Wasser- und Elektrolythaushalts sind bei Intensivpatienten häufig. Eine anhaltende positive Flüssigkeitsbilanz ist zudem mit einer erhöhten Mortalität vergesellschaftet. Zur Aufrechterhaltung des Flüssigkeitshaushalts oder zum Erreichen eines angestrebten Bilanzziels gehören Diuretika daher zu den auf Intensivstation am meisten eingesetzten Medikamenten. Die Gruppe der Diuretika umfasst verschiedene Wirkstoffklassen, auf die im Rahmen der Akutbehandlung wichtigsten Vertreter soll hier kurz eingegangen werden.

Osmodiuretika (Mannit) **Wirkung:** osmotische Bindung von Wasser, fehlende renale Rückresorption von Mannit, Ausscheidung zusammen mit Wasser, Salzausscheidung nur in geringer Menge.

Indikation: Therapie von Organödemen (Hirnödem!), akutes Glaukom, möglicherweise Verminderung eines schockbedingten Nierenversagens.

Dosierung: Mannit 20 % 1–5 ml/kg über 15 min i.v.

Wirkdauer: ca. 1 h.

Nebenwirkungen: Gefahr der Exsikkose.

Kontraindikation: kardial bedingtes Lungenödem, kardiale Dekompensation, Anurie.

Schleifendiuretika (Furosemid, Torasemid) Wirkung: Inhibierung des Na^+K^+-2Cl^--Co-Transporters im aufsteigenden Steil der Henleschen Schleife mit Reduktion der Wasserrückresorption, rasche und starke diuretische Wirkung (auch bei eingeschränkter Nierenfunktion).

Indikation: Therapie von Organödemen (insbesondere Lungenödem), kardiale Dekompensation, Hyperkalziämie, Negativbilanzierung bei verschiedenen intensivmedizinischen Krankheitsbildern.

Dosierung: Furosemid: 5 bis 40 mg i.v. als Bolus, kontinuierlich bis 20(40) mg/h i.v., oral 10–125 mg bis 4x tgl. (maximale Gesamtdosis 500 mg/d). Torasemid: 2,5 bis 20 mg i.v. als Bolus, kontinuierlich bis 10(20) mg/h i.v., oral 5–20 mg bis 2x tgl. (maximale Gesamtdosis 400 mg/d).

Wirkdauer: Furosemid: Eliminationshalbwertszeit 1 h. Torasemid: Eliminationshalbwertszeit 3–4 h.

Nebenwirkungen: Gefahr der Exsikkose, Elektrolytentgleisungen (Hypokaliämie, Hypomagnesiämie, Hyponatriämie, Hypernatriämie), interstitielle Nephritis, Hörstörungen (Tinnitus), Erhöhung der Nierenretentionswerte, gastrointestinale Beschwerden.

Kontraindikation: Anurie.

> Für die Umrechnung der Wirkstärke von Furosemid zu Torasemid gilt die Faustregel, dass für Furosemid die vierfache Wirkstoffmenge im Vergleich zu Torasemid erforderlich ist.

Thiazide und Thiazidanaloga (Hydrochlorothiazid, Chlortalidon, Indapamid, Xipamid) Wirkung: Inhibierung des Na^+-Cl^--Co-Transporters im distalen Konvolut und Hemmung der Rückresorption von Natrium und Chlorid, antihypertensiver Effekt durch Natriurese.

Indikation: antihypertensive und Herzinsuffizienz-Behandlung, Verstärkung des Effekts von Schleifendiuretika (sequenzielle Nephronblockade).

Nebenwirkungen: gastrointestinale Beschwerden, Hypokaliämie, Hyperkalziämie, Hyperurikämie, Reduktion der Glukosetoleranz.

Kaliumsparende Diuretika (Amilorid, Triamteren) Wirkung: Hemmung der Rückresorption von Natrium im Austausch mit Kalium im distalen Konvolut und, antihypertensiver Effekt durch Natriurese.

Indikation: antihypertensive und Herzinsuffizienz-Behandlung, Reduktion von Kaliumverlusten, Verstärkung des Effekts von Schleifendiuretika (sequenzielle Nephronblockade).

Aldosteronantagonisten (Spironolacton, Eplerenon) Wirkung: Hemmung der mineralokortikoidabhängigen Rückresorption von Natrium im Tubulus contortus, Verbindungstubulus und Sammelrohr mit Rückbehalt von Kalium im Körper.

Indikation: primärer Hyperaldosteronismus, sekundärer Hyperaldosteronismus (Ödeme bei Herz- und Leberinsuffizienz), schwere chronische Linksherzinsuffizienz, Herzinsuffizienz (positive Wirkung bzgl. des Remodellings beim schweren Myokardinfarkt).

Nebenwirkungen: Gynäkomastie (Spironolacton), Hyperkaliämie.

Carboanhydrasehemmer (Azetazolamid)   **Wirkung:** Hemmung der Carboanhydrase im proximalen Tubulus mit vermehrter Ausscheidung von Bicarbonat, Natrium, Kalium und Wasser. Ausbildung einer metabolischen Azidose.

Indikation: Behandlung einer posthyperkapnischen Alkalose nach Korrektur einer respiratorischen Azidose, Höhenkrankheit mit respiratorischer Alkalose, akutes und chronisches Glaukom.

🛑 **Cave**
Die durch Carboanhydrasehemmer entstandene metabolische Azidose erhöht den Atemantrieb, dies erhöht den Grundumsatz und Sauerstoffverbrauch des Patienten.

Atemwegsmanagement und Beatmung

Dieses Kapitel soll einen Überblick über die Methoden der Atemwegssicherung mit Beispielen aus der Praxis, den Grundlagen der Überdruckbeatmung sowie ausgewählten respiratorischen Krankheitsbilder geben. Für tiefere Einblicke in dieses riesige Feld wird auf Literatur der Anästhesiologie und Beatmungsmedizin verwiesen.

Zu den primären Indikationen einer **Überdruckbeatmung (= Positivdruckbeatmung)** zählen:

— Inadäquate alveoläre Ventilation (hohes pCO_2)
— Unzureichende arterielle Oxygenierung (tiefes O_2)
— Hohe Atemarbeit

❶ Cave
Die Beatmung ist eine supportive Maßnahme, keine kurative!

6.1 Atemwegssicherung beim Intensivpatienten

Teilweise können die oben genannten Störungen durch nicht-invasive Beatmung (NIV) oder auch durch Highflow-Therapie behoben werden. In folgenden Situation ist jedoch eine Atemwegssicherung zur **invasiven Beatmung** erforderlich

— Überwindung einer Obstruktion der oberen Atemwege
— Schutz vor Aspiration
— Sekretentfernung aus den unteren Atemwegen
— Bedarf an hoher inspiratorischer Sauerstoffkonzentrationen ($FiO_2 > 60\,\%$)

- Hohe Beatmungsdrücke unter nicht-invasiver Beatmung
- Unruhiger, unkooperativer, lethargischer oder komatöser Patient
- Hämodynamisch instabiler Patient
- Unzureichende Schutzreflexe (Husten, Schlucken) und somit unzureichender Schutz des Atemwegs (z. B. bei Schädelhirntraumata)

6.2 Endotracheale Intubation

Die orale endotracheale Intubation stellt das Standard-verfahren zur Sicherung des Atemwegs dar. Im Gegen-satz zur elektiven Narkoseeinleitung ergeben sich für die Intubation auf Intensivstation einige wichtige Besonder-heiten

- Intubation ist eine Notfallintervention auf Intensiv-station
- Fehlende Nüchternheit mit erhöhtem Regurgitationsrisiko
- Fehlende Möglichkeit einer vorherigen genauen Ein-schätzung der Atemwegssituation, ein schwieriger Atemwegweg ist evtl. schlechter zu erkennen
- Eingeschränkte Lagerungsmöglichkeiten im Patientenbett
- Häufig respiratorisch, hämodynamisch oder neuro-logisch instabile Patienten mit erschwerter Möglich-keit der Präoxygenierung und ausgeprägter Reaktion auf Induktionsmedikamente
- Seltenere Durchführung als im OP, evtl. schlechter eingespieltes Team

Im Folgenden sollen Vorbereitung und Durchführung einer standardmäßigen notfallmäßigen Narkoseeinleitung und oralen Intubation, auf Basis der Guideline für Atemwegsicherung auf der Intensivstation der Autoren, veranschaulicht werden.

Material

— Notfallwagen mit Defibrillator, Endotrachealtuben unterschiedlicher Größe, supraglottische Atemwegshilfen (Larynxmasken), Beatmungsmasken und Guedel-Tuben, Wendel-Tuben, Intubationskatether (z. B. Frova), Koniotomie-Set, Bougies unterschiedlicher Machart, großlumige Absaugkatheter, Gleitmittel, Tubus-Befestigung

— Turm mit Videolaryngoskop (Spatelgrössen Macintosh 3, 4 und speziell geformte Spatel für schwierigen Atemweg), Einmalbronchoskop, konventionelles Laryngoskop mit verschiedenen Spatelgrössen

— Vorbereiteter Tubus mit einliegendem Führungsdraht (Männer ID 8,0 mm, Frauen ID 7,0 mm)

— Einlage von 1–2 Venenkanülen mit möglichst großem Lumen oder **Prüfungen der bereits liegenden Kanülen,** ggf. Installation einer arteriellen Blutdruckmessung, falls der Zeitdruck und der Patient dies erlauben

— Induktionsmedikamente: Hypnotikum (z. B. Midazolam), Analgetikum (z. B. Fentanyl, Ketamin), Muskelrelaxans (Rocuronium)

— Notfallmedikamente: Adrenalin-Boli 10 µg/ml, Noradrenalin-Boli 10 µg/ml, ggf. entsprechende Perfusoren

> Insbesondere bei sehr instabilen Patienten ist die Vorbereitung und vorherige Installation eines Noradrenalin- oder/und Adrenalinperfusors je nach zu erwartender Kreislaufreaktion zu empfehlen.

> Besonders bei kreislaufinstabilen Patienten mit hoher Sympathikus-Stimulation ist Ketamin durch seine sympathomimetische Wirkung zur Narkoseeinleitung geeignet und kann einer akuten Kreislaufdepression entgegenwirken. Zudem besteht auch in hoher Dosierung meist ein Erhalt der Spontanatmung.

Durchführung Die Narkoseeinleitung erfolgt als RSI (Ileuseinleitung) und sollte durch das in der Prozedur erfahrenste Team-Mitglied bzw. dessen Supervision durchgeführt werden. Ablauf des geplanten Verfahrens mit Alternativen und Notfallplan sollten mit den Beteiligten im Sinne eines Team-Timeouts vor Beginn abgesprochen werden. Ebenso sollten die Zuständigkeiten bei der Prozedur (Verabreichung der Medikamente, Assistenz bei der Intubation) eindeutig festgelegt werden. Ruhe am Bett fördert die Konzentration auf die Abläufe und beugt Hektik vor.

- Optimierte Lagerung: in der Regel Oberkörperhochlagerung, verbesserte Schnüffelposition durch Zuhilfenahme von Kissen etc.
- Absaugen einer einliegenden Magensonde, die Neuanlage einer neuen Magensonde ist zu diesem Zeitpunkt aufgrund des Patientenzustandes häufig nicht möglich

- Großlumigen Absaugkatheter (z. B. Yankauer-Sauger) mit laufender Absaugung bereithalten
- Präoxygenierung (> 3 min) mit möglichst hoher FiO_2: NIV, Beatmungsmaske- mit beutel und PEEP-Ventil, Highflow-Sauerstoff, Reservoir-Maske plus nasaler Sauerstoff mit hohem Fluss
- Verabreichung von Analgetikum, Hypnotikum und Muskelrelaxans in unmittelbarer Folge am gut laufenden Zugang, rasches Nachspülen mit Flüssigkeitsbolus, Aufstecken von Adrenalin/Noradrenalin an i. v. Zugang
- Ziel ist das Erreichen von möglichst guten Intubationsbedingungen und einer Reflexdämpfung unter Wahrung der hämodynamischen und respiratorischen Stabilität
- Eine Zwischenbeatmung per Maske kann das Risiko einer Hypoxämie vermindern – dies muss jedoch dem evtl. erhöhten Aspirationsrisiko gegenübergestellt werden
- Verzicht auf Cricoid-Druck bei unklarem Nutzen
- Abwarten der Anschlagzeit des Muskelrelaxans (bei Rocuronium ca. 1 min)
- Endotracheale Intubation unter direkter (konventionell) oder indirekter (Videolaryngoskop) Laryngoskopie, sofortiges Blocken des Cuffs
- Lagekontrolle mittels Kapnografie und Auskultation
- Fixierung des Endotrachealtubus, Konnektieren mit Respirator
- (Erneute) Anlage einer Magensonde

6.3 Difficult Airway-Algorithmus und Notfallstrategien

Aufgrund des Zeitdrucks und Notfallcharakters der Atemwegssicherung auf Intensivstation ist es möglich, dass Prädiktoren eines schwierigen Atemwegs nicht erkannt werden und sich erst beim Versuch der endotrachealen Atemwegssicherung die Situation einer **„cannot intubate"**-Situation ergibt.

- **Schwierige Laryngoskopie:** Unmöglichkeit, die Glottis mithilfe direkter Laryngoskopie zu visualisieren (Cormack-Lehane III + IV)
- **Schwierige Intubation:** mehrere Platzierungsversuche des Endotrachealtubus
- **Schwierige Maskenbeatmung:** aufgrund eines oder mehrerer Probleme ist die Maskenbeatmung insuffizient oder nicht möglich

Prädiktoren der schwierigen Intubation
- Eingeschränkte Mundöffnung
- Kurzer Hals
- Eingeschränkte Reklination des Kopfs
- Stridor, Trachealstenosen, raumfordernde Struma
- Schwierige Intubation in der Anamnese
- Dysgnathie

Aufgrund der großen Zahl veröffentlichte Notfall-Algorithmen für den schwierigen Atemweg und der Menge der zur Verfügung stehenden unterschiedlichen Devices zur Atemwegssicherung, ist es umso wichtiger, sich den Algorithmus der eigenen Intensivstation zu verinnerlichen und das eigene Equipment (in der praktischen Anwendung!) zu kennen. Ein Beispiel findet sich in ◼ Abb. 6.1.

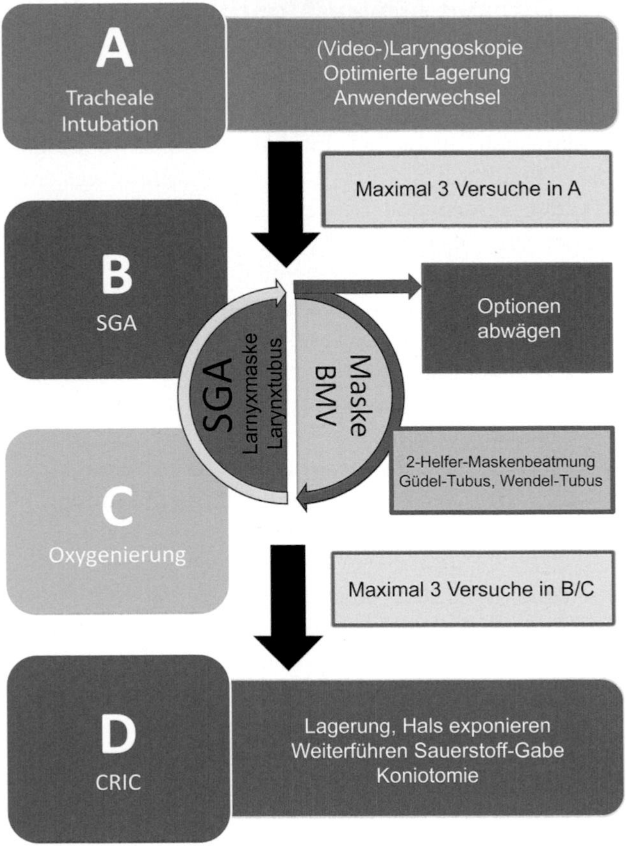

6

Abb. 6.1 Algorithmus schwieriger Atemweg. (Mod. nach: Klinik für Intensivmedizin, Universitätsspital Bern, Inselspital. Mit freundlicher Genehmigung von Prof. Dr. med. S. Jakob)

Die Sicherung der Oxygenierung durch den erfahrensten zur Verfügung stehenden Arzt stellt die oberste Priorität dar.

> ❯ **Das Hinzuholen von weiteren verfügbaren erfahrenen Ärzten ist bei Erkennung eines schwierigen Atemwegs unabdingbar. Hole Hilfe!**

Bei nicht-möglicher endotrachealer Intubation wird auf supraglottische Atemwegshilfen (Larynxmaske etc.), die Maskenbeatmung und als letzte Instanz auf die Notfallkoniotomie (FONA, „front of neck airway") mittels speziellem Set oder chirurgischer Technik zurückgegriffen.

6.4 Tracheotomie

Aus Komfortgründen, zur Reduktion des Analgosedationsbedarfs und zur Erleichterung der Entwöhnung vom Respirator besteht bei Patienten mit längerer oder länger zu erwartender invasiver Beatmung die Möglichkeit einer Tracheotomie auf Höhe der oberen trachealen Ringknorpel. In der Regel wird diese zwischen dem 7.–14. Beatmungstag durchgeführt und erfolgt als **elektiver Eingriff** offen chirurgisch (im Operationssaal) oder als bettseitige perkutane Dilatationstracheotomie (modifizierte Seldingertechnik unter bronchoskopischer Kontrolle). Ein schwieriger Atemweg, ein Atemwegsnotfall und die fehlende bronchoskopische Kontrolle während der Prozedur stellen absolute Kontraindikationen für die perkutane Dilatationstracheotomie dar. Eine Übersicht über die Vor- und Nachteile einer Tracheotomie finden sich in ◻ Tab. 6.1.

Die Inzidenz tracheotomiebedingter Komplikationen ist unabhängig vom verwendeten Verfahren insgesamt

6

◻ **Tab. 6.1** Vor- und Nachteile der Tracheotomie gegenüber der endotrachealen translaryngealen Intubation

	Tracheotomie	Translaryngeale Intubation
Vorteile	– Höherer Komfort – Bessere Mundpflege – Geringerer Atemwegswiderstand – Geringere Totraumventilation – Verbesserte Mobilität – Vereinfachte Entwöhnung vom Respirator und mögliche Spontanatmung – Bessere Kommunikation, Sprechen über spezielle Ventile möglich	– Regelmäßige und einfache Durchführung – Weniger schwere Komplikationen
Nachteile	– Anspruchsvolle Technik – Schwere Komplikationen bei Anlage und im Verlauf möglich – Schluckstörungen – Eingeschränkter Hustenstoss nach Dekanülierung	– Diskomfort – Höherer Analgosedationsbedarf – Höhere Atemarbeit (geringerer Tubusdurchmesser, mehr Totraumventilation) – Schädigungen im Bereich der oberen Atemwege und des Larynx (Ulzera) – Schluckakt stark gestört – Eingeschränkte Mundpflege – Spontanatmung kaum möglich – Kommunikation erschwert

gering, diese können jedoch im Einzelfall lebensbedroh-
lich sein. Hier sollen die typischen Komplikationen entsprechend des Zeitpunkts aufgeführt werden.

6.4.1 Frühkomplikationen

Blutungen
- Peri-prozedural lokal im OP-Gebiet (meist spontanes
  Sistieren nach Einbringen der Trachealkanüle) oder
- Durch Verletzung von Schilddrüsengefäßen
- Lebensbedrohliche Arosionsblutungen aus Aorta oder
  Truncus brachiocephalicus (in der Regel 3–6 Wochen
  nach Tracheotomie)

Infektionen
- Gehäuft bei chirurgischer Tracheotomie durch Kreuz-
  kontamination
- Seltener bei perkutaner Dilatationstracheotomie

Dekanülierung
- Offenhalten der Atemwege durch mukokutane
  Anastomose bei chirurgischer Tracheotomie, Kanüle
  kann in der Regel reinseriert werden
- Gefahr des Verlusts des Atemwegs bei perkutaner
  Dilatationstracheotomie mit Gefahr einer Via falsa
  bei versuchter Reinsertion mit Asphyxie, Weich-
  teil- und Trachealverletzungen Innerhalb der ersten
  10 Tage nach dilatativer Tracheotomie sollte bei
  Dekanülierung der Patient primär orotracheal
  reintubiert werden, erst danach sollte ein elektiver
  Kanülenwechsel durchgeführt werden

Trachealverletzungen
- Verletzung der Trachealhinterwand (broncho-skopische Kontrolle während der perkutanen Dilatationstracheotomie obligat)
- Bruch von Knorpelspangen

6.4.2 Spätkomplikationen

- Trachealstenosen (Einengung des Trachealdurch-messers > 50 %).

6.5 Beatmungsmodi

Moderne Intensivbeatmungsgeräte (Respirator) bieten sowohl für die nichtinvasive als auch die invasive Beatmung eine Vielzahl verschiedener Modi an, wobei durch die Hersteller der Respiratoren für identische Beatmungsmodi teils unterschiedliche Bezeichnungen gewählt werden. Für keine der Beatmungsformen konnte jedoch bisher eine Überlegenheit hinsichtlich relevanter Outcome-Parameter gezeigt werden.

6.5.1 Grundeinstellungen am Beatmungsgerät

Die Beatmungsmodi lassen sich allgemein von folgendem ableiten: das Beatmungsmuster einer Überdruckbeatmung kann durch Festlegung eines eingestellten Drucks (**druck-gesteuerte Beatmung**) oder Volumens (**flussgesteuerte**

◻ Tab. 6.2   Parameter der Respiratoreinstellung

	Druckgesteuerte Beatmung	Flussgesteuerte Beatmung
Festgelegte Parameter	Inspirationsdruck Beatmungsfrequenz pro min Verhältnis Inspiration- zu Exspiration (I:E) Druckanstiegsrate Volumenbegrenzung für Atemhub Inspiratorische Sauerstofffraktion (FiO$_2$) Positiver endexspiratorischer Druck (PEEP)	Tidalvolumen Beatmungsfrequenz pro min Verhältnis Inspiration- zu Exspiration (I:E) Flussmuster Druckbegrenzung für Atemhub Inspiratorische Sauerstofffraktion (FiO$_2$) Positiver endexspiratorischer Druck (PEEP)
Abhängige Parameter	Tidalvolumen	Inspirationsdruck (Spitzen- und Plateaudruck)

Beatmung) für den Beatmungshub gesteuert werden. Beide Parameter können jedoch nicht gleichzeitig festgelegt werden, sondern das zeitliche Verlaufsmuster des einen leitet als sich abhängige Variable vom anderen Parameter ab. ◻ Tab. 6.2 zeigt typische Beatmungseinstellungen.

Unabhängig vom Grundmodus gelten zur Vermeidung einer Lungenschädigung durch die Überdruckbeatmung für die oben aufgeführten Parameter entsprechende Grenzwerte („lungengesunder" Patient), siehe ◻ Tab. 6.3.

◻ **Tab. 6.3**   Grenzwerte bei der Einstellung des Respirators

Parameter und Grenzwert	Vorbeugung von
– Tidalvolumen 6–8 ml/kg (bezogen auf das Idealgewicht)	– **Volutrauma:** Überdehnung der Lunge durch hohe Atemhubvolumina
– Endinspiratorischer Druck kleiner als 25 cmH$_2$O (Inspirationsdruck bei druckgesteuerter Beatmung bzw. Plateaudruckdruck bei flussgesteuerter Beatmung), – Driving-Pressure (Differenz zwischen endinspiratorischem und endexspiratorischem Druck) kleiner als 15 cmH$_2$O	– **Barotrauma:** durch hohe Beatmungsdrücke
– Anpassung PEEP nach FiO$_2$, „Best-PEEP"-Versuch, Vermeiden PEEP-Verlust	– **Atelektrauma:** zyklisches Kollabieren und Wiedereröffnen atelektatischer Alveoli

6.5.2 Spontanatmung beim intubierten Patienten

Dies stellt einen Übergang zwischen der **kontrollierten Beatmung** (der Patient ist zur Gewährleistung von Gasaustausch und Atemmechanik vollumfänglich vom Respirator abhängig) und einer reinen **Spontanatmung** dar. Der Patient befindet sich dabei häufig im Entwöhnungsprozess („Weaning") vom Beatmungsgerät. Unter Reduktion des Analgosedationsbedarf kann im

Vergleich zur rein kontrollierten Beatmung ein höherer Patientenkomfort erreicht werden.

Trigger   Das moderne Intensivbeatmungsgerät bietet dem Patienten die Möglichkeit, auf Inspirationsbemühungen des Patienten zu reagieren („Trigger"). Diese Bemühungen werden als Druck- oder Flussänderung im Beatmungssystem registriert. Der Respirator antwortet darauf bei richtig eingestellter Triggerschwelle mit einer Aktion: Auslösen eines maschinellen Atemhubs oder Druckunterstützung.

Spontanatmungsmodi   Eine reine Spontanatmung am Tubus ist nicht üblich. Am häufigsten werden ein konstantes unteres Druckniveau (PEEP) oder aber ein unteres (PEEP) und ein oberes Druckniveau (IPAP, inspiratory pressure above PEEP) vorgegeben, über denen der Patient spontan atmen kann.

- CPAP (continuous positive airway pressure): die Atemzüge erfolgen ohne (reines CPAP) oder mit maschineller Unterstützung (CPAP mit Druckunterstützung)
- BIPAP (biphasic positive airway pressure): der Patient kann zu jedem Zeitpunkt des maschinell gesteuerten Beatmungszyklus auf beiden Druckniveaus (PEEP, IPAP) spontan atmen

Um einen Gasaustausch auch dann zu sichern, wenn der Atemantrieb des Patienten unterbrochen ist, wird diesen Modi ein kontrollierter Backup-Beatmungsmodus in der Software des Respirators hinterlegt. Alarmgrenzen und Backup sind regelmässig an die Patientensituation anzupassen und zu überprüfen.

6.5.3 Nicht-invasive Beatmung

Als nicht-invasive Beatmung wird eine maschinelle Atmungsunterstützung ohne Endotrachealtubus oder Trachealkanüle bezeichnet, die stattdessen über eine spezielle (Teil-) Gesichtsmaske, Nasenmaske oder einen Helm erfolgt. Die Indikationen und Kontraindikationen sind in ◘ Tab. 6.4 aufgeführt.

Um eine möglichst gute Toleranz beim Patienten zu erzielen, wird eine schrittweise, eskalierende Anpassung der Respiratoreinstellungen mit beginnender niedriger Invasivität und allmählicher Steigerung der Druckniveaus

◘ **Tab. 6.4**   Indikationen und Kontraindikationen der nicht-invasiven Beatmung

Indikationen	Kontraindikationen
– Respiratorische Insuffizienz bei COPD – Kardiogenes Lungenödem – Obstruktives Schlafapnoe Syndrom – Neuromuskuläre Erkrankungen – Thoraxdeformitäten und -traumata – Unterstützung nach invasiver Beatmung – Adipositas-Hypoventilation	– Komatöser oder unkooperativer Patient – Lebensbedrohliche Hypoxämie – Ausgeprägter Sekretverhalt – Obstruktion der oberen Atemwege – Pneumothorax – Gesichtstrauma – Hämodynamische Instabilität – Vomitus, Ileus, anderes hohes Aspirationsrisiko – Nach OP des oberen Gastrointestinaltrakts – Gastrointestinale oder pulmonale Blutung – Multiorganversagen

empfohlen (hier am Beispiel von NIV-CPAP mit Unterstützungsdruck).

Schritt 1: PEEP 5 cmH$_2$O, Druckunterstützung 3–5 cmH$_2$O.

Schritt 2: PEEP 8 cmH$_2$O, Druckunterstützung 5–8 cmH$_2$O.

Schritt 3: PEEP 10 cmH$_2$O, Druckunterstützung 8–10 cmH$_2$O.

Die Anpassung erfolgt nach klinischem Eindruck, Monitoring und laboranalytischer Kontrolle (Blutgasanalyse). Ein maximaler Beatmungsdruck (PEEP plus Druckunterstützung) von 20 cmH$_2$O sollte aufgrund des erhöhten Aspirationsdrucks (Ösophagusverschlussdruck) nicht überschritten werden. Zudem ist auf einen dichten Sitz der Maske zur Vermeidung von größeren Lecks, einen Schutz des Nasenrückens (Ulzera) und eine evtl. erforderliche Analgosedation (zur Kontrolle eines übermäßigen Atemantriebs und Stressabschirmung) zu achten.

6.6 Obstruktive Ventilationsstörungen

6.6.1 Asthma bronchiale

Patienten, die aufgrund eines exazerbierten Asthma bronchiale auf die Intensivstation aufgenommen werden, präsentieren sich meist mit einer typischen Anamnese (Symptomatik, auslösende Faktoren, Allergie-Anamnese, Dauer- und Bedarfsmedikation, stationäre Aufenthalte in der Vergangenheit). Differenzialdiagnostisch muss

aufgrund der klinischen Präsentation jedoch an folgende Erkrankungsbilder gedacht werden:
- Kardial bedingtes Lungenödem (Asthma cardiale)
- Chronisch obstruktive Lungenerkrankung
- Lungenembolie
- Intrabronchialer Tumor
- Bronchospasmus
- Vocal-Cord-Syndrom

Merkmale einer **schweren Asthma-Exazerbation** mit drohender Erschöpfung sind:
- Benutzung der Atemhilfsmuskulatur
- Unfähigkeit, in ganzen Sätzen sprechen zu können
- Unfähigkeit, flach liegen zu können
- Zunehmende Erschöpfung
- Atemfrequenz > 30/min
- „silent chest"
- Normales oder erhöhtes p_aCO_2
- Einschränkung der Oxygenierung ($SaO_2 < 90\,\%$, Zyanose)
- Herzfrequenz > 130/min
- Pulsus paradoxus
- Vigilanzminderung

❯ **Ein beinahe fatales Asthma beschreibt eine Asthma-Attacke, die mit einem Atemstillstand oder einem $paCO_2 > 50\,mmHg$ und eine mechanische Beatmung erfordert.**

Medikamentöse Behandlung eines schweren Asthma-Anfalls Ziele sind die Sicherung des Gasaustausches ($SaO_2 > 90\,\%$), die Reduktion der Atemarbeit, die Kontrolle der inflammatorischen Reaktion, Bronchodilatation und Vermeiden von Komplikationen.

— Sicherstellung der Oxygenierung: Sauerstoffapplikation, NIV, invasive Beatmung

— β_2-Agonisten: medikamentöse first line-Behandlung. Die inhalative Applikation wird aufgrund der geringeren Nebenwirkungen gegenüber einer i. v. oder s.c. Gabe bevorzugt

— Anticholinergika: inhalativ in Kombination mit β_2-Agonisten, jedoch nur geringer additiver Effekt

— Glukokortikoide: frühestmögliche Applikation, i.v. oder p.o. Meist Therapie über mehrere Tage erforderlich (z. B. Prednisolon 0,5 mg/kg oder 40–50 mg über 5 Tage, danach je nach Klinik, zu Beginn erfolgt meistens eine i.v. Applikation)

— Inhalatives Adrenalin: keine verbesserte Bronchodilatation im Vergleich zu konventionellen β_2-Agonisten

— Magnesium i. v.: Benefit nicht gesichert

— Theophyllin: nicht mehr empfohlen

— Antibiotika-Prophylaxe: kein Benefit einer routinemäßigen Antibiotika-Gabe im Rahmen einer akuten Asthma-Episode (nur bei bakterieller Pneumonie oder anderer bakterieller Infektion)

— Inhalative Anästhetika: aufgrund intrinsischer bronchodilatatorischer Wirkung als Rescue-Therapie

Invasive Beatmung bei akuter, schwerer Asthma-Attacke Um die Gefahr einer dynamischen Hyperinflation („Überblähen") zu minimieren, sollten folgende Aspekte bei den Respirator-Einstellungen berücksichtigt werden:

- Niedrige Tidalvolumina: 6–8 ml/kg (Idealgewicht)
- Reduktion (!) der Atemfrequenz und deutliche Verlängerung der Exspirationszeit (I:E = 1:2,5 bis I:E = 1:5)
- Hohe inspiratorische Flussrate (80–100 ml/min) zur Reduktion der Inspirationszeit
- Permissive Hyperkapnie solange pH > 7,2 und keine Kontraindikation
- PEEP (extrinsisch, am Respirator eingestellt): meist niedriger (< 5 cmH$_2$O) oder kein PEEP, teilweise jedoch Benefit durch höhere PEEP-Werte zur Atemwegsschienung bei hohen intrinsischem PEEP$_i$ („Auto-PEEP")

Um bei diesen Beatmungseinstellungen eine Hyperventilation, Asynchronie mit dem Respirator, Hyperinflation und hohe Beatmungsdrücke mit Gefahr eines Barotraumas zu vermeiden, ist in der ersten Phase einer invasiven Beatmung beim akuten Asthma meist ein hoher Analgosedationsbedarf, ggf. mit Muskelrelaxation, erforderlich.

> Die ersten 1–2 h ohne invasive Beatmung sind entscheidend. Verschlechtert sich die Patientensituation (pO$_2$ sinkend, pCO$_2$ steigend, pH sinkend, Atemfrequenz ansteigend, silent chest), dann besteht die Indikation zur Intubation.

6.6.2 Chronisch obstruktive Lungenerkrankung (COPD)

Die chronisch obstruktive Lungenerkrankung (COPD) ist eine nicht vollständig reversible Einschränkung des Luftstroms, die aus einer chronischen inflammatorisch bedingten Schädigung der kleinen Atemwege mit Lungenparenchymzerstörung resultiert. Die Inflammation wird dabei in der Regel durch Inhalation von Noxen (Rauchen!) hervorgerufen. ◘ Tab. 6.5 zeigt die GOLD-Einteilung des COPD-Schweregrads.

◘ **Tab. 6.5** Schweregrad der COPD (nach GOLD 2007 und Einteilung der deutschen Atemwegsliga)

Schweregrad	Kriterien
I (leicht)	FEV1 > 79 % Soll, FEV_1/FVC < 70 % mit/ohne Symptomatik (Husten, Auswurf)
II (mittel)	49 % Soll < FEV1 < 80 % Soll, FEV1/FVC < 70 %, mit/ohne chronische Symptome (Husten, Auswurf, Dyspnoe)
III (schwer)	30 % Soll < FEV1 < 50 % Soll, FEV1/FVC < 70 % mit/ohne chronische Symptome (Husten, Auswurf, Dyspnoe)
IV (sehr schwer)	FEV1 < 31 % Soll, FEV1/FVC < 70 % oder FEV1 < 50 % Soll plus chronische respiratorische Insuffizienz

Eine akute respiratorische Insuffizienz bei COPD-Patienten kann durch bronchopulmonale Infekte, Herzinsuffizienz, Lungenembolie, fehlende Medikamenten-Adhärenz, perioperativ oder auch durch Malnutrition bedingt sein.

Zeichen der akuten respiratorischen Insuffizienz
- Hypoxämie: $p_aO_2 < 60$ mmHg
- Hyperkapnie; $p_aCO_2 > 50$ mmHg
- Respiratorische Azidose: pH < 7,35

Diagnostik der akut exazerbierten COPD
- Typische Anamnese und Symptomatik: progrediente Atemnot, Husten, Auswurf mit vermehrtem und verändertem Sekret
- Sputumdiagnostik, Blutkulturen bei V. a. bakteriellen Infekt
- Röntgen-Thorax: neben Zeichen der Hyperinflation, Suche nach pulmonalem Infiltrat, Zeichen der Dekompensation
- Arterielle Blutgasanalyse

Behandlung der akuten Exazerbation
- Sauerstoffapplikation, NIV, invasive Beatmung: Reduktion der Atemarbeit, Sicherung einer adäquaten Oxygenierung (meist $p_aO_2 > 60$ mmHg bzw. $SpO_2 > 88–90$ %), Korrektur einer respiratorischen Azidose

> Patienten mit schwerer COPD weisen meist bereits vor der akuten Exazerbation niedrige SpO_2-Werte auf, diese Patienten-basierte Baseline ist auch im Rahmen der Exazerbation anzustreben.

— β_2-Agonisten
— Anticholinergika: in Kombination mit β_2-Agonisten
— Glukokortikoide: Applikation i.v. oder p.o., als hochdosierte Stoßtherapie meist über 5 Tage
— Antibiotika: bei vermehrter Sputumproduktion und -purulenz, bei Beatmungspflichtigkeit im Rahmen der Exazerbation

! Cave
Die Sauerstoffgabe muss bei Patienten mit COPD auf ein vertretbares Minimum reduziert werden, da dieser durch die Abhängigkeit des Atemantriebs vom Sauerstoffpartialdruck zu einer Hypoventilation mit Hyperkapnie mit CO_2-assoziierter Vigilanzminderung führen kann.

6.7 Restriktive Ventilationsstörungen

Der Kreis der restriktiven Störungen der Atemmechanik umfasst eine große Gruppe an Erkrankungen, denen eine eingeschränkte Dehnbarkeit (Compliance) gemeinsam ist. Dies umfasst Krankheitsbilder, die die pulmonale Compliance als auch die extrapulmonale (thorakale) Compliance einschränken, siehe ❑ Tab. 6.6.

Bezüglich der Indikation zur non-invasiven oder invasiven Beatmung gelten die allgemeinen, oben

◘ **Tab. 6.6**   Ursachen pulmonaler und extrapulmonaler Compliance-Störungen

Pulmonale Compliance-Minderung	Extrapulmonale Compliance-Minderung
Lungenödem	Pleuraerguss
Pneumonie	(Spannungs-)Pneumothorax
Atelektasen	Pleurale Prozesse
Formenkreis der Lungen-	Thoraxdeformitäten
fibrose	(Kyphose)
Interstitielle Pneumopathien	Thoraxtrauma
Medikamenteninduzierte	Zwerchfellhochstand
Pneumopathien	Verbrennungen
(Amiodaron, Methotrexat,	Rheumatoide Arthritis
Bleomycin, u. a.)	Neuromuskuläre Störungen
Pneumokoniosen	Postaktinisch
(Asbestose)	Adipositas
ARDS	Abdominelle Hypertension
Tuberkulose	(Aszites, Obstipation, Ileus,
Postaktinisch	u. a.)

genannten Kriterien. Typische Respiratorprobleme und Einstellungen bei restriktiven Ventilationsstörungen sind:

— **Hohe Beatmungsdrücke:** Reduktion der Tidalvolumina, Steigerung der Atemfrequenz und Verkürzung der Exspirationszeit (I:E = 1:1 bis I:E = 1:2) zum Aufrechterhalten des Atemminutenvolumens, „Best-PEEP" Versuch zur Reduktion des Driving-Pressure

— **Erschwerte CO_2-Ventilation:** permissive Hyperkapnie solange pH > 7,2

— **Erschwerte Oxygenierung:** Anpassung von PEEP entsprechend FiO_2, meist höhere PEEP-Werte erforderlich

6.8 Acute respiratory distress syndrome (ARDS)

Das ARDS stellt kein eigenständiges Krankheitsbild dar, sondern subsummiert verschiedene pulmonale (primäres ARDS) und extrapulmonale (sekundäres ARDS) Auslöser einer akuten und massiven Gasaustauschstörung (siehe ◻ Tab. 6.7), die eine Beatmung erfordert und mit einer hohen Mortalität assoziiert ist. Der Verlauf ist gewöhnlich mehrphasig, mit einem frühen exsudativen und späterem fibroproliferativem Stadium. Die Berlin-Kriterien zur Diagnose eines ARDS sind in ◻ Tab. 6.8 dargestellt.-

◻ **Tab. 6.7** Pulmonale und extrapulmonale Ursachen des ARDS

Pulmonale Auslöser	Extrapulmonale Auslöser
– Pneumonie: bakteriell, viral, fungal, parasitär – Inhalationstrauma – Schwere Aspiration – Lungenkontusion	– Sepsis – Trauma – Akute Pankreatitis – Fettembolien – Medikamentenassoziiert – Nach Herz-Lungen-Maschine

◻ **Tab. 6.8**   Berlin-Definition des ARDS (2013)

Zeitpunkt des Auftretens	– Innerhalb einer Woche nach einem auslösenden Ereignis oder – Innerhalb einer Woche sich entwickelnde neue bzw. sich verschlechternde respiratorische Symptomatik	
Radiologisches Korrelat	– Bilaterale Infiltrate im Röntgenbild oder CT der Lunge	
Ursache des Ödems	– Nicht vollständig durch kardiale Insuffizienz oder Überwässerung erklärbar – Ausschluss einer kardialen Ursache, z. B. durch Echokardiografie	
Ausprägung des Oxygenierungsdefizits	Leicht	$200\ mmHg < p_aO_2/FiO_2 \leq 300\ mmHg$, unter Anwendung von PEEP oder CPAP $\geq 5\ cm\ H_2O$
	Moderat	$100\ mmHg < p_aO_2/FiO_2 \leq 200\ mmHg$, unter Anwendung von PEEP $\geq 5\ cm\ H_2O$
	Schwer	$p_aO_2/FiO_2 \leq 200\ mmHg$, unter Anwendung von PEEP $\geq 5\ cm\ H_2O$

6.8.1 Therapie des ARDS

Die Behandlung des ARDS mit seinen unterschiedlichsten Auslösern ist symptomatisch. Ziel der Therapie ist unter Sicherstellung eines ausreichenden Gasaustausches insbesondere das Vermeiden einer weiteren Ventilator-assoziierten Lungenschädigung (Volutrauma, Barotrauma, Atelektrauma, Biotrauma durch lokale Inflammation) und extrapulmonaler Komplikationen.

Trotz zahlreicher Studien zu Behandlungsansätzen beim ARDS konnten nur wenige Maßnahmen einen Mortalitäts-Benefit zeigen:

- **„Lungenprotektive" Beatmung:** Reduktion der Tidalvolumina (5–7 ml/kg), Plateaudrücke < 30 cmH$_2$O, Driving-Pressure < 15 cmH$_2$O, Tolerieren einer permissiven Hyperkapnie mit pH > 7,2, Anpassung PEEP gemäss FiO$_2$ oder „Best-PEEP"-Versuch
- **Lagerungstherapie:** Bauchlagerung führt zur Homogenisierung der Atemgasverteilung, Reduktion der Ventilations-Perfusions-Mismatches, Vergrößerung des am Gasaustausch teilnehmenden Lungenvolumens, zur verbesserten Sekretdrainage. Eine Bauchlage sollte für > 16 h durchgeführt werden
- **Neuromuskuläre Blockade:** Durchführung einer anhaltenden Muskelrelaxation für einen Zeitraum ≤ 48 h bei p$_a$O$_2$/FiO$_2$ ≤ 150 mmHg.

Obwohl durch den Einsatz von **extrakorporalen Lungenersatzverfahren** (ECMO, ECLA) ein Ventilator-assoziierter Lungenschaden reduziert werden kann, fehlen bisher Ergebnisse aus großen prospektiven Studien, die einen breiten Einsatz beim ARDS rechtfertigen würden.

6.9 Entwöhnung vom Beatmungsgerät (Weaning)

Bei kurzer Beatmungsdauer kann nach Wiedereinsetzen der Spontanatmung in der Regel auf eine weitere Respiratorunterstützung verzichtet und der Patient direkt extubiert werden (ähnlich wie bei einer Narkosebeatmung im OP). Hingegen ist nach längerer Beatmungsdauer (>24 h) häufig ein schrittweises Entwöhnen (Weaning) vom Beatmungsgerät mit langsamem Übergang von einer kontrollierten zur unterstützen Beatmung und schliesslich spontanen Atmung mit notwendig. Ein Spontanatemversuch am Respirator kann dabei z. B. in Verbindung mit einem spontanen Aufwachversuch im Rahmen des Sedationsstopps durchgeführt werden. Neben intrapulmonalen Faktoren beeinflussen Atempumpe, extrapulmonale Organfunktionen und auch die psychische Verfassung das Fortschreiten des Weanings.

Voraussetzung für das schrittweise Entwöhnen vom Respirator sind:

Abwesenheit von:
- Schwerer Kreislaufinsuffizienz
- Instabilem Thorax
- Schwerer Gasaustausch-Störung
- Schwerer Compliance-Störung
- Unkontrollierter ICP-Erhöhung

In der ◘ Abb. 6.2 wird ein möglicher Algorithmus für ein Weaning von der Beatmung dargestellt.

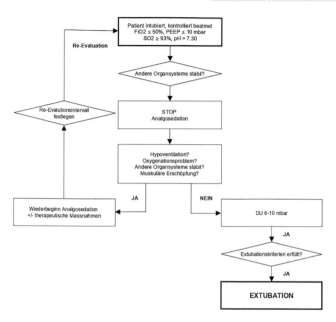

◘ Abb. 6.2 Beispiel für einen Algorithmus zur schrittweisen Entwöhnung vom Beatmungsgerät. (Mod. nach: Klinik für Intensivmedizin, Universitätsspital Bern, Inselspital. Mit freundlicher Genehmigung von Prof. Dr. med. S. Jakob)

Der Abschluss des Weaning-Prozesses ist das Entfernen des Endotrachealtubus. Kein einzelner Parameter kann eine erfolgreiche Extubation ausreichend vorhersagen. Vielmehr ist die Kombination aus objektiven Kriterien mit der klinischen Erfahrung des betreuenden Arztes entscheidend.

Auswahl von Extubationskriterien

- Wacher, kooperativer, ausgeruhter und hämodynamisch stabiler Patient
- Erhaltener Hustenstoss
- Keine übermäßige Sekretproduktion
- $p_aO_2/FiO_2 > 150$ mmHg
- $p_aCO_2 < 50$ mmHg (bei Patienten mit vorbestehender COPD oftmals höher)
- Arterieller pH > 7,35
- Atemminutenvolumen < 10 l/min
- Rapid-Shallow-Breathing-Index: Verhältnis Atemfrequenz: Tidalvolumen (in Litern) < 80
- Maximaler inspiratorischer Sog stärker als -20 cmH$_2$O
- Bei Verdacht auf Einengung der oberen Atemwege: Cuff-Leck-Test

> Eine Re-Intubation ist in bis zu 15 % erforderlich, insbesondere bei älteren, herzinsuffizienten und multimorbiden Patienten, die länger als 48 h beatmet waren. Die Re-Intubation geht mit einer erhöhten Mortalität einher.

Störungen des Herz-Kreislauf-Systems

© Springer-Verlag GmbH Deutschland, ein Teil von Springer Nature
2020
M. Glas und C. A. Pfortmüller, *Mein erster Dienst – Intensivmedizin*,
https://doi.org/10.1007/978-3-662-61641-3_7

Störungen des Herz-Kreislauf-Systems sind häufig und können bei kritisch kranken Patienten als führende Pathologie vorherrschen oder im Verlauf des intensivmedizinischen Aufenthalts als Nebeneffekt anderer Krankheitsbilder entstehen.

In den nachfolgenden Abschnitten werden nur die Grundlagen, mit Fokus auf Erkennung der Pathologie, und die initial zu ergreifenden therapeutischen Maßnahmen besprochen. Für weitergehende Informationen zu den physiologischen Grundlagen verweisen wir auf tiefgreifende Lehrbücher der Physiologie und Intensivmedizin.

7.1 Die Herz-Kreislauf-Wiederbelebung

7.1.1 Allgemeines

Die initiale Komponente der Herz-Kreislauf-Wiederbelebung besteht in der Erkennung des Herz-Kreislauf-Stillstands. Als nächster Schritt sollte umgehend Hilfe (= mehr Personal) sowie ein Defibrillator angefordert werden. Die Organisation des Reanimationsteams ist von Krankenhaus zu Krankenhaus verschieden. Fast überall besteht eine leicht merkbare Notfallnummer (z. B. 9999 am Inselspital), mit welcher der Reanimationsalarm ausgelöst werden kann. Befindet man sich mit seinem Patienten auf der Notfall- oder Intensivstation, so wird die Reanimation meistens durch das dortige in der Reanimation geschulte Personal durchgeführt. Es empfiehlt sich, vor Antritt des erstens Dienstes, das spitalinterne Reanimationsprocedere zu verinnerlichen sowie die Defibrillatorenstandstandorte aufzusuchen, um im Notfall gerüstet zu sein. Im Fall einer Reanimation ist ebenfalls der zuständige Supervisor/Oberarzt umgehend zu informieren.

7.1.2 Das CAB der Herz-Lungen-Wiederbelebung

- **Responsiveness:** Ist der Patient ansprechbar? Atmet er noch?
  Falls nein: Alarmieren, hier liegt in ernsthaftes Problem vor!
- **Compression:** Hat der Patient noch Puls?
  Das Fühlen des Pulses sollte nicht länger als 10 s beanspruchen und an zentralen Arterien (Karotiden, Leiste) erfolgen. Ist kein Puls zu spüren oder es besteht Unsicherheit, sollte umgehend die Herz-Kreislauf-Wiederbelebung begonnen werden. Hierfür wird mit den Handballen die untere Hälfte des Sternums rhythmisch mit einer Kompressionsfrequenz von 100–120/min gedrückt. Die Frequenz zwischen Beatmung und Kompression liegt bei 2:30. Alle 5 Zyklen, das heisst, circa alle 2 min sollte ein erneuter kurzer Rhythmuscheck erfolgen.
- **Airway:** Hier kann ein kurzes Esmarch-Manöver versucht oder ein airway assist device probiert werden (Güdel-, Wendeltubus). Achtung: Bei diesem Punkt soll keine wertvolle Zeit eingebüsst werden.
- **Breathing:** Die Beatmung hat deutlich an Stellenwert eingebüsst. Studien haben gezeigt, dass alleinige Thoraxkompressionen ohne Beatmung einer

Beatmung-Kompressions-Sequenz bezüglich des Outcome nicht unterlegen sind. Eine Mund-zu-Mund oder Mund-zu-Nase-Beatmung ist deswegen nicht mehr zwingend erforderlich. Befindet man sich jedoch auf der Intensivstation sollte eine Maskenbeatmung gefolgt von der orotrachealen Intubation erfolgen. Medikamente zur Einleitung der Intubation sind beim reanimationspflichtigen Patienten nicht notwendig. Die Stimmbänder sind in der Reflexlosigkeit in offener Stellung.

- **Defibrillation:** Der Defibrillator sollte, sobald verfügbar, umgehend angeschlossen werden, auch wenn A und B noch nicht geprüft sind. Bei defibrillierbarem Rhythmus ist mit kleinstmöglicher Zeitverzögerung ein Schock abzugeben. Bei Kammerflimmern ist die Chance auf ROSC dadurch deutlich erhöht. Die zu applizierende Energie variiert je nach Modell und Art des Defibrillators (ca. 150–200 J biphasisch versus 360 J monophasisch) – bei Unsicherheit sollte die maximal einstellbare Energie abgegeben werden Wichtig ist die durchgehende Herz-Kreislauf-Massage bis zu dem Zeitpunkt, an dem der Defibrillator zur Schockabgabe (geladen) bereit ist. Für den Moment der Schockabgabe darf kein Kontakt bestehen (weder direkt oder indirekt über Berührung der Unterlage). Nach der Schockabgabe sollte die Herz-Kreislauf-Wiederbelebung umgehend weitergeführt werden. Nach 2 min, vor einer potenziellen nächsten Schockabgabe, erfolgt dann ein erneuter Rhythmuscheck.

Das weitere Vorgehen nach Beginn der Reanimation erfolgt nach einem klar definierten Algorithmus je nachdem, ob ein schockbarer (Kammertachykardie,-flimmern) oder nicht schockbarer Rhythmus (PEA, Asystolie) vorliegt. Der aktuell gültige Algorithmus findet sich in ◻ Abb. 7.1

- Tipps für einen guten Reanimationsablauf: Eine klare Kommunikation ist essenziell für den Erfolg der Reanimation. Es sollten klare und einfache Aufgaben an spezifische Personen (am besten namentlich ansprechen) erfolgen. Die Kommunikation sollte im Sinne eines „closed loop", mit Rückmeldung der Erledigung der Aufgabe durch die betraute Person, erfolgen.

- Herz-Kreislauf-Wiederbelebung ist körperlich anstrengend, deswegen sollte ein Helferwechsel bei der Durchführung der Thoraxkompressionen in höchstens zweiminütigen Abstand, erfolgen.

- Wenn immer möglich, sollte der für die Reanimation verantwortliche Arzt nicht aktiv ins Reanimationsgeschehen eingreifen, sondern von einer gut sichtbaren Position (Fuß- oder Kopfende vom Patienten) die Koordination der Reanimation übernehmen. Sind die personellen Ressourcen limitiert, kann der Koordinator die Kopfposition inkl. Beatmung übernehmen.

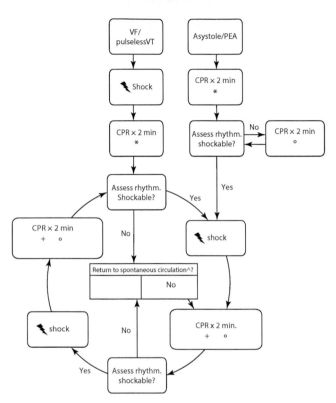

□ **Abb. 7.1** ACLS Reanimationsalgorithmus. (Mod. aus Borden und Gaggin 2014). ⚡Defibrillationsenergie: Biphasisch: 120–200 J, von niedrigen Werten anfangen und bis 200 J steigern. Monophasisch: 360 J, * iv/io Zugang, Atemwegssicherung, ° reversible Ursachen (H's und T's) suchen und beheben, + Medikamentöse Therapie: Kammerflimmern: Adrenalin 1 mg iv alle 3–5 min, nach dem 3. Schock alternativ Amiodarone 300 mg, bis zu einem Maximum von 450 mg; PEA/Asystolie: Adrenalin 1 mg iv alle 3–5 min, ^ wenn ja, Übergang zu post-Reanimationsbehandlung (siehe unten).

7.1.3 Häufigste Ursachen für Herz-Kreislauf-Stillstand – H's und T's

Wichtigste, umgehend behandelbare Ursachen für einen Herz-Kreislauf-Stillstand, welche unmittelbar bedacht und ausgeschlossen werden müssen, sind:

- **Hypovolämie:** häufig bei Traumapatienten, aber auch im Rahmen von anaphylaktischem Schock. Diagnose: Klinik, Echokardiographie, Therapie: intravenöse Flüssigkeit/Blutprodukte
- **Hypoxämie:** viele Ursachen. Diagnose: Klinik, SpO_2, Therapie: umgehende Intubation und Beatmung
- **Hydrogen Ions (Azidose):** viele Ursachen, Diagnose: ABGA, Therapie: je nach vermuteter Ursache, Natriumbicarbonat, Dialyse
- **Hyperkaliämie:** u. a. durch Zellzerfall, akute Niereninsuffizienz, Diagnose: ABGA, hohe T-Welle im EKG, Therapie: Calciumchlorid, Glucose/Insulin, Natriumbicarbonat, Dialyse
- **Hypothermie:** Diagnose: Temperaturmessung, Osborne-Wellen im EKG; Therapie: aktive oder passive Erwärmung
- **Toxine:** Ingestion von Medikamenten oder Giften, Diagnose und Therapie: abhängig vom vermuteten Toxin
- **Tamponade:** häufig Trauma oder nach Herzchirurgie, Diagnose: Echokardiographie, Therapie: Punktion

- **Tension pneumothorax (Spannungspneumothorax):** oftmals traumatisch, aber auch spontan bei Patienten mit schweren Lungenerkrankungen oder Manipulationen (ZVK-Einlage, Tracheotomie), Diagnose: klinisch via Trachealdeviation, Röntgenbild, Ultraschall, Therapie: Punktion mit einer 14–16 Gauge Nadel im 2. ICR der betroffenen Seite.
- **Thrombose:** koronar oder pulmonal, Diagnose: Echokardiographie, Klinik, CT; Therapie: Koronarangiographie/Antikoagulation/Lyse/mechanische Thrombektomie

7.1.4 Determinanten einer erfolgreichen Reanimation

Der häufigste Grund für einen Herz-Kreislauf-Stillstand ist eine ventrikuläre Tachykardie/Kammerflimmern. Deshalb ist der wichtigste Faktor für eine erfolgreiche Reanimation die umgehende Defibrillation, falls indiziert.

Das $etCO_2$ kann zur Monitorisierung der Reanimationsqualität und des -erfolges herangezogen werden. Je tiefer der $etCO_2$-Wert, desto schlechter ist das bestehende Herzzeitvolumen unter Reanimation. Die Rückkehr des Spontankreislaufs ist an der abrupten Steigerung des $etCO_2$-Werts zu erkennen.

Spezialfälle

Gesonderte Richtlinien für eine Reanimation bestehen für Kinder, Schwangere sowie Patienten mit Hypothermie.

Die wichtigsten Punkte hierzu sind:

- **Kinder:** Hypoxie ist bei den Kindern die häufigste Reanimationsursache, Sauerstoffbereitstellung ist deshalb unabdingbar.
- **Schwangere:** Ab circa der 20. Schwangerschaftswoche wird der venöse Rückfluss durch die Vena cava inferior in Rückenlage durch den Uterus komprimiert. Es muss deshalb eine linksgerichtete Lagerung (z. B. durch einschieben eines Keils) erfolgen.
- **Hypothermie:** Patienten mit Hypothermie erleiden oftmals Herz-Kreislauf-Stillstände. Aufgrund der veränderten Pharmakokinetik ist eine medikamentöse Reanimation unter 32°wenig sinnvoll. Es soll deswegen bis zu dieser Temperatur lediglich eine mechanische Reanimation erfolgen. Die Defibrillation kann versucht werden, ist jedoch auch häufig nicht erfolgreich. Die Reanimation bei Hypothermieopfern darf erst nach Erreichen der Normothermie (36°) beendet werden.

7.1.5 Nach dem Herz-Kreislauf-Stillstand

Nach circa 2 min Herz-Kreislauf-Stillstand ist die oxygenatorische Reserve des Gehirns erschöpft und der Zelluntergang beginnt. Deswegen ist die Prognose maßgeblich von der Zeit bis zum Beginn der Herz-Kreislauf-Wiederbelebung abhängig. Generell ist die Prognose nach Reanimation schlecht, nur bei ungefähr 30 % der Patienten, welche im Krankenhaus einen Herz-Kreislauf-Stillstand erleben, kann im Verlauf erneut ein Kreislauf wiederhergestellt werden und nur 5–20 % der Patienten verlassen das Krankenhaus lebendig. Der Prozentsatz von Patienten, welche mit kleineren kognitiven Defiziten entlassen werden, liegt unter 10 %.

Nach erfolgreicher Herz-Kreislauf-Wiederbelebung und Etablierung eines ROSC, sollten alle notwendigen diagnostischen und therapeutischen Maßnahmen (z. B. Koronarangiographie, CT) zur Ursachensuche und ggf. -behebung durchgeführt werden.

Der Patient wird nach ROSC sediert und für mindestens 24 h in einem künstlichen Koma gehalten. Die Temperaturkontrolle in dieser Zeit scheint essenziell, um sekundäre Hirnschäden zu vermeiden. Ob das Vermeiden von Fieber oder eine Hypothermie in dieser Zeit von Vorteil sind, ist Gegenstand aktueller Forschung und noch nicht geklärt. Im Anschluss an diese Phase erfolgt eine erstmalige klinisch-neurologische Beurteilung beim normothermen Patienten im Sedationsstopp. Bei nicht vollständigem Erwachen folgen weitere prognostische Abklärungen mittels EEG, MRI sowie die Bestimmung von Laborparametern zur Abschätzung des neuronalen Zelluntergangs (z. B. Neuronen-spezifische Enolase, NSE). Aufgrund der Ergebnisse dieser Untersuchungen sowie der klinischen Evaluation wird im Zeitraum von 72–96 h nach Kreislaufstillstand eine erste neurologische Prognose erstellt. Frühepilepsien sowie Myoklonien treten häufig auf uns sind schlechte prognostische Faktoren, sie werden mittels Antiepileptika behandelt.

7.2 Akutes Koronarsyndrom

Akute Koronarsyndrome sind häufig und habe eine hohe Mortalität. In circa 50 % der Patienten mit einem Herz-Kreislauf-Stillstand ist ein akutes Koronarsyndrom die zum Herz-Kreislauf-Stillstand führende Pathologie.

■ **Symptome**

Folgende Symptome treten typischerweise auf:

− Retrosternaler Druck mit Ausstrahlung in den Arm, den Nacken oder den Kiefer
− Dyspnoe
− Brady- oder Tachykardie
− Diaphorese

🛈 **Cave**

Bei Diabetikern kann der typische Schmerz aufgrund einer diabetischen Neuropathie nicht vorhanden sein. Ebenso können auch Patienten mit Oberbauchschmerzen als Leitsymptom einen Myokardinfarkt als zugrunde liegende Diagnose aufweisen.

■ **Diagnostik**

Neben der klinischen Präsentation werden zur Diagnose des akuten Koronarsyndroms laborchemische Marker sowie das EKG herangezogen.

Biomarker: Als Biomarker stehen das Myoglobin (onset 1–4 h), die CK-MB (onset 2–4 h) sowie das Troponin T (onset 4–6 h) zur Verfügung. In einigen Institutionen wird zusätzlich die Bestimmung des high-sensitivity Troponin T angeboten, welches eine onset-Zeit von 1–3 h aufweist. Meistens wird einer bis zwei der genannten Biomarker in einem Abstand von 6 h bestimmt. Welche Biomarker standardmässig verwendet werden, hängt von den Richtlinien des entsprechenden Krankenhauses ab. Beurteilt werden neben dem eigentlichen Wert auch die Dynamik über die Zeit.

EKG: Unterschieden wird zwischen ST-Hebungs-Infarkt und nicht-ST-Hebungsinfarkt. Bei ersterem sind ST-Hebungen in mindestens 2 konkordanten Ableitungen von mehr als 1 mm vorhanden. Die Lokalisation der ST-Hebungen im EKG lässt auf das verschlossene Blutgefäß schließen. Zusätzlich bedeutet ein neu aufgetretener Linksschenkelblock bis zum Ausschluss des Gegenteils einen ST-Hebungsinfarkt. Beim nicht-ST-Hebungsinfarkt bestehen EKG-Veränderungen, aber keine signifikanten ST-Hebungen. Häufig sind ST-Senkungen oder T-Inversionen (◘ Tab. 7.1).

Die Diagnose eines Myokardinfarkts wird in Zusammenschau der Biomarker sowie des EKGs gestellt.

- **STEMI:** ST-Hebungen im EKG + erhöhte kardiale Biomarker
- **NSTEMI:** unspezifische EKG-Veränderungen/keine EKG-Veränderungen + erhöhte kardiale Biomarkers

▪ Differenzialdiagnosen

Bevor die Therapie eines akuten Koronarsyndroms eingeleitet wird, müssen zwingend die häufigsten Differenzialdiagnosen evaluiert und systematisch ausgeschlossen werden. Da die Therapie des akuten Koronarsyndroms eine umgehende Antikoagulation beinhaltet, kann zum Beispiel das Verpassen einer Aortendissektion bei der Gabe von blutgerinnungshemmenden Medikamenten zu einer lebensbedrohlichen Situation für den Patienten führen.

◘ Tab. 7.1   EKG-Veränderungen und korrespondierende Infarktlokalisationen

	Dominierende EKG-Veränderung	Gefäß[a]
Vorderwand-Spitzeninfarkt	I,aVL, V2–V5	Linke Herzkranzarterie, Circumflexa
Antero-septaler Infarkt	V1–V3	Linke Herzkranzarterie, septaler Ast
Vorderwandinfarkt	V2–V4	Linke Herzkranzarterie, Diagonalast
Antero-lateraler Infarkt	I, aVL, V5–V6	Linke Herzkranzarterie, Circumflexa
Inferiorer Infarkt	II, III, aVF	Rechte Herzkranzarterie, deszendierender Ast
Rechtsherzinfarkt	ST-Hebungen II, III, aVF, V4R und ST-Hebungen V1 > V2	Rechte Herzkranzarterie, deszendierender Ast
Hinterwandinfarkt	ST-Hebungen V7–V9, ST-Senkungen V1–3	Rechte Herzkranzarterie, deszendierender Ast

[a]unter Annahme des Normalversorgertyps

Ausgeschlossen/Bedacht werden müssen:
- Akute Aortendissektion (Klinik, 4-Extremitäten-Blutdruckmessung, CT oder Echokardiographie)
- Pulmonalembolie (CT oder Echokardiographie)
- (Spannungs-) Pneumothorax (Rx Thorax)
- Perikarditis (Klinik, EKG)

- **Behandlung**

Im Allgemeinen kann die initiale Therapie des akuten Myokardinfarkts mit folgendem mnemonic zusammengefasst werden: **MONA**

- **M** = Morphium: zur Schmerzbekämpfung
- **O** = Oxygen (Sauerstoff): erst ab einer $SpO_2\% < 95\%$ (CAVE: O_2-Toxizität)
- **N** = Nitrat: zur Vorlastsenkung und Schmerzbekämpfung (CAVE verursacht Hypotonie bei Patienten mit Rechtsherzinfarkt und Einnahme von Phosphodiesterasehemmern)
- **A** = Aspirin: 500 mg Loading dose unabhängig von der Art des Myokardinfarkts

Die zusätzliche Behandlung erfolgte je nach Infarkttyp.

7.2.1 **ST-Hebungsinfarkt**

Koronare Intervention: Die primäre Therapiemodalität beim ST-Hebungsinfarkt ist die umgehende Koronarangiographie mit perkutaner koronarer Intervention. Die Behandlung ist zeitkritisch und sollte im Maximum 90 min nach ersten Kontakt mit dem medizinischen

System (Krankenhaus, Rettungsdienst) erfolgen. Für eine umgehende frühzeitige Koronarintervention besteht ein klarer Mortalitätsbenefit. Bei Diagnose eines ST-Hebungsinfarkts sollte sofort mit der interventionellen Kardiologie des eigenen Krankenhauses Kontakt aufgenommen werden. Ist im eigenen Krankenhaus kein Herzkatheterlabor verfügbar, ist schnellstmöglich eine Verlegung in ein Krankenhaus mit entsprechender Kapazität zu organisieren.

Lyse: Ist davon auszugehen, dass die Zeit bis zur Koronarintervention 120 min übersteigt ist eine umgehende intravenöse Lyse-Therapie zu verabreichen, gefolgt von dualer Plättchenaggregationshemmung (siehe unten) und Heparin. Zusätzlich soll der umgehende Transfer in ein Krankenhaus mit Koronarinterventionsmöglichkeit organisiert werden.

Medikamentöse Therapie: Bei Patienten mit ST-Hebungsinfarkt sind eine duale Plättchenaggregationshemmung sowie die Antikoagulation mittels eines Heparin-Derivates/Bivalirudin-Derivates indiziert. Hierbei wird eine Loadingdose (z. B. 500 mg Acetylsalicylsäure, 600 mg Clopidogrel, 5000 IE Heparin) verabreicht, gefolgt von einer Langzeittherapie in reduzierter Dosis. Welche Medikamente genau zum Einsatz kommen, hängt vom Patienten (Blutungsrisiko) sowie der durchgeführten Intervention ab. In den meisten Krankenhäusern bestehen diesbezüglich interne Richtlinien. Es empfiehlt sich deshalb, die gängigen Richtlinien vor Dienstantritt zu verinnerlichen.

> ❯ **Vor Gabe der Kombination aus Antikoagulation und Thrombozytenaggregationshemmung ist eine relevante Blutung unbedingt auszuschließen.**

> ❯ Bei Patienten mit einem frischen kardialen Stent
> sollte die duale Plättchenhemmung frühstens
> 8 Wochen nach Einlage des Stents pausiert werden,
> besser 3 Monate. Nicht-notfallmäßige Eingriffe
> sollten deswegen, wenn immer möglich, verschoben
> werden. Ist eine notfallmäßige Pausierung der
> dualen Plättchenhemmung vital notwendig (z. B. bei
> einer akuten Hirnblutung), dann ist das Vorgehen
> interdisziplinär abzustimmen.

7.3 Nicht-ST-Hebungsinfarkt

Medikamentöse Therapie: Die minimale Therapie besteht aus einer Monothrombozyten-Aggregation mittels Acetylsalicylsäure. Hier erfolgt ebenfalls ein Loading (500 mg) gefolgt von einer Dauertherapie (100 mg/d). Bei intermediärem oder hohem Risiko kann zusätzlich eine duale Thrombozytenaggregationshemmung mittels Clopidogrel oder Ticagrelor sowie eine Antikoagulation mittel fraktionierten/unfraktioniertem Heparin oder alternativ Hirudin-Derivaten erfolgen.

Koronarintervention: Alle Patienten mit NSTEMI sollen einer Koronarintervention zugeführt werden. Der Zeitraum hierfür ist von der klinischen Risikoeinschätzung abhängig und beträgt normalerweise zwischen 0–72 h.

Risikoeinschätzung: Für die Risikostratifizierung bei Patienten mit NSTEMI kann der TIMI-Risk-Score herangezogen werden. Dieser beruht auf klinischen und laborchemischen Parametern und ist Bestandteil gängiger Online-Kalkulatoren.

Wichtige Faktoren welche den Patienten mit NSTEMI für eine zeitnahe Koronarangiographie qualifizieren sind:

- Therapierefraktäre Thoraxschmerzen
- Hämodynamische Instabilität
- Neu aufgetretene Mitralinsuffizienz
- Neu aufgetretene oder progrediente Herzinsuffizienz (EF < 40 %)
- Relevante Herzrhythmusstörungen
- Neue ST-Streckensenkungen
- Persönliche Anamnese: Status nach Myokardinfarkt, Status nach chirurgischer Myokardrevaskularisation

7.3.1 Spezialfall – Inferiorer STEMI

Circa 15 % der Patienten mit einem inferioren ST-Hebungsinfarkt erleiden gleichzeitig einen Rechts-Herzinfarkt. Deswegen ist bei diesen Patienten immer zusätzlich zum konventionellen EKG ein Rechtherz-EKG zu schreiben. Das normale 12-Kanal-EKG wird hierzu um rechtsventrikuläre Ableitungen erweitert. Die Behandlung dieser Patienten unterscheidet sich von anderen Formen des ST-Hebungsinfarkt, da diese Patienten keine Nitrate erhalten sollten, um einen adäquaten rechtsventrikulären Preload aufrechtzuerhalten.

7.3.2 Langzeitbehandlung von Patienten nach Myokardinfarkt

Prinzipiell gehören die rigorose Blutdruckkontrolle sowie die Kontrolle aller kardiovaskulären Risikofaktoren (z. B.

Blutzucker) zur Langzeitbehandlung des Myokardinfarkt-
patienten. Die Komponenten sind wie folgt:

- Acetylsalicylsäure: lebenslänglich
- Zusätzlicher Thrombozytenaggregationshemmer:
  mindestens für 12 Monate nach der Koronarintervention
- ACE-Hemmer: zur Blutdruckkontrolle und für das
  myokardiale Remodelling. Bei Unverträglichkeit kann
  auf einen Angiotensinrezeptorantagonisten aus-
  gewichen werden.
- Beta-Blockade: Herzfrequenz- und Blutdruckkontrolle, immer außer bei Unverträglichkeit
- Spironolacton: immer, unabhängig von der EF, außer
  bei Unverträglichkeit
- Statin: immer, außer bei Unverträglichkeit
- Blutzuckerkontrolle: HbA1c < 6,5 %
- Therapeutische Antikoagulation: bei einer EF
  von < 30 %
- Interner Defibrillator: bei einer EF von < 35 %

7.4 Aortendissektion

Die akute Aortendissektion ist eine lebensbedrohliche
Erkrankung mit einer hohen Letalität von circa 50 %.
Die Erkennung und Behandlung des Krankheitsbildes ist
äußerst zeitkritisch.

■ Klassifikation

Es existieren zwei Klassifikationen zur Einteilung der Aortendissektion, die DeBakey- und die
Stanford-Klassifikation. Für die intensivmedizinische

Behandlung ist aufgrund der Behandlungskonsequenzen die Stanford-Klassifikation entscheidend, weswegen nachfolgend nur auf diese eingegangen wird. Unterschieden werden dabei die Aortendissektion Typ A und B. Der Unterschied liegt in der Beteiligung der thorakalen Aorta vor Abgang der A. subclavia links (Typ A) gegenüber ausschließlicher Beteiligung der Aorta nach Abgang der A. subclavia links (Typ B).

> ❶ **Cave**
> Eine thorakale Aortendissektion kann mit oder ohne Beteiligung der abdominellen Aorta vorliegen.

- **Symptome und klinische Präsentation**
- **Schmerzen:** Vernichtende thorakale Schmerzen mit Ausstrahlung in den Rücken sind typischerweise das Leitsymptom, die Schmerzen sind normalerweise von reißendem Charakter.
- **Synkope:** Ein signifikanter Anteil der Patienten erleidet eine Synkope, diese kommt durch eine kurzzeitige zerebrale Minderperfusion zustande.
- **Neurologische Symptome:** In rund einem Drittel der Patienten treten periphere und zentrale Symptome auf. Erstere kommen meistens durch eine Minderperfusion der A. spinalis anterior zustande und resultieren typischerweise in einer motorischen Paraplegie. Zentrale Symptome sind vielfältig, ähneln aber einem akuten Hirninfarkt oder einer transienten ischämischen Attacke. Grund hierfür ist oftmals eine Dissektion der A. carotis, jedoch kann die Symptomatik auch durch temporäre Minderperfusion oder

thromboembolisch bedingt sein. In 50 % der Fälle sind die neurologischen Symptome transient.

- **Kardiale Symptome:** Die kardialen Symptome sind vielfältig und können von einer akuten Aorteninsuffizienz zum Myokardinfarkt im Rahmen einer Koronardissektion oder zur Perikardtamponade führen. Am häufigsten sind jedoch Blutdruckregulationsstörungen, wobei eine hypertensive Entgleisung deutlich häufiger vorkommt als ein hypotensiver Zustand.
- **Periphere vaskuläre Symptome:** Häufig können bei Patienten mit Aortendissektion periphere Pulsdefizite oder Blutdruckdifferenzen festgestellt werden. Bei chronischer oder subakuter Aortendissektion vom Typ B ist auch das Auftreten von Bauchschmerzen im Rahmen viszeraler Minderperfusion mit Darmischämie möglich.

- **Diagnostische Möglichkeiten**
- **4-Extremitäten-Blutdruckmessung:** Einfacher Globaltest zur Ausschlussdiagnostik einer Aortendissektion, z. B. bei hochgradigem Verdacht auf Myokardinfarkt vor Gabe der Tripelantikoagulation. Wenn eine Blutdruckdifferenz von mehr als 20 mmHg systolisch zwischen den Extremitäten (Arm zu Arm, Bein zu Bein im Vergleich) vorliegt, muss eine Aortendissektion durch weitere bildgebende Maßnahmen ausgeschlossen werden. Als alleiniges Diagnostikum einer Aortendissektion ist der Test ungeeignet, es handelt sich um einen Ausschlusstest bei Patienten mit niedrigem Risiko.

- **Röntgen-Thorax:** Bis zu 90 % der Patienten mit einer thorakalen Aortendissektion weisen konventionell-radiologisch sichtbare Veränderungen auf. Häufigste Pathologie ist das Auftreten eines weiten Mediastinums.
- **CT Thorax-Abdomen (mit Kontrastmittel):** Sehr adäquate diagnostische Modalität mit dem Vorteil der schnellen Durchführbarkeit. Gut geeignet als Notfall-bildgebung.
- **MR Thorax-Abdomen (mit Kontrastmittel):** Sehr genaue, aber zeitaufwändige Diagnostik. Wird im klinischen Alltag selten angewandt, da zu zeitraubend.
- **TEE:** Sehr akkurat, beim intubierten Patienten schnell und bettseitig verfügbar. Nachteilig ist es, dass ausschließlich die thorakale Aorta beurteilt wird.
- **TTE:** Limitierte Aussagekraft

- **Therapeutische Maßnahmen**

Hier ist zwischen chirurgischen/interventionellen und medikamentösen Maßnahmen zu unterscheiden. Die Therapie besteht aus drei Pfeilern.

Chirurgie/interventionelle Maßnahmen: Die akute Typ-A-Dissektion ist ein chirurgischer Notfall und muss umgehend operiert werden. Die Mortalität steigt um circa 2 % pro Stunde Verzögerung. Falls der Patient an einem Krankenhaus ohne Herz- und Gefäßchirurgie vorstellig wird, muss die umgehende Verlegung in ein Kranken-haus mit dieser Kapazität erfolgen. Hierfür ist sofort nach Diagnose der Chirurg zu avisieren und ein Transfer mit dem schnellstmöglichen Transportmedium mit Notarzt-begleitung zu organisieren. Oftmals werden Patienten direkt vom Hubschrauberlandeplatz in den OP gebracht.

Die Sanierung von Aortendissektionen des Typs B ist weniger zeitkritisch – die Patienten sollten aber dennoch in ein Krankenhaus mit entsprechender Kapazität verlegt werden. Für Dissektionen des Typs B werden heutzutage chirurgische sowie endovaskuläre Verfahren angewendet. Die Operation/Intervention erfolgt meistens in den ersten Tagen nach Diagnosestellung.

Blutdrucktherapie: Eine aggressive und rigorose Blutdruckkontrolle bis zur operativen/interventionellen Versorgung ist unabdingbar. Der systolische Blutdruck sollte auf Werte zwischen 100–120 mmHg gesenkt werden. Wichtig ist dabei, den Blutdruck zu senken, ohne dass kompensatorisch das Herzzeitvolumen ansteigt. Dies würde zu erhöhtem aortalem Wandstress und somit zum Fortschreiten der Dissektion führen. Es kommen als first line-Therapie intravenöse Betablocker (z. B. Labetolol, Esmolol) zum Einsatz. Sollte der Blutdruck darunter noch ungenügend kontrollierbar sein, kann nach erfolgter Betablockade eine periphere Vasodilatation mittels Nitroglycerin oder Nitroprussidnatrium erfolgen. Bei Patienten mit Betablockerunverträglichkeit kommen als Alternative kardial-wirksame Kalziumantagonisten (Verapamil, Dilitiazem) infrage.

> **Blutdruck systolisch 100–120 mmHg.**

! **Cave**
Immer primäre Betablockade bei Patienten mit Aortendissektion.

Schmerztherapie: Eine Schmerzlinderung wirkt sich oftmals positiv auf die Blutdruckkontrolle aus. Zum Zug kommen in erster Linie intravenöse Opioide wie Fentanyl oder Morphin.

- **Wichtige Faktoren bei der postoperativen Behandlung auf der Intensivstation**

Patienten mit Aortendissektion, insbesondere des Typs A, durchlaufen eine sehr lange und komplizierte Operation (Operationszeit im Schnitt 6–12 h). Es müssen oftmals mehrere Gefäße reinseriert werden, zusätzlich sind diese Patienten am extrakorporellen Kreislauf. Daraus ergeben sich häufige typische Komplikationen:

- **Darmischämie:** Eine viszerale Ischämie ist eine nicht seltene Komplikation nach einer großen Aortenchirurgie. Sie kann initial durch die Aortendissektion entstehen, aber auch durch die Reinsertion von viszeralen Gefäßen oder der Verlegung durch thrombotisches Material. Postoperativ ist der täglichen Evaluation der abdominellen Klinik (Darmtätigkeit, Blutabgang ab ano, Laktatanstieg) große Beachtung zu schenken.

- **Spinale Ischämie:** Die A. spinalis anterior (Adamkiewicz-Arterie) ist ein häufiges, durch eine Ischämie betroffenes Gefäß. Eine spinale Ischämie kann durch Dissektion, die Reinsertion des Gefäßes sowie Thrombosen entstehen. Klinisch äussert sich dies durch eine motorische Paraplegie der unteren Extremität. Patienten nach großer Aortenchirurgie haben zur Kontrolle des spinalen Drucks deswegen häufig eine Lumbaldrainage einliegen. Die Behandlungsrichtlinien hierzu sind klinikspezifisch (Inselspital:der lumbale Druck bei geschlossener

Drainage unter 12 mmHg zu halten. Wird dieser
überschritten, ist über die Drainage Liquor abzu-
lassen, bis zu einer maximalen Menge von 20 ml/h).
Der Ziel-MAP wird zusätzlich zur Verbesserung der
spinalen Perfusion oftmals auf mehr als 70–80 mmHg
festgesetzt.

— **Niereninsuffizienz und Volumenüberladung:** Die Notwendigkeit von Nierenersatzverfahren und die Häufigkeit von akuter Niereninsuffizienz sind bei Patienten
nach Aortendissektionen deutlich erhöht. Verantwortlich hierfür ist einerseits der große operative
Eingriff und andererseits die mögliche vaskuläre
Einschränkung durch die Dissektion, Reinsertion oder
Thrombosen. Volumenüberladungen sind aufgrund
des großen und langen operativen Eingriffs sehr
häufig.

— **Delir:** Ein postoperatives Delir ist häufig anzutreffen.

7.5 Lungenembolie

Thrombembolische   Ereignisse   sind   bei   intensivmedizinischen Patienten häufig, bis zu einem Drittel der
Patienten erleiden eine Thrombose oder Lungenembolie
während ihres Aufenthaltes auf der Intensivstation.

▪ Risikofaktoren

Die Anzahl der Risikofaktoren für thrombembolische
Ereignisse ist groß und umschließt neben längerer Bett-
lägerigkeit oder Immobilität auch Thrombophilien,
Schwangerschaft, schwere Herzinsuffizienz, endotheliale
Schäden   (z. B.   im   Rahmen   von   Trauma   oder

Operationen), das endovaskuläre Katheter bzw. Fremd-material jeglicher Art, sowie die familiäre Prädisposition.

■ **Diagnose**

Die Diagnose wird klinisch unterstützt durch bild-gebende Verfahren gestellt.

Klinik: Die Symptome, welche mit thrombem-bolischen Ereignissen verbunden sind, sind oftmals unspezifisch und können von asymptomatisch (5–10 % der Fälle) bis zu hochgradig hämodynamisch kompromittiertem Patienten, eine große Bandbreite einnehmen. Typisch, neben einseitig geschwollenen, druckdolenten Extremitäten oder Katheterstellen, sind Thoraxschmerzen, Tachypnoe, Hämoptysen und Tachy-kardie. Es kann aber auch zur Hämoptyse, zu Blut-druckabfällen und zum hypotensiven Schock kommen. Ein abruptes Abfallen des $ETCO_2$ oder ein erhöhter A-a-Gradient können hinweisend sein für eine akute Pulmonalembolie.

Labor: Laborchemisch werden zur Diagnose einer Thrombembolie häufig die D-Dimere herangezogen. Problematischerweise ist dieser Laborparameter durch viele Confounder beeinflusst, so zum Beispiel Nieren-insuffizienz, Trauma, Entzündungszustände, Herz-insuffizienz, Leberinsuffizienz u. a., und deswegen beim kritisch kranken Patienten nur von limitierter Aussagekraft. Die D-Dimer-Testung weist eine gute Sensitivität, aber eine schlechte Spezifität auf, dies bedeutet, dass der D-Dimer-Test ein Ausschlusstest ist. Ist der Wert im Normbereich, ist eine Thrombembolie sehr unwahrscheinlich, ist der Wert erhöht, ist eine Thrombembolie möglich, aber die D-Dimer-Erhöhung kann auch andere Ursachen haben. Das D-Dimer hat als Ausschlusstest bei Notfallpatienten einen gewissen Stellenwert. Bei Patienten, welche bereits länger auf der Intensivstation sind, ist eine D-Dimer-Bestimmung ohne Nutzen. Die arterielle Blutgasanalyse kann ebenfalls nicht zur Diagnose einer Pulmonalembolie herangezogen werden, sie gibt jedoch Auskunft über den Grad der Hypoxämie.

EKG: Die EKG-Veränderungen bei Patienten mit Lungenembolie sind variabel und unspezifisch. Liegen diese vor, sind sie ein Zeichen einer Rechtsherzbelastung. Häufig gesehen werden Sinustachykardien, unspezifische ST-Segment- oder T-Wellenveränderungen.

> **Der allseits bekannte S1-Q3-Typ oder ein Rechtsschenkelblock kommt in weniger als 15 % der Fälle vor!**

Bildgebung: Die Bildgebung ist die diagnostische Modalität zur Diagnose respektive zum Ausschluss einer Pulmonalembolie. Die früher als Goldstandard geltende pulmonale Angiographie wurde weitgehend durch die thorakale Computertomographie mit Kontrastmittel abgelöst. Der Vorteil der CT-Angiographie liegt in der schnellen Durchführbarkeit und der umgehenden Verfügbarkeit der Resultate sowie darin, dass andere Differenzialdiagnosen wie zum Beispiel eine Aortendissektion ebenfalls mitausgeschlossen werden können. Nachteilig ist die Strahlen- sowie Kontrastmittelbelastung. Eine Alternative stellt eine Ventilations-Perfusions-Szintigraphie dar. Diese ist jedoch nicht als Notfalldiagnostik einzusetzen, da sie mit relativ hohem Zeitaufwand verbunden und nicht ubiquitär verfügbar ist. Sie stellt vor allem eine

Alternative bei Patienten dar, welche keiner Strahlenbelastung ausgesetzt werden dürfen (Schwangere) und wenn die Diagnostik nicht aufgrund der Klinik innerhalb kurzer Zeit erzwungen werden muss. Problematisch ist zudem, dass bis zu 50 % der Ventilations-Perfusions-Szintigraphien nicht diagnostisch sind und dass bei Patienten mit vorbestehenden Lungenpathologien die Diagnostik erschwert wird.

TEE: Die transösophageale Echokardiographie kann zur Notfalldiagnostik beim intubierten Patienten im schweren Schock herangezogen werden. Es werden hier die Pulmonalarterien dargestellt, um das Vorliegen einer zentralen Lungenembolie und eine akute Rechtsherzbelastung zu evaluieren.

▪ Stadieneinteilung

Die Stadieneinteilung der akuten Lungenembolie erfolgt in erster Linie anhand des Vorhandenseins einer akuten Rechtsherzbelastung in der Echokardiographie. Echokardiographische Veränderungen liegen in bis zu 40 % der Patienten mit Pulmonalembolie vor und sind mit deutlich erhöhter Mortalität assoziiert. Typischerweise finden sich, abhängig vom Schweregrad, eine Druckbelastung mit Dilatation und Dyskinesie des rechten Ventrikels, ein systolisches D-Shaping des interventrikulären Septums (Verschiebung des Septums nach links mit D-förmigem linken Ventrikel) sowie ein leerer linker Ventrikel.

Grad I: hämodynamisch stabil ohne Vorliegen einer Rechtsherzbelastung

Grad II: hämodynamisch stabil mit RV-Dysfunktion, Blutdruck systolisch > 90 mmHg

Grad III: hämodynamisch instabil mit RV-Dysfunktion,
Blutdruck systolisch < 90 mmHg
Grad IV: reanimationspflichtig

Die Graduierung ist für die Therapie der Lungenembolie entscheidend und auch die Prognose ist maßgeblich vom Stadium abhängig. Während die Letalität im Stadium I gering ist, steigt sie vom Stadium II-IV von 25 auf über 50 % an.

- **Therapie**

Der entscheidende Faktor für die Therapie der akuten Thrombembolie ist die umgehende therapeutische Antikoagulation.

Antikoagulation: Bei Patienten mit Lungenembolien Grad I und II oder peripheren Thrombosen erfolgte die primäre Therapie mittels umgehender systemischer Antikoagulation. Hierfür wird meistens bei kritisch kranken Patienten initial Heparin verwendet, aufgrund der guten Steuerbarkeit und der hohen Inzidenz von akuter Niereninsuffizienz. Beim weniger kranken Patienten kann auch eine Therapie mit niedermolekularem Heparin durchgeführt werden. Meistens wird die Therapie im Verlauf auf einen Vitamin-K-Antagonisten oder NOAK umgestellt. Diese Medikamente eigenen sich jedoch aufgrund ihrer schlechten Steuerbarkeit nicht zur Behandlung auf der Intensivstation. Bei Patienten mit Kontraindikationen für Heparin oder beim Vorliegen einer Heparin-induzierten Thrombopenie können Hirudin-Präparate verwendet werden. Die Therapiedauer beträgt im Minimum bei klar provoziertem Ereignis 3 Monate. Bei unklarem Auslöser werden im Minimum

3–6 Monate therapiert und eine Gerinnungsabklärung
sollte erfolgen. Bei rezidivierenden Ereignissen, nach
Pulmonalembolie oder bei Gerinnungsstörungen ist eine
lebenslängliche Antikoagulation indiziert.

Lyse: Eine intravenöse Lyse wird im Stadium III und
IV bei Patienten mit Pulmonalembolie durchgeführt.
Bevor eine intravenöse Lyse durchgeführt wird, müssen
dringend dafür bestehende Kontraindikationen ausgeschlossen werden (siehe Abschn.16.2, zerebrovaskulärer
Insult). Im Anschluss an die Lyse wird eine Antikoagulation durchgeführt. In ausgesuchten Fällen wird
eine endovaskuläre Lyse durch pulmonalertielle Katheter-
einlage durchgeführt.

Thrombektomie: Thrombektomie Im Stadium IV oder
bei kreislaufinstabilen Patienten im Stadium III kann
auch eine mechanische Thrombektomie interventioneller
oder operativer Art evaluiert werden. Die Indikation wird
je nach Schweregrad und verfügbaren Möglichkeiten
interdisziplinär gestellt.

▪ Vena-cava-Filter

Bei Patienten mit Lungenembolien auf der Intensivstation, bei welchen eine suffiziente Antikoagulation nicht
umgehend (z. B. Patienten mit Schädelhirntrauma) oder
nur mit Unterbrüchen gewährleistet werden kann (z. B.
Patienten, welche mehrere notfallmäßige Operationen
benötigen), sollte zum Ausschluss einer tiefen Beinvenen-
thrombose eine Duplexsonographie der unteren Extremitäten erfolgen. Ist eine solche vorhanden, empfiehlt sich
die Einlage eines Vena-cava-Filters („Cava-Schirm")
zu evaluieren. Eine weitere Indikation für die Einlage
eines Filters stellt das Auftreten von Thrombosen unter

therapeutischer Antikoagulation dar, oder wenn ein Patient mit bewiesener Neigung zu Thrombembolien in der Vergangenheit nicht suffizient antikoaguliert werden kann. Wichtig ist jedoch zu wissen, dass auch bei Einlage eines Vena-cava-Filters eine niedrig-dosierte Antikoagulation (Heparin 10000–15000 IE/d) notwendig ist, um das Thromboserisiko des Filters zu minimieren.

- **Spezialfälle**

Embolien können nicht nur aufgrund von Thrombusformation, sondern auch durch Fett oder Fruchtwasser entstehen.

- **Fettembolien:** Diese treten häufig nach orthopädischen Eingriffen oder bei Pankreatitis und die Symptome zeigen sich meistens 12–72 h nach dem initialen Ereignis. Die Diagnose wird klinisch aufgrund von Hautveränderungen, Laborparametern (Thrombozytopenie, Fettmakroglobulinämie) sowie klinischen Zeichen wie Tachykardie, Fieber oder Ikterus gestellt. Die Therapie ist rein supportiv.
- **Fruchtwasserembolie:** Tritt meistens im Rahmen der Geburt auf und ist ein katastrophales Ereignis mit nahezu 100 % Letalität. Klinisch wird ein akuter Kreislaufkollaps mit Dyspnoe und Hypoxämie beobachtet, oftmals zusammen mit einem Krampfanfall. Im Verlauf tritt eine disseminierte intravasale Gerinnung sowie ein ARDS auf. Die meisten Mütter und Kinder versterben innerhalb der ersten Stunde. Die Therapie ist rein supportiv.

7.6 Valvuläre Erkrankungen

Dekompensierte Herzklappenvitien führen beim kritisch kranken Patienten oftmals zur Herzinsuffizienz. Die valvuläre Erkrankung kann akut (z. B. akute Mitralinsuffizienz im Rahmen eines Myokardinfarkts) sowie chronisch (z. B. progressive Verkalkung der Aortenklappe) auftreten. Die Dynamik, mit welcher die Klappenpathologie auftritt, bestimmt oftmals den Schweregrad der klinischen Symptome. So können langsam progrediente Klappenvitien oftmals bis zum plötzlichen Auftreten einer tachykarden Rhythmusstörung asymptomatisch sein. Die Diagnose wird per Echokardiographie gestellt. Die Behandlung richtet sich in erster Linie nach der klinischen Symptomatik. Beachtet werden müssen neben dem Blutdruck und der Herzfrequenz auch die periphere Temperatur respektive Rekapillarisationszeit und das Vorhandensein von Beinödemen sowie Zeichen pulmonaler Überwässerung.

7.6.1 Aortenklappenstenose

Bei einer Aortenklappenstenose besteht eine progrediente Nachlasterhöhung des linken Ventrikels, welche zur konzentrischen Verdickung desselben führt. Dies sorgt mit der Zeit für eine diastolische Dysfunktion, welche zu erhöhten linksventrikulären Füllungsdrücken und pulmonaler Stauung führt.

- Erhöhte Nachlast
- Verminderter diastolischer koronarer Blutfluss
- Progressive Hypertrophie und diastolische Funktionsstörung

Die nachfolgenden therapeutischen Möglichkeiten sind zu beachten:

Nachlastsenkung: Bei der Nachlastsenkung bei Patienten mit Aortenklappenstenose ist äußerste Vorsicht geboten, da eine zu geringe Nachlast einerseits zu einer schweren Einschränkung der Koronarperfusion führen kann und andererseits der Gradient über der Aortenklappe und somit die Herzarbeit deutlich erhöht werden. Es ist deshalb empfohlen, den MAP nicht unter 80 mmHg zu senken.

> ❶ **Cave**
> **Keine zu tiefe Nachlastsenkung bei Patienten mit Aortenklappenstenosen.**

Arrhythmiebehandlung: Aufgrund der kardialen Hypertrophie sowie des stenosierten kardialen Ausflusstrakts ist präferenziell eine längere Füllungszeit in der Diastole anzustreben und tachykarde Rhythmusstörungen zu behandeln.

Operative Optionen: Durchgeführt werden die Ballonvalvuplastie, der transapikale Aortenklappenersatz sowie ein offener operativer Eingriff. Ersteres hat eine hohe Rate von frühen Restenosen und wird deswegen nur noch selten durchgeführt. Je nach Alter und Allgemeinzustand wird der minimal-invasive TAVI- gegenüber dem offenen operativen Eingriff bevorzugt.

> ❯ **Primäre Therapie der Aortenklappenstenose ist die Blutdruckeinstellung sowie Tachyarrhythmiebehandlung.**

7.6.2 Mitraklappenstenose

Im Rahmen einer Mitralklappenstenose entstehen erhöhte links-atriale Drücke mit einer konsekutiven Erhöhung der pulmonal-venösen Drücke. Letztere führt häufig zum Lungenödem. Langfristig kann es auch zu erhöhten pulmonal-arteriellen Drücken mit konsekutivem Rechtsherzversagen kommen.

Therapeutisch bestehen folgende Möglichkeiten:

Arrhythmiebehandlung: Die Behandlung von tachykarden Rhythmusstörungen ist ein Grundpfeiler der Behandlung von Patienten mit Mitralstenosen. Aufgrund des stenosierten links-atrialen Ausflusstrakts ist eine möglichst lange atrial-diastolische Füllungszeit (zur Zeit der Ventrikel-Systole) unabdingbar. Je nach Akutheit des Auftretens der Tachyarrhythmie ist eine Kardioversion (vorher: Ausschluss Vorhofthrombus bei chronischem Vorhofflimmern) durchzuführen oder eine medikamentöse Therapie mittels Betablockern oder Calciumantagonisten zu etablieren.

Diuretika: Diese werden zur Reduktion der pulmonalen Überwässerung eingesetzt.

Operatives Optionen: Durchgeführt werden die Ballonvalvuplastie sowie ein offener operativer Eingriff.

❯ Primäre Therapie der Mitralklappenstenose ist die Tachyarrhythmiebehandlung.

7.6.3 Aortenklappeninsuffizienz

Bei Patienten mit einer Aortenklappeninsuffizienz wird durch den Insuffizienz-Rückwärtsfluss das end-diastolische

Volumen sowie der end-diastolische links-ventrikuläre Druck erhöht. Das bedeutet, es entsteht ein kombinierte Druck-Volumen-Überladung. Aortenklappeninsuffizienzen werden oftmals im Laufe der Zeit symptomatisch.

Therapeutisch sollte folgendes in Betracht gezogen werden:

Nachlastsenkung: Eine rigorose Nachlastsenkung zur Entlastung des linken Ventrikels sollte durchgeführt werden, mit Zielblutdrücken zwischen MAP 55–7 0 mmHg.

Kontrolle der Herzfrequenz: Bei Patienten mit Aortenklappeninsuffizienzen sollte eine hoch-normale Pulsfrequenz angestrebt werden (z. B. 90/min). Bradykardien werden oftmals von diesen Patienten sehr schlecht vertragen. Falls notwendig, kann hierfür ein Einschwemmpacer platziert oder falls schon ein interner Schrittmacher vorhanden ist, dieser auf eine Frequenz von z. B. 90/min umprogrammiert werden.

Diuretika: Können zur Vorlastsenkung sowie beim Vorliegen von pulmonaler Überwässerung eingesetzt werden.

Operative Möglichkeiten: Durchgeführt werden die TAVI sowie ein offener operativer Eingriff.

> ● Primäre Therapie der Aortenklappeninsuffizienz ist die Nachlastsenkung

7.6.4 Mitralklappeninsuffizienz

Beim Auftreten einer akuten Mitralinsuffizienz kommt es zum einem raschen Anstieg der linksatrialen und ventrikulären Füllungsdrücke mit konsekutiver Dilatation.

Therapeutisch ist folgendes zu beachten:

Nachlastsenkung: Die Nachlast sollte unbedingt umgehend auf MAP 55–70 mmHg gesenkt werden. Dies entlastet den volumenüberladenen linken Ventrikel und führt zu einer Verbesserung der LV-EF. Hierfür können Nitrate eingesetzt werden. Beim instabilen Patienten wird oftmals der kombinierte Einsatz von Inotropika sowie Nitraten notwendig, z. B. Nitroprussidnatrium und Dobutamin.

Diuretika: Können zur Vorlastsenkung sowie zur Behandlung der pulmonalen Stauung eingesetzt werden.

Operative Möglichkeiten: Fast alle Patienten mit akuter Mitralinsuffizienz benötigen eine umgehende operative Sanierung. Diese kann mittels offener Operation oder interventionell via Mitralclipping erfolgen.

> **Primäre Therapie der Mitralklappeninsuffizienz ist die Nachlastsenkung.**

7.7 Rhythmogene Störungen

Rhythmusstörungen sind ein sehr umfassendes Thema und werden ausführlich in den Lehrbüchern der Kardiologie und Intensivmedizin behandelt. In diesem Kapitel wird auf die Behandlung ausgesuchter Rhythmusstörungen eingegangen.

Generell sollte beim Behandeln von Rhythmusstörungen Folgendes beachtet werden:

- Bradykardie oder Tachykardie
- Breitkomplex oder Schmalkomplex
- Regelmässig oder unregelmässig

▬ Hämodynamisch stabil oder instabil

Dies ist für die umgehende Therapie wichtig.

7.7.1 **Bradykardien**

Bradykardien treten als Resultat einer defekten Puls-
formation (Sinusbradykardien) oder als Folge von
Leitungsstörungen (AV-Blockierungen) auf. Sie können
physiologisch, strukturell aber auch medikamentös
bedingt sein.

Bei der initialen Beurteilung eines Patienten mit einer
Bradykardie sollten folgende Dinge beachtet werden (**Notfallvorgehen**):

▬ Ist die Bradykardie **hämodynamisch relevant?**
Eine Bradykardie ohne hämodynamische Relevanz
bedarf an sich keiner akuten Behandlung. So können
Bradykardien von 35–40/min toleriert werden, wenn
der Patient klinisch asymptomatisch ist. Therapiert
werden müssen diese Bradykardien lediglich, falls eine
Begleiterkrankung vorliegt, für welche sich das Vorhandensein der Bradykardie negativ auswirkt.

▬ Ist die Bradykardie **iatrogen oder spontan** bedingt?
Oftmals sind die intensivmedizinischen Therapeutika
(z. B. Remifentanil, Clonidin, Betablocker, u. a.) Auslöser für Bradykardien:

Therapie der hämodynamisch-relevanten Bradykardie
Stoppen oder Reduktion aller **bradykardisierenden**
Medikamente

— Applikation von **Atropin** 0,5–1 mg i.v.
— **Perkutanes Pacing:** Im Falle einer schweren hämodynamisch-relevanten Bradykardie sollte umgehend ein perkutanes Pacing erfolgen. Hierfür kann meistens der auf der Station vorhandene Defibrillator verwendet werden. Es werden wie zur Defibrillation die Pads am Patienten angebracht. Je nach Modell müssen zusätzlich noch EKG-Elektroden installiert werden. Es wird der Pacing-Modus des Gerätes ausgewählt. Es müssen die gewünschte Herzfrequenz und der Output (d. h. die zu applizierende Stromstärke in mA) eingestellt werden. Letztere ist standardmässig auf ein Minimum bei den meisten Geräten voreingestellt. Auf dem Monitor wird nach Start des Pacing-Modus nun beobachtet, ob ein „capture" des Pacingsignals erfolgt, indem ein QRS-Komplex ausgelöst wird. Ist dem nicht der Fall, muss der Output relativ rasch erhöht werden, bis die externe Stimulation gelingt. Auf eine ausreichende Analgosedation des Patienten ist zu achten (z. B. Midazolam 1–2 mg i.v. plus Fentanyl 25–50 µg i.v.).
— **Transvenöser Einschwemmpacer:** Ein Einschwemmschrittmacher kommt als Primärtherapie bei hämodynamisch-relevanten aber noch einigermassen stabilem Patienten oder als Sekundärtherapie bei erfolgtem perkutanem Pacing infrage. Hierfür wird eine venöse Schleuse eingelegt (präferenziell V. jugularis rechts), über den der Schrittmacherkatheter eingeschwemmt wird. Am häufigsten ist die ventrikuläre Platzierung, bei erhaltenem Sinusrhythmus ohne AV-Dissoziation kann eine atriale Platzierung aber ebenfalls versucht werden.

Nach initialer Stabilisierung des Patienten muss zwingend eine Evaluation der zur Bradykardie führenden Ursache erfolgen. Je nach Ursache ist auch die Installation eines permanenten Herzschrittmachers indiziert, so zum Beispiel bei höher gradigem AV-Block (IIB oder III) oder bei Sick-Sinus-Syndrom.

7.7.2 Tachykardien

Auch bei tachykarden Rhythmusstörungen muss initial die Stabilität des Patienten evaluiert werden. Bei stabilem aber tachykardem Patienten besteht Zeit um eine weitere Diagnostik durchzuführen und eine Therapie muss zeitnah, aber nicht notfallmässig erfolgen. Bei instabilem Patienten erfolgt die Therapie umgehend.

Zeichen von Instabilität sind nebst den Vitalparametern:

- Thoraxschmerzen
- Neue neurologische Symptome wie Schwindel, GCS-Abfall
- Dyspnoe

Therapie von tachykarden Rhythmusstörungen
- **Defibrillation**

Diese erfolgt bei hämodynamisch schwer kompromittiertem Patienten. Der Patient befindet sich in einem Prä-Reanimationszustand. Es erfolgt eine asynchrone elektrische Defibrillation mit maximaler Energie. Das Vorgehen ist dasselbe wie bei der Herz-Kreislauf-Wiederbelebung (siehe ► Abschn. 7.1). Falls möglich, sollte vorher eine intravenöse Analgosedation erfolgen.

Elektrische Konversion: Beim hämodynamisch kompromittierten, aber noch einigermassen stabilen Patienten wird eine elektrische Konversion durchgeführt. Das Vorgehen ähnelt dem bei der Defibrillation. Es wird jedoch eine R-Zacken-synchronisierte Energieabgabe durchgeführt. Die zu applizierende Energie wird oftmals initial etwas reduziert mit einer Anfangs-Energie von 50–75 J biphasisch. Gelingt die Konversion mit dem gewählten Energieniveau nicht, wird die applizierte Energie sukzessive auf 150 J biphasisch gesteigert. Es werden 3–4 Konversionsversuche durchgeführt. Auf eine adäquate Analgosedation ist zu achten. Relative Kontraindikationen, wie ein chronisches Vorhofflimmern ohne vorherigen Ausschluss von intrakardialen Thromben, müssen berücksichtigt werden. Einem kardial instabilen Patienten darf aber nach Risikoabwägung eine elektrische Kardioversion nicht vorenthalten werden. Ob bislang eine suffiziente therapeutische Antikoagulation vorhanden war, ist ebenfalls zu evaluieren. Bei neu aufgetretenem Vorhofflimmern < 48 h ist eine elektrische Kardioversion mit einem kleinen Embolie-Risiko verbunden.

Überpacing: Bei stabilen supraventrikulären Rhythmusstörungen kann ein atriales Überpacing mit einer kurzzeitig hohen Frequenz (150–200/min) probiert werden. Bei instabilem Herzrhythmus kann ein permanentes Pacing mit einer Frequenz von 90–110/min das Auftreten von Arrythmien reduzieren.

- **Medikamentöse Therapie**

Die antiarrhythmische Therapie ist komplex. Auf der Intensivstation eingesetzt werden je nach vorliegender

Rhythmusstörung und Zustand des Patienten vorwiegend Amiodaron, Adenosin, Betablocker sowie Kalziumantagonisten.

Amiodaron: häufigst eingesetztes Antiarrhyhtmikum auf der Intensivstation. Geeignet für supraventrikuläre und ventrikuläre Rhythmusstörungen, wirkt bradykardisierend und verlängert die QT-Zeit. Die Gabe kann Vorhofflimmern konvertieren, deswegen nur unter Abwägung der Kontraindikationen (siehe oben) einsetzen. Zurückhaltung ist geboten bei Patienten mit Schilddrüsendysfunktion oder chronischen Pneumopathien.

Adenosin: zum Sistieren einer AV-Knoten-(Reentry)-Tachykardie und differenzialdiagnostischen Abgrenzung eines Vorhofflatterns. Adenosin blockiert die AV-Erregungsüberleitung, wodurch ein einige Sekunden dauernder Herzstillstand ausgelöst wird. Die physiologische Halbwertszeit (HWZ) von Adenosin liegt im Bereich von Sekunden. Die Applikation erfolgt über einen möglichst herznahen Zugang als Bolus mit Nachspülen des Zugangs.

Betablocker: werden zur Frequenzkontrolle von supraventrikulären Rhythmusstörungen sowie zur rhythmogenen Stabilisierung von ventrikulären Rhythmusstörungen eingesetzt. Deren Einsatz ist im kardiogenen Schock kontraindiziert.

Kalziumantagonisten: werden zur Frequenzkontrolle von ausschließlich supraventrikulären Rhythmusstörungen verwendet.

Digoxin: eignet sich zur Frequenzkontrolle von supraventrikulären Rhythmusstörungen, insbesondere Vorhofflimmern, bei Patienten mit Herzinsuffizienz.

Digoxin sollte nur unter der Beachtung der Elektrolyte (Kalium und Kalzium) sowie der Nierenfunktion eingesetzt werden.

Elektrolytsubstitution: Kaliumwerte im hochnormalen Bereich (4,0–5,0 mmol/l) sind anzustreben, Magnesium hat einen stabilisierenden Effekt auf das Membranpotenzial. Bei akuten tachykarden Rhythmusstörungen sollten diese substituiert werden.

Nach initialer Stabilisierung des Patienten muss ebenfalls zwingend eine Evaluation der zur Tachykardie führenden Ursache erfolgen.

7.7.3 Supraventrikulär versus ventrikuläre Rhythmusstörung

Die Differenzierung zwischen supraventrikulären und ventrikulären Rhythmusstörungen ist in der Notfallsituation oftmals schwierig. Die Therapie sollte deshalb beim instabilen Patienten symptomatisch und entsprechend dem oben genanntem Notfallvorgehen erfolgen.

Als Daumenregel kann davon ausgegangen werden, dass es sich bei schmalem QRS-Komplex (< 120 ms) um eine supraventrikuläre Störung und bei einem breiten QRS-Komplex (> 120 ms) um eine ventrikuläre Störung handelt. Ventrikuläre Rhythmusstörungen haben eine deutlich höhere Letalität bzw. die Tendenz, in höhergradige Rhythmusstörungen wie Kammertachykardie oder Kammerflimmern überzugehen.

> ❯ **Bei einer Rhythmusstörung mit breitem QRS-Komplex handelt es sich bis zum Beweis des Gegenteils um eine Kammertachykardie.**

Ein breiter QRS-Komplex kann jedoch auch durch supraventrikuläre Tachykardien mit Schenkelblock (supraventrikuläre Tachykardie mit Aberranz) oder durch supraventrikuläre Tachykardien mit akzessorischen Leitungsbahnen entstehen.

Folgende **Faktoren** sprechen typischerweise für eine **ventrikuläre Tachykardie:**

— Sehr bereiter QRS-Komplex > 160 ms
— Konkordanz des QRS-Komplexes in den präkordialen Ableitungen (V1–V6)
— AV-Dissoziation
— Fusionsschläge

7.7.4 Torsades de pointes

Torsades de pointes ist eine charakteristische ventrikuläre Rhythmusstörung, bei welcher sich die Erregung spindelförmig um eine Nulllinie bewegt. Die Diagnose wird aufgrund des EKG/Monitorbefundes gestellt. Ursächlich hierfür ist eine verlängerte QT-Zeit. Diese kann kongenital, medikamentös oder durch Elektrolytstörungen hervorgerufen werden. Die Therapie besteht in der umgehenden bolusweisen Gabe von Magnesium (z. B. 2 g als Bolus) und bei refraktärem Bild in der Defibrillation. Sollten diese initialen Maßnahmen nicht zielführend sein, muss mit der mechanischen Reanimation begonnen werden. Die Magnesiumgabe und Defibrillation sollte unbedingt im Verlauf wiederholt werden.

7.7.5 **Vorhofflimmern**

Vorhofflimmern ist die häufigste Rhythmusstörung auf der Intensivstation. Ein asymptomatisches normokardes Vorhofflimmern beim stabilen Patienten muss nicht zwingend medikamentös antiarrhythmisch behandelt werden. Die Therapie erfolgt beim stabilen Patienten mit tachykardem Vorhofflimmern medikamentös als Frequenzlimitierung mittels Betablockern oder Kalziumantagonisten. Bei instabilen tachykarden Rhythmusstörungen sollte eine elektrische Konversion erfolgen. Nach erfolgreicher Konversion sollte die therapeutische Antikoagulation für mindestens 4 Wochen weitergeführt werden.

Wichtig für alle Patienten mit intermittierendem oder permanentem Vorhofflimmern ist eine therapeutische Antikoagulation/Thrombozytenaggregationshemmung, um die Bildung eines Vorhofthrombus mit konsekutivem Schlaganfall zu vermeiden.

7.7.6 **AV-Knoten-assoziierte Rhythmusstörungen**

Relevant sind zwei Formen von AV-Knoten-assoziierten Rhythmusstörungen, die AV-Reentry-Tachykardie und die AV-Knoten-Reentry-Tachykardie. Sie stellen sich als regelmäßige Schmalkomplex-Tachykardien dar. Die Therapie besteht in der Gabe von Adenosin. Adenosin führt zu einem transienten AV-Knoten-Block. Die Applikation von Adenosin sollte, wenn immer möglich, durch einen zentralen Zugang gegeben werden.

Die Medikamentengabe (1. Gabe 6 mg, 2. Gabe 6 mg, 3. Gabe 12 mg) muss von einem raschen Nachspülen mit 0,9 % NaCl gefolgt werden, um umgehend eine möglichst hohe Medikamentenkonzentration am Wirkort zu erreichen, da die Wirkdauer des Medikaments lediglich einige Sekunden beträgt. Ein Defibrillator sollte immer in der Nähe sein, da es selten zu einer persistierenden höhergradigen AV-Blockierung/Bradykardie oder ein Kammerflimmern auftreten kann.

7.8 Perikarderkrankungen

Das Perikard bildet einen steifen, nur begrenzt dehnbaren Sack, welcher das Herz umschließt. Im Perikardspalt befinden sich normalerweise 15–20 ml Flüssigkeit. Wenn diese Flüssigkeit zunimmt, werden die Herzhöhlen komprimiert, wobei aufgrund der Wanddicke zuerst die rechtsseitigen Herzhöhlen betroffen sind. Dies führt zu einer verminderten rechtsventrikulären Füllung mit konsekutiver Abnahme des links ventrikulären Preloads.

7.8.1 Perikarditis

Eine akute Perikarditis kann infektiöser, autoimmuner, toxischer, metabolischer und neoplastischer Ursache sein. Klinisch präsentiert sich der Patient mit pleuritischen Schmerzen, welche bei der Inspiration zunehmen. Die Dyspnoe wird in sitzender Position besser als in liegender Position toleriert. Zusätzlich kann Fieber detektiert oder ein Perikardreiben gehört werden.

Die diagnostischen Möglichkeiten umschließen:

- **EKG:** Es kommt oftmals zu unspezifischen ST-Streckenveränderungen. Typischerweise treten konkave aufwärts verlaufende ST-Streckenerhöhungen auf.
- **Labor:** Die kardialen Biomarker sind oftmals erhöht.
- **Echokardiographie:** Diese sollte bei allen Patienten mit Verdacht auf Perikarditis durchgeführt werden. Die Untersuchung ist oft normal, Perikarderguss ist nur geringfügig nachweisbar und diagnostisch hinweisend.

Die Therapie der akuten Perikarditis richtet sich nach der vermuteten Ursache. So erfolgt bei z. B. viraler oder autoimmuner Ursache eine unterstützende Therapie mit nicht-steroidalen Entzündungshemmern sowie bei neoplastischer Ursache oder bei ausgeprägtem Perikarderguss eine Perikarddrainageneinlage.

Selten tritt im Verlauf eine chronische sich entwickelnde konstriktive Perikarditis auf, welche die diastolische Füllung der Herzhöhlen negativ beeinflusst.

7.8.2 Perikardtamponade

Eine akute Perikardtamponade ist eine lebensbedrohliche Notfallsituation, ausgehend von einer Flüssigkeitsakkumulation im Perikardbeutel. Sie führt innerhalb rascher Zeit zum Herz-Kreislauf-Stillstand. Die Diagnose wird in erster Linie klinisch gestellt und die Therapie sollte bei sich rapide verschlechterndem Allgemeinzustand des Patienten umgehend erfolgen.

Die klinische Präsentation des Patienten umschließt:

- Tachykardie
- Hypotonie
- Abrupter oder sukzessiver ZVD-Anstieg/gestaute Halsvenen
- Pulsus paradoxus (> 10 mmHg systolische Blutdruckschwankung zwischen In- und Expiration beim spontan-atmenden Patienten)
- Diaphorese
- Kalte Extremitäten und Schockzustand (obstruktiver Schock)
- Bei vorhandenem Pulmonaliskatheter Ausgleich der diastolischen Drücke: ZVD = rechts-ventrikuläre Diastole = pulmonalarterielle Diastole = PWCP

Im **EKG** findet sich typischerweise eine low-voltage mit von Herzschlag zu Herzschlag unterschiedlich großen QRS-Komplexen (pulsus alternans).

Echokardiographisch zeigt sich neben dem Perikarderguss eine Verschiebung des intraventrikulären Septums nach links mit Einengung des linken Ventrikels (D-Shaping). Die Vorlast des linken Ventrikels ist deutlich eingeschränkt.

Die **Therapie** der Perikardtamponade besteht aus:

Perikarddrainage: Die Einlage einer Perikarddrainage ist bei der akuten Tamponade eine lebensrettende Maßnahme. Die Drainage wird, wenn immer möglich, unter echokardiographischer Kontrolle unter Aspiration von subxyphoidal in Richtung linke Schulter eingelegt. Die Einlage erfolgt in Seldingertechnik. Ist kein Echokardiographiegerät oder kein Echokardiographeur vorhanden, kann die Einlage unter EKG-Kontrolle erfolgen (EKG-Veränderungen bei epikardialer Reizung). Vor der elektiven Einlage einer Perikarddrainage ist eine schwere Gerinnungsstörung auszuschließen, in der Notfallsituation sind die Risiken entsprechend abzuwägen.

Sternotomie: Insbesondere bei Patienten nach Herzchirurgie oder bei Traumapatienten wird primär eine Sternotomie durchgeführt. Der Entscheid fällt nach interdisziplinärer Besprechung und ist vom hämodynamischen Zustand des Patienten abhängig.

Medikamentöse Therapie: Bis zur erfolgten Einlage der Drainage erfolgte die medikamentöse Stabilisierung. Hierfür ist es wichtig, die Herzfrequenz und die Vorlast hochzuhalten („fast and tight"). Es wird rasch intravenös Flüssigkeit appliziert (alle intravenösen Leitungen offen) sowie eine inotrope Therapie mit vorzugsweise Adrenalin installiert.

❶ Cave

Beim nicht-intubierten Patienten mit Perikardtamponade ist die Intubation bis zum letztmöglichen Zeitpunkt hinauszuzögern. Die Überdruckbeatmung beim intubiertem Patienten führt zu einer großen Steigerung der Rechtsherzbelastung mit einer signifikanten Reduktion des CO bis zu 25 %! Zusätzlich führen die Narkosemedikamente zur myokardialen Depression und Vasodilatation, was den CO weiter einschränken kann.

Literatur

Anne MB, Hanna KG (2014) ACLS, MGH cardiology board review. Springer, London, S 545–552

7

Schock und Schockformen

© Springer-Verlag GmbH Deutschland, ein Teil von Springer Nature
2020
M. Glas und C. A. Pfortmüller, *Mein erster Dienst – Intensivmedizin*,
https://doi.org/10.1007/978-3-662-61641-3_8

Schock ist definiert als Unfähigkeit des Körpers, entweder genügend Sauerstoff für die Peripherie bereitzustellen (Perfusionsdefizit) oder diesen zu verstoffwechseln. Entgegen allgemeiner Perzeption hat ein Schock per se nichts mit Hypotonie zu tun, obwohl diese natürlich im Rahmen vom Schockzuständen auftreten kann. Der Allgöwer-Schock-Index (Herzfrequenz/systolischen Blutdruck ≥ 1) ist zwar inadäquat zur Schockdiagnose, kann aber als klinisches Alarmzeichen weiterhin verwendet werden.

Wichtig zum Verständnis von Schockzuständen und deren Therapie sind folgende **physiologische Gegebenheiten:**

Sauerstoffbereitstellung: Diese ist abhängig vom Herzzeitvolumen (Cardiac Output), vom Hämoglobin-Gehalt, vom SaO_2 und vom physikalisch gelösten Sauerstoff (dieser kann in der Praxis in der Regel vernachlässigt werden). Der Cardiac Output seinerseits ist abhängig von der Herzfrequenz sowie vom Schlagvolumen. Letzteres ist beeinflusst von der Vor- und Nachlast sowie der myokardialen Kontraktilität. Verminderung von einer oder mehreren der oben beschriebenen Komponenten führt zu einer Abnahme der Sauerstoffbereitstellung.

Verhältnis Sauerstoffbereitstellung zu Sauerstoffausschöpfung: Beim sich in Ruhe befindenden Erwachsenen wird circa vier Mal so viel Sauerstoff bereitgestellt wie benötigt. Im Zustand vermehrten Verbrauchs wird zuerst diese Reservekapazität aufgebraucht. Danach ist der Sauerstoffverbrauch direkt von der Zufuhr abhängig.

Zellulärer Sauerstoffmangel: Übersteigt der Sauerstoffverbrauch das Angebot, kommt es zu anaerobem Stoffwechsel mit reduzierter zellulärer ATP-Bereitstellung.

Dies führt zu zunehmender Dysfunktion auf zellulärer Ebene mit Einstellen der zellulären Funktion, Zellödem und Zelltod. Die Geschwindigkeit, mit welcher der Zelltod eintritt, ist von Gewebe zu Gewebe verschieden. Ein zellulärer Sauerstoffmangel kann nicht nur durch vermindertes Sauerstoffangebot, sondern auch mitochondriale Sauerstoffverwertungsstörungen oder Mikrozirkulationsstörungen (Shunting) verursacht sein. Ursächlich hierfür sind inflammatorische Mediatoren. Dies wird typischerweise im septischen Schock gesehen, bei welchem trotz hoher Sauerstoffbereitstellung ein Sauerstoffmangel mit verminderter Ausschöpfung besteht.

Einteilung

Die Einteilung der Schockformen erfolgt meistens anhand der primären Schockursachen bzw. dem dahintersteckenden physiologischen Prinzip.

- **Hypovolämer Schock:** Vorlastmangel, Beispiel: akute Blutung, Dehydratation
- **Kardiogener Schock:** Pumpversagen mit vermindertem CO, Beispiel: Myokardinfarkt
- **Obstruktiver Schock:** mechanische Obstruktion des kardialen Blutflusses mit sekundärer Verminderung des CO, Beispiel: Lungenembolie, Perikardtamponade
- **Distributiver Schock:** Veränderung des peripheren Gefäßtonus, Beispiel: Sepsis, Anaphylaxie

❶ Cave
Die verschiedenen Schockformen kommen auch parallel zueinander vor. So kann z. B. bei einem Patienten mit einer schweren Verbrennung

eine systemische Inflammation mit Kapillarleck vorliegen, welche zur Hypovolämie aber auch zu Mikrozirkulationsstörungen führt, gleichzeitig besteht eine inflammatorisch bedingte Myokardkontraktilitätsstörung.

Diagnostik Die Diagnostik richtet sich vornehmlich nach der vermuteten Schockform. Fast immer indiziert sind jedoch eine ABGA mit Elektrolyten zur Beurteilung des Säure-Base-Haushalts und des Laktats, die Überprüfung der Nieren- und Leberfunktion sowie falls möglich die Bestimmung einer SvO_2 (gemischtvenöse Sättigung über Pulmonaliskatheter) oder $ScvO_2$ (zentralvenöse Sättigung über zentralen Venenkatheter) zur Evaluation der Sauerstoffextraktion.

Allgemeine klinische Präsentation Es bestehen keine allgemein gültigen Zeichen, über welche ein Schock beim kritisch kranken Patienten zu definieren ist. Typische hämodynamische Veränderungen bei den jeweiligen Schockformen sind in ◨ Tab. 8.1. dargestellt.

Einige klinische Symptome können dennoch einen Hinweis für das Vorliegen eines Schocks geben:

Hypotonie: ein Spätzeichen, wird initial durch kompensatorische Mechanismen gleichgehalten. Die Gewebeperfusion ist ab einem MAP von 50 mmHg meistens beeinträchtigt.

❶ **Cave**
Insbesondere bei jungen Patienten kann der Blutdruck sehr lange normal sein.

◘ Tab. 8.1 Schockformen und ihre hämodynamischen Veränderungen

Schocktyp	Cardiac Output	Systemischer vaskulärer Widerstand	scO$_2$/scvO$_2$	Klinisch peripher
Kardiogen	Erniedrigt	Erhöht	Erniedrigt	Kalt
Obstruktiv	Erniedrigt	Erhöht	Erniedrigt	Kalt
Hypovoläm	Erniedrigt	Erhöht	Erniedrigt	Kalt
Distributiv	Erhöht	Erniedrigt	Erhöht	Warm

Tachykardie: ist ein subtiles Frühzeichen von schockierten Patienten, insbesondere beim hypovolämen Patienten.

Tachypnoe: Die Atemfrequenz ist der beste klinische Prädiktor für das Vorliegen eines Schocks. Die Atemfrequenz gibt indirekt einen Hinweis über die metabolische Situation, da eine metabolische Azidose beim lungengesunden Patienten zu einer kompensatorischen Tachypnoe führt.

Veränderter Mentalstatus: Durch die zerebrale Minderversorgung mit Sauerstoff kommt es zu einer Verminderung der zerebralen Funktion. Mit zunehmendem Schock entwickelt sich aus Ängstlichkeit Agitation und Verwirrung hin zu Schläfrigkeit und Koma.

Urinausscheidung: Die Nierenfunktion ist sehr sensitiv gegenüber Schockzuständen. Die Urinausscheidung nimmt rasch ab.

Periphere Perfusion: Diese unterscheidet sich je nach Schockzustand. Abgesehen vom distributiven Schock kommt es bei allen anderen Formen zu einer Zentralisierung mit peripherer Vasokonstriktion, die Extremitäten sind kalt. Patienten mit einem septischen Schock haben eine warme Peripherie.

Diese allgemeinen Zeichen können, aber müssen nicht vorhanden sein und sind je nach Schockart unterschiedlich. Auf die detaillierte klinische Präsentation der einzelnen Schockformen wird in ◘ Tab. 8.1 sowie in den nachfolgenden Kapiteln gesondert eingegangen. Jeder Patient mit einem Schock sollte im Minimum eine invasive Blutdruckmessung erhalten. Die Einlage eines Zentralvenenkatheters ist ebenfalls durch die Gabe von grösseren Mengen an Vasoaktiva indiziert. Bei schweren Schockzuständen ist ein erweitertes invasives hämodynamisches Monitoring (z. B. Pulmonaliskatheter, PICCO) zu empfehlen.

Allgemeine Therapie Die Therapie richtet sich in erster Linie nach der zugrunde liegenden Schockform und Pathologie. Diese wird flankiert von supportiven Maßnahmen. Therapieansätze werden in den nachfolgenden Kapiteln detailliert besprochen. Im Allgemeinen sollten versucht werden, den Sauerstoffverbrauch des Patienten mit Schock so gering wie möglich zu halten. So werden Patienten mit schweren Schockzuständen tief analgosediert und kontrolliert beatmet. Falls dies nicht genügt, kann auch in Ausnahmefällen die intermittierende Relaxation erfolgen.

Beurteilung des Schockverlaufs Neben der klinischen Präsentation sind die Dynamik der metabolischen Veränderungen, insbesondere des Laktats, der Sauerstoffausschöpfung (SvO_2, $ScvO_2$) sowie der Urinausscheidung entscheidend. Des Weiteren muss die Dynamik des Vasoaktivaeinsatzes evaluiert werden. In der Zusammenschau ergibt sich dann eine Beurteilung des Gesamtzustands.

Die Volumenreagibilität bei Patienten mit Schock ist immer wieder kritisch zu hinterfragen. Oftmals sind diese Patienten nach Stabilisierung massiv flüssigkeitsüberladen. Es ist daher notwendig, ab diesem Zeitpunkt eine Negativbilanzierung (Diuretika, Dialyseverfahren) anzustreben.

8.1 Hypovolämer Schock

Ursachen für einen hypovolämen Schock sind ein akuter Blutverlust, aber auch exzessive Flüssigkeitsverluste (gastrointestinale Verluste, Verbrennungen). Zehn Prozent des zirkulierenden Volumens können aus dem interstitiellen Raum rasch rekrutiert werden. Übersteigt der Verlust diese Zahl, kommt es zu kompensatorischen kardiovaskulären Mechanismen mit dem Ziel, den CO stabil zu halten.

Klinische Präsentation:

- **Periphere Vasokonstriktion:** Zentralisierung und kalte Peripherie, der systemische Widerstand steigt
- **Tachykardie**
- **Hypotonie**
- Beim invasiv-monitorisierten Patienten: **sinkender ZVD, CO, SvO$_2$/ScvO$_2$, MAP.**

- **Die Therapie besteht aus folgenden Säulen**

Volumenersatz: Da es sich primär um einen Volumenverlust handelt, ist der Flüssigkeitsersatz der primäre Ansatz der Therapie. Hierfür werden am besten periphere großvolumige Zugänge verwendet. Eingesetzt werden je nach Ursache des Schockzustands Blutprodukte oder kristalloide Infusionslösungen. Künstliche Kolloide werden heutzutage aufgrund des Nebenwirkungsprofils selten eingesetzt und sind nicht mehr empfohlen.

Medikamentöse Therapie: Bei ausgeprägter Hypotonie ist eine periphere Vasokonstriktion beispielsweise mittels Noradrenalins oft unumgänglich. Die Flüssigkeitsgabe stellt jedoch das eigentliche Therapeutikum dar und darf nicht zugunsten der medikamentösen Therapie vernachlässigt werden. Bei Verdacht auf myokardiale Dysfunktion kann zusätzlich ein Inotropikum verabreicht werden.

Ursächliche Therapie: Die Quelle des Flüssigkeitsverlustes muss umgehend gesucht und therapeutisch angegangen werden. So muss bei einem Traumapatienten mittels klinischen Untersuchungen (Stabilität des Beckens und der großen Röhrenknochen) sowie radiologischer Diagnostik (E-FAST, Trauma-CT) die Blutungsquelle evaluiert werden. Die Therapie erfolgt dann oftmals chirurgisch. Bei unklarer Blutungsquelle beim nicht-Trauma-Patient ist eine umgehende Gastroskopie indiziert. Bei Polyurie (Glucosurie, Diabetes insipidus) ist eine entsprechende ursächliche Therapie zusätzlich zum Flüssigkeitsersatz umgehend einzuleiten.

8.2 Kardiogener Schock

Im Zentrum des kardiogenen Schocks steht ein Pumpversagen. Die Mortalität nach kardiogenem Schock ist außerordentlich hoch mit 45–100 %. Die häufigste Ursache ist ein Myokardinfarkt, gefolgt von einer akuten Klappendysfunktion, es kann jedoch auch eine Myokarditis, eine kardiale Kontusion im Rahmen eines Traumas oder eine medikamentöse Ursache zugrunde liegen.

Es empfiehlt sich, bei allen Patienten mit kardiogenem Schock ein invasives Monitoring zu installieren sowie eine Echokardiographie durchzuführen.

Die klinische Präsentation umfasst:

- Periphere Vasokonstriktion mit **Zentralisierung,** peripherem Mottling, der systemische periphere Widerstand steigt
- **Tachy- oder Bradykardie**
- **Erhöhte Nachlast**
- Beim invasiv monitorisierten Patienten beim **Linksherzversagen: ZVD, Pulmonaldrücke, PCWP steigen. CO, SvO$_2$/ScvO$_2$ sinken. MAP und peripherer Widerstand oftmals erhöht.**
- Beim invasiv monitorisierten Patienten beim **Rechtsherzversagen: ZVD steigt, Pulmonaldrücke steigen. CO, PCWP, SvO$_2$/ScvO$_2$ sinken. Peripherer Widerstand oftmals erhöht.**

Die therapeutischen Möglichkeiten beim Linksherzversagen werden nachfolgend dargestellt. Das Rechtsherzversagen wird im nachfolgenden Kapitel „obstruktiver Schock" besprochen.

Nachlastsenkung: Die erhöhte Nachlast führt dazu, dass die Herzarbeit deutlich steigt. Durch eine rigorose Nachlastsenkung kann das Herz oftmals deutlich entlastet werden und der CO steigt. Verwendet werden hierfür Nitrate. Ein Zielblutdruck von MAP 55–70 mmHg ist anzustreben.

Erhöhung der kardialen Kontraktilität: Bei vermindertem CO trotz adäquater Nachlastsenkung kann eine inotrope Therapie begonnen werden. Welches Inotropikum als erstes angewendet werden soll, ist oftmals durch institutionelle Präferenzen geprägt. Des Weiteren wird unterschieden, ob es sich um ein primäres Rechts- oder Linksherzversagen handelt. An unserer

Institution wird als erstes Inotropikum normalerweise Dobutamin eingesetzt, Milrinon, Adrenalin und
Levosimendan werden erst sekundär verwendet.

> ❗ **Cave**
> **Nach Start der Inotropikatherapie kann sich
> der periphere Widerstand verändern und
> der MAP steigen. Es wird oftmals deswegen
> eine Kombination aus Inotropikum und
> nachlastsenkendem Medikament (z. B. Dobutamin
> mit Nitroprussidnatrium) notwendig.**

Beim Versagen der primären Inotropikastrategie empfiehlt
es sich, sekundär ein Inotropikum mit einem anderen
Wirkmechanismus auszuwählen (z. B. Wechsel von
Dobutamin auf Milrinon). Bei der Kombination von zwei
oder mehreren Inotropika ist darauf zu achten, dass deren
Wirkung über unterschiedliche Rezeptoren vermittelt wird.

Behandlung von Rhythmusstörungen Brady- und tachykarde Rhythmusstörung sollten umgehend therapiert
werden. Die Therapie ist im ► Abschn. 7.6 im Detail dargestellt. Manchmal kann es auch notwendig sein, bei
einem Patienten mit einem eigentlich normokarden,
aber langsamen Herzrhythmus ein intravenöses Pacing
durchzuführen, wenn er sich im kardiogenen Schock
befindet. Eine Herzfrequenz von 60/min kann für einen
Patienten im kardiogenen Schock unzureichend sein.

Diuretische Therapie: Bei Patienten im kardiogenen
Schock findet sich oftmals eine Volumenüberladung mit
Lungenödem. Eine Negativbilanzierung ist im Verlauf
nach Nachlastsenkung und nach Stabilisierung des Herzzeitvolumens anzustreben.

Beatmung: Die Applikation von PEEP reduziert die linksventrikuläre Nachlast. Bei Patienten mit linksführendem kardiogenem Schock ist deswegen die Installation von PEEP mittels NIV oder invasiver Beatmung therapeutisch.

> ❗ **Cave**
> **Die Applikation von PEEP erhöht die rechtsventrikuläre Nachlast und steigert somit die Belastung für das rechte Herz. Der Start einer NIV-Therapie/mechanischen Beatmung kann beim Patienten mit einem schweren Rechtsherzversagen zur Reanimationssituation führen.**

Ursächliche Therapie: Die gezielte Therapie der zugrunde liegenden Pathologie muss so rasch wie möglich erfolgen. So ist zum Beispiel die frühzeitige Koronarangiographie mit Eröffnung der „culprit leason" klar mit einem verbesserten Überleben assoziiert bei Myokardinfarkt. Bei akut-dekompensierter Aorten- oder Mitralinsuffizienz ist ebenfalls die umgehende interventionelle/operative Sanierung mit verbessertem Überleben assoziiert.

Assist Devices/ECMO: Als ultima ratio kann bei Patienten mit kardiogenem Schock die Einlage einer ECMO oder eines Assist devices erfolgen. Indikationen und Kontraindikationen müssen vorher jedoch gut und interdisziplinär abgestützt werden. Die Behandlung mittels ECMO kann einerseits zur temporären „Ruhigstellung" des Herzens mit dem Ziel auf Erholung sein, oder auch zur Überbrückung bis zu einer Herztransplantation. Für Weiteres siehe ► Kap. 9.

8.3 Obstruktiver Schock

Die Obstruktion des kardialen Blutflusses kann intrakardial oder extrakardial erfolgen. Häufige Ursachen sind Spannungspneumothorax, Perikardtamponade oder Lungenembolie.

Bei der klinischen Präsentation ist die Symptomatik eines Rechtsherzversagens führend:

- **Periphere Vasokonstriktion** mit Zentralisierung,
- **Tachykardie**
- **Hypotonie**
- Beim invasiv monitorisierten Patienten: **ZVD, Pulmonaldrücke steigen. CO, PCWP, SvO_2/$ScvO_2$ sinken. Der periphere Widerstand ist erhöht.**

- **Therapeutisch bestehen folgende Möglichkeiten**

Ursächliche Therapie: Eine umgehende Diagnose und Behandlung der zugrunde liegenden Pathologie ist unabdingbar. Diese werden konkret in den einzelnen Kapiteln gesondert dargestellt (▶ Abschn. 7.4, 7.7 und 18.3).

Volumentherapie: Ein adäquater Preload ist für den rechten Ventrikel unabdingbar. Zu viel Volumen führt jedoch rasch zur Dilatation und Funktionseinschränkung. Eine Flüssigkeitsgabe sollte bei Patienten mit akutem Rechtsherzversagen entsprechend vorsichtig abgewogen werden.

Vasoaktive Therapie: Zur Aufrechterhaltung des kardialen Perfusionsdrucks wird Noradrenalin eingesetzt. Bei unzureichendem Herzzeitvolumen werden zudem Inotropika verabreicht (z. B. Dobutamin).

Beatmung: Positivdruckbeatmung und PEEP erhöhen die Nachlast des rechten Ventrikels. Beim

nicht beatmeten Patienten sollte die Intubation so lange
wie möglich hinausgezögert werden, weil die positiven
Drücke zu einer Aggravation des Rechtsherzversagens
bis hin zur PEA führen können. Beim bereits beatmeten
Patienten sollten der PEEP sowie die Positivdruckbeatmung auf ein Minimum reduziert werden.

Herzfrequenz: Die Tachykardie im Rahmen des
obstruktiven Schocks ist meist eine Sinustachykardie
und ist dem Bedarf angepasst. Diese sollte auf keinen
Fall behandelt werden.

Senkung der pulmonalen Drücke: Neben der
Verbesserung der Beatmungseinstellungen kann
medikamentös eine Senkung der pulmonalen Drücke
versucht werden. Hierfür können inhalatives NO oder
inhalative Prostaglandine versucht werden. Milrinon
besitzt pulmonal-vasodilatierende Eigenschaften.

8.4 Distributiver Schock

Die prägende Pathophysiologie des distributiven Schocks
ist eine Veränderung der vaskulären Autoregulation mit
Vasodilatation. Dies führt zur Umverteilung des Blutflusses. Deswegen unterscheidet sich der distributive
Schock von den anderen Schockformen maßgeblich in
der Art seiner Präsentation. Typische Ursachen für einen
distributiven Schock sind Sepsis, Anaphylaxie sowie der
neurogene Schock. Allgemeine Eigenschaften eines distributiven Schocks sind:

- **Periphere Vasodilatation:** warme Extremitäten
- **Hypotonie**
- **Tachykardie**

— Beim invasiv-monitorisierten Patienten: Der **ZVD sinkt. CO und SvO$_2$/ScvO$_2$ steigen. Der MAP sinkt**

- **Therapeutisch sind im allgemeinen folgende Maßnahmen zu treffen**

Volumenersatz: Durch die inadäquate periphere Vasodilatation kommt es zu einem relativen Volumenmangel. Deswegen sollte eine Volumetherapie erfolgen. Patienten leiden oftmals an einem ausgeprägten Kapillarleck (Sepsis, Anaphylaxie) und brauchen sehr große Mengen Flüssigkeit. Diese wird aufgrund des Kapillarlecks rasch in die Peripherie umverteilt. Wichtig ist es aber, trotzdem die infundierte Flüssigkeitsmenge dem Bedarf anzupassen. Das ursprüngliche, viel zitierte und auf Emmanuel Rivers zurückreichende Konzept der „early goal directed therapy" ist heutzutage überholt und sollte so nicht mehr eingesetzt werden, da kein Überlebensbenefit für die Patienten besteht, aber die Infusionsmenge signifikant erhöht ist. Flüssigkeitsüberladung bei kritisch kranken Patienten ist nachweislich mit einer höheren Mortalität verbunden.

Vasokonstriktion: Der zweite Pfeiler der Therapie stellt die periphere Vasokonstriktion dar. Je nach Ursache für den distributiven Schock wird hierfür Noradrenalin (Sepsis, neurogener Schock) oder Adrenalin (anaphylaktischer Schock) eingesetzt.

Steigerung der kardialen Kontraktilität: Der CO ist bei Patienten mit distributivem Schock meistens erhöht. Oftmals tritt jedoch im Verlauf eine Schock-assoziierte passagere Myokarddysfunktion auf. Deswegen sind, wenn größere Mengen Vasopressoren notwendig werden, ein invasives hämodynamisches Monitoring oder/und eine Echokardiographie indiziert.

Ursächliche Therapie: Die ursächliche Therapie sollte umgehend erfolgen und unterscheidet sich je nach unterliegendem Typ an distributivem Schock und sind unten aufgeführt. Die Sepsis wird im ▶ Abschn. 17.1 im Detail besprochen.

8.4.1 Anaphylaktischer Schock

Dieser wird hervorgerufen durch die allergische Reaktion auf ein auslösendes Agens. Es kann sich um eine bekannte Allergie, aber auch um eine erstmalige Manifestation einer Allergie handeln.

Klinisch äußert sich dies durch:
- Erythem/Exanthem
- Ödeme (Lider, Glottis)
- Bronchospasmus
- Durchfall
- Hypotonie

Die Symptome treten oftmals sequenziell auf und korrespondieren mit den einzelnen **Anaphylaxiestadien,** siehe ◘ Tab. 8.2.

Die **Diagnose** wird in erster Linie klinisch gestellt. Eine Tryptasebestimmung kann erfolgen. Problematisch ist jedoch, dass dies in den ersten 4 Stunden nach Beginn geschehen muss, deswegen wird die Tryptasebestimmung im klinischen Alltag kaum durchgeführt.

◘ Tab. 8.2 Stadieneinteilung des anaphylaktischen Schocks. (Aus Ring et al. 2014)

Schweregradskala zur Klassifizierung anaphylaktischer Reaktionen[a]

Grad	Haut- und subjektive Allgemeinsymptome	Abdomen	Respirationstrakt	Herz-Kreislauf
I	Juckreiz Flush Urtikaria Angioödem	–	–	–
II	Juckreiz Flush Urtikaria Angioödem	Nausea Krämpfe Erbrechen	Rhinorrhö Heiserkeit Dyspnoe	Tachykardie (Anstieg > 20/min) Hypotension (Abfall > 20 mmHg systolisch) Arrhythmie
III	Juckreiz Flush Urtikaria Angioödem	Erbrechen Defäkation	Larynxödem Bronchospasmus Zyanose	Schock
IV	Juckreiz Flush Urtikaria Angioödem	Erbrechen Defäkation	Atemstillstand	Kreislaufstillstand

[a]Die Klassifizierung erfolgt nach den schwersten aufgetretenen Symptomen (kein Symptome ist obligatorisch)

- **Therapeutische Maßnahmen sind**

Antihistaminika: In jedem Stadium der Anaphylaxie sollte eine umgehende Gabe eines intravenösen Antihistaminikums erfolgen (z. B. Clemastin 2 mg iv.). Die Therapie mit Antihistaminika sollte zweimal täglich für 5 Tage fortgeführt werden. Sie kann im Verlauf oralisiert werden. Die Gabe von H2-Blockern ist umstritten.

Steroide: Eine Steroidstosstherapie ist ebenfalls in jedem Stadium der Anaphylaxie indiziert. Es erfolgt meistens eine intravenöse Initialtherapie (z. B. 125 mg Methylprednisolon), gefolgt von einer oralen oder intravenösen Therapie je nach Zustand des Patienten. Die Steroidtherapie wird in der Regel für 3 Tage in etwas reduzierter Dosierung fortgeführt.

Adrenalin: Spätestens ab Anaphylaxie Stadium 3 ist eine intravenöse Therapie mit Adrenalin indiziert. Diese erfolgt beim Patienten ohne Venenzugang intramuskulär mit einer Dosis von 500 µg. Beim Patienten mit Venenzugang kann die Adrenalingabe intravenös in 100 µg Schritten titriert werden. Bei sehr instabilen Patienten wird ein Adrenalinperfusor installiert.

Inhalationstherapie: Bei Bronchospasmus kann eine inhalative Therapie mit Adrenalin oder Salbutamol/Ibatropiumbromid erfolgen.

Atemwegssicherung: Der Atemwegsschutz beim Patienten im anaphylaktischen Schock ist zeitkritisch und sollte bei Verdacht auf Atemwegsschwellung (zunehmende Lid- und Glottisschwellung) umgehend erfolgen. Eine zeitliche Verzögerung kann dazu führen, dass eine konventionelle Intubation aufgrund eines Larynxödems nicht mehr möglich ist. Die Intubation eines Patienten mit Anaphylaxie ist prinzipiell als schwierige Intubation (siehe ▶ Abschn. 6.3) zu betrachten und die entsprechenden Vorkehrungen sind zu treffen.

> ❯ Bei Verdacht auf Atemwegsschwellung muss zwingend die umgehende Intubation erfolgen.

Stoppen des auslösenden Agens: Dies ist insbesondere wichtig, wenn Medikamente für die allergische Reaktion verantwortlich sind.

Die Nachbetreuung des Patienten mit einem anaphylaktischen Schock muss vor Krankenhausaustritt unbedingt gesichert sein. Die initiale Überwachung muss mindestens 24 h betragen, da ein Rebound-Phänomen häufig vorkommt. Vor Entlassung ist dem Patienten ein Notfall-Kit abzugeben, welche eine Tablette eines Steroids und Antihistaminika enthält. Bei schwerer Anaphylaxie muss zudem ein Adrenalin-Notfall-Pen abgegeben werden und der Patienten entsprechend geschult werden. Bei unklarem auslösendem Agens ist zudem die Überweisung in die allergologische Sprechstunde indiziert.

8.4.2 Neurogener Schock

Ein neurogener Schock ist meistens das Resultat einer hohen Querschnittslähmung und ätiologisch vom spinalen Schock abzugrenzen. Bei letzterem handelt es sich nicht um eine Schockform, sondern um eine temporäre Funktionseinschränkung des Rückenmarks. Im Rahmen des neurogenen Schocks tritt durch die fehlende Funktion des autonomen Nervensystems im Rahmen eines hohen Querschnittsyndroms eine Vasoplegie auf mit Umverteilung des zirkulierenden Volumens. Klinisch sind diese Patienten hypoton, tachykard und peripher warm. Die Therapie besteht in der Gabe von vasoaktiven Substanzen. Diese wird normalerweise mittels Perfusor (z. B. Noradrenalin) durchgeführt. Eine Volumentherapie ist wenig zielführend, da aufgrund der neurogenen Situation ein verminderter Gefäßtonus besteht. Aufgrund der autonomen Dysregulation treten oftmals schwere Bradykardien auf. In einem solchen Fall ist die Einlage eines Einschwemmpacers indiziert.

Literatur

Ring J, Beyer K, Biedermann T et al (2014) Leitlinie zu Akuttherapie und Management der Anaphylaxie. Allergo J 23:36–54. ▶ https://doi.org/10.1007/s15007-014-0542-8

8

Extrakorporale und mechanische Lungen- und Kreislauf-Unterstützung, Assist Devices

© Springer-Verlag GmbH Deutschland, ein Teil von Springer Nature 2020
M. Glas und C. A. Pfortmüller, *Mein erster Dienst – Intensivmedizin*, https://doi.org/10.1007/978-3-662-61641-3_9

Die Indikation der im folgenden aufgeführten Verfahren (extracorporal life support, ECLS) besteht in einer kurz-, mittel-, oder längerfristigen Unterstützung der Herz- und oder Lungenfunktion. Sie dienen dabei nicht der Behandlung der Grunderkrankung, sondern ermöglichen ein Überbrücken der Zeit und eine Begrenzung weiterer Organschäden.

Ziele von extrakorporalen Kreislaufunterstützungsverfahren

- **„bridge-to-recovery":** Stabilisierung des Zustandes mithilfe eines (kurzfristigen) Unterstützungsverfahrens mit dem Ziel der Erholung ohne Absicht einer Transplantation oder dem Einsatz eines weiteren Verfahrens
- **„bridge-to-transplant":** das Unterstützungsverfahren wird genutzt, um den gegenwärtigen Zustand des Patienten für eine Transplantation zu stabilisieren oder bis ein geeignetes Organ verfügbar ist
- **„bridge-to-bridge":** das Ziel des gegenwärtigen Unterstützungsverfahrens ist der Wechsel auf ein anderes (längerfristiges) System ohne Absicht einer Transplantation
- **„destination therapy":** das gegenwärtige Verfahren wird als dauerhafte Lösung gesehen ohne Absicht einer Transplantation oder dem Einsatz eines anderen Verfahrens

Kontraindikationen Eine absolute Kontraindikation stellt eine größere Hirnblutung dar, da für die extrakorporellen Systeme eine therapeutische Antikoagulation zwingend erforderlich ist. Darüber hinaus gibt es neben einer Ablehnung durch den Patienten oder seinen Vertreter wenige absolute allgemeine Kontraindikationen zum Einsatz extrakorporaler Unterstützungsverfahren. Die Grenzen und der Einsatz sind insbesondere durch die möglichen Therapieziele und Begleiterkrankungen gegeben. Bei weit fortgeschrittenem Lebensalter und nicht-kurativem Tumorleiden sollte in der Regel auf den Einsatz dieser sehr invasiven und komplikationsträchtigen Verfahren verzichtet werden.

❶ Cave
Alle extrakorporale Kreislaufersatzverfahren benötigen eine therapeutische Antikoagulation, da ansonsten das Blut im extrakorporellen System gerinnt.

❶ Cave
Die Bedienung und Anpassung von extrakorporellen Systemen im akuten Setting ist komplex und gehört in die Hände eines erfahrenen Intensivmediziners.

9.1 Extrakorporale Membranoxygenation (ECMO)

Extrakorporale Membranoxygenationsverfahren stellen die ultima ratio des pulmonalen, respektive kardio-pulmonalen Organersatzes dar. Prinzipiell wird zwischen veno-venösem ECMO (Lungenersatz) und veno-arteriellem ECMO (Herz-Lungen-Ersatz) unterschieden. Die Kanülierung erfolgt entweder auf der Intensivstation (periphere Kanülierung) oder durch den Herzchirurgen im OP (zentrale Kanülierung), siehe ❑ Abb. 9.1.

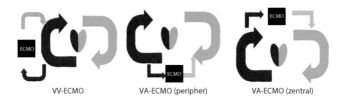

| VV-ECMO | VA-ECMO (peripher) | VA-ECMO (zentral) |

◼ **Abb. 9.1**   Kanülierungsarten der ECMO. (Mod. nach: Klinik für Intensivmedizin, Universitätsspital Bern, Inselspital, mit freundlicher Genehmigung von Dr. med. A. Bloch)

Häufige **Komplikationen** von ECMO sind:
- Blutungen (an Kanülierungsstellen, Hirnblutungen, retroperitoneale Blutungen)
- Thromboembolische Ereignisse (Hirnschläge, Beinischämien)
- Infektionen

Prognose: Obwohl wenig absolute Kontraindikationen gegen einen ECMO-Einsatz bestehen, zeigt die aktuelle Literatur keinen klaren Überlebensvorteil auf, wenn ECMO eingesetzt wird. Der Einsatz sollte entsprechend zurückhaltend, nach interdisziplinärer Diskussion und unter Evaluation des Gesamtzustands erfolgen.

9.1.1   Veno-venöse ECMO (VV-ECMO)

Die veno-venöse ECMO hat das Ziel, die Lungenfunktion für eine begrenzte Zeitdauer zu ersetzen. Die Herzfunktion muss hierfür akzeptabel sein, insbesondere die Rechtsherzfunktion, denn eine Herzfunktionsunterstützung findet mit dieser Form der extrakorporellen Kreislaufunterstützung nicht statt.

Die häufigste **Indikation** zur Einlage einer VV-ECMO stellt ein schweres ARDS dar.

Nachfolgend sind die **wichtigsten Punkte** bezüglich VV-ECMO kurz erläutert:

- **Indikation:** kurzfristige (in der Regel < 30 Tage) extrakorporale Unterstützung der Lungenfunktion, die nicht mit konventionellen Mitteln stabilisierbar ist
- **Art der Unterstützung:** desoxygeniertes Blut wird zentral-venös drainiert, der Gasaustausch findet extrakorporal mithilfe einer synthetischen Membran statt, das oxygenierte und decarboxylierte Blut wird zentral-venös zurückgegeben
- **Voraussetzung:** ECMO und Herz sind in Serie geschalten. Voraussetzung ist eine medikamentös stabilisierbare Kreislaufsituation

9.1.2 Veno-arterielle ECMO (VA-ECMO)

Eine veno-arterielle ECMO übernimmt für begrenzte Zeit die Herz- und Lungenfunktion des Patienten. Eine Sepsis darf nicht vorliegen, da die ECMO mit 5,5 l Herzzeitvolumen limitiert ist und der erhöhte Herzzeitvolumenbedarf im Rahmen einer Sepsis nicht durch die ECMO gewährleistet werden kann.

Die häufigsten **Indikationen** zur Einlage einer va-ECMO sind ein schwerer kardiogener Schock im Rahmen eines Myokardinfarktes sowie junge Patienten unter Reanimation (ECPR).

Folgende Punkte sind bei bei der va-ECMO **zu beachten:**

— **Indikation:** kurzfristige (in der Regel < 10 Tage) extrakorporale Unterstützung der Kreislauf- (und Lungen-) sunktion bei ausgeschöpften konventionellen Mitteln, im Rahmen einer erweiterten Reanimation (extrakorporale CPR, E-CPR), bei nicht-möglicher Entwöhnung von der Herz-Lungen-Maschine

— **Art der Unterstützung:** ECMO und Herz sind parallel geschaltet, ein Teil des Blutes umgeht Herz und Lunge. Desoxygeniertes Blut wird zentral-venös drainiert, der Gasaustausch findet extrakorporal mithilfe einer synthetischen Membran statt, das oxygenisiertes und decarboxylierte wird arteriell zurückgegeben

— **Periphere Kanülierung:** das oxygenierte Blut wird über eine große periphere Arterie (A. femoralis) retrograd in die Aorta zurückgegeben, für die Perfusion der kanülierten Extremität ist eine zusätzliche antegrade Kanülierung erforderlich

— **Zentrale Kanülierung:** das oxygenierte Blut wird zentral (Aorta) antegrad rückgeführt

> Bei Patienten mit ECPR (ECMO im Rahmen eines Herz-Kreislauf-Stillstands) ist zwar mittels Einsatz einer ECMO das Überleben besser, das neurologische Outcome jedoch gleich schlecht wie ohne ECPR.

9.2 Intra-aortale Ballongegenpulsation (IABP)

Eine IABP ist ein durch den Kardiologen/Kardiochirurgen via Leiste des Patienten angebrachter dünner Schlauch, welcher bis 1–2 cm unterhalb der A. subclavia links in die Aorta vorgeschoben wird. Am Ende befindet sich ein Ballon, welcher zyklisch getriggert (Arterienkurve, EKG) aufgeblasen und abgelassen wird. Das Ziel der IABP-Einlage ist einerseits eine Nachlastsenkung in der Systole sowie eine Augmentation des diastolischen Blutflusses ins Gehirn/die Koronarien andererseits.

Indikation: kardiogener Schock, akute Herzinsuffizienz mit kritischer Koronarperfusion, nach Herz-Lungen-Maschine, Zustände, die von einer Nachlastsenkung (schwere Mitralinsuffizienz) profitieren

Spezifische Kontraindikationen: Aortenklappeninsuffizienz, Aortenaneurysma, Aortendissektion, ausgeprägte aortoiliakale atherosklerotische Veränderungen

Funktionsweise:

- Herzzyklus-abhängiges (◨ Abb. 9.2) Entfalten eines mit 30–50 ml Helium gefüllten Ballons in der Aorta descendens (Spitze ca. 1–2 cm unterhalb des Abgangs der linken A. subclavia)

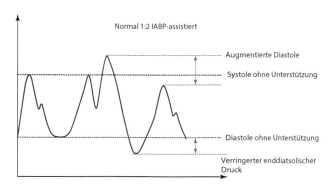

◨ **Abb. 9.2** Nicht-unterstützter und IABP-unterstützter Herzzyklus. (Mod. nach Helwani und 2017)

- Augmentation des diastolischen Druckes und Verbesserung des koronaren Perfusionsdrucks durch Entfalten des Ballons zu Beginn der Diastole („augmentierte Diastole")
- Erhöhung des diastolischen Drucks in den arteriellen Abgängen im Bereich des Aortenbogens durch Aufblasen des Ballons in der Diastole

Nachlastsenkung durch Erschlaffen des Ballons in der Systole („augmentierte Systole").

❯ **Aktuelle Studien zur IABP konnten eine signifikante Mortalitätsverbesserung im kardiogenen Schock nicht zeigen. Aufgrund anderer Unterstützungsverfahren ist die Anwendung der IABP in den vergangenen Jahren selten geworden.**

9.3 Impella

Die Impella ist ein durch den Kardiologen perkutan eingeführtes Device, welches am Kopf eine Pumpe aufweist, welche Blut aus dem linken Ventrikel in die Aorta pumpt. Das Ziel des Devices besteht im „off-loading" des linken Ventrikels mittels einer Unterstützung der Linksherzfunktion bis maximal 5,0 l/min. Eine Impella wird zur kurzfristigen Linksherzunterstützung eingesetzt.

Funktionsweise:

- Verminderung der LV-Wandspannung durch Reduktion von linksventrikulären enddiastolischem Druck und Volumen

- Erhöhung des systemischen arteriellen Mitteldrucks und Herzzeitvolumens
- Verbesserung der Koronarperfusion
- Sekundäre Reduktion der RV-Nachlast und RV-Pumpfunktion

Indikationen: kardiogener Schock, vorübergehende Unterstützung nach Herz-Lungen-Maschine, zur „geschützten" Durchführung von perkutanen Koronarinterventionen bei Hochrisikopatienten.

> Für das akute Rechtsherzversagen ist ein Rechtsherz-Impella-System verfügbar, das über die Femoralvene eingesetzt wird, die Verwendung ist aktuell jedoch noch selten.

9.4 Ventrikuläre Assist-Devices (VAD)

Im Gegensatz zu den bislang vorgestellten extrakorporalen Organersatzverfahren sind ventrikuläre Assist-Devices meistens für die längerfristige Verwendung gedacht. Häufigste Indikation stellt oftmals eine terminale Herzinsuffizienz dar.

Es bestehen **3 Typen** von ventrikulären Assist-Devices (VAD):

- LVAD: links-ventrikuläres Assist-Device
- RVAD: rechts-ventrikuläres Assist-Device
- BIVAD: biventrikuläres Assist-Device

Die Systeme werden durch den Herzchirurgen implantiert und mit einem externen Gerät verbunden. Sie können die Ventrikelfunktion bis zur Vollständigkeit übernehmen. Die Systeme verschiedener Hersteller unterscheiden sich hinsichtlich der Pulsatilität des generierten Flusses (pulsatil versus nicht-pulsatil), des Grades der Unterstützung, der chirurgischen Implantation und der möglichen Therapiedauer:

> **Eine nicht-invasive Blutdruckmessung kann in Abhängigkeit des eingesetzten VAD-Systems willkürliche Werte ergeben. Es empfiehlt sich die Anlage eines arteriellen Zugangs unter sonografischer Kontrolle, da häufig keine klare Pulsatilität tastbar ist (◻ Abb. 9.2).**

Literatur

Helwani MA, Srinivasan JD (2017) Intra-aortic Balloon Pump (IABP). In: Raj T (Hrsg) Data Interpretation in Anesthesia. Springer, Cham

Flüssigkeits- und Elektrolytstörungen

M. Glas und C. A. Pfortmüller, *Mein erster Dienst - Intensivmedizin,* https://doi.org/10.1007/978-3-662-61641-3_10

Störungen des Wasser- und Elektrolythaushalts sind häufig bei kritisch kranken Patienten. Insbesondere besteht eine sehr enge Beziehung zwischen Wasser- und Natriumhaushalt.

10.1 Flüssigkeitshaushalt

Der menschliche Körper besteht zu annähernd 60 % aus Wasser. Die individuellen Variationen sind hauptsächlich auf das vorhandene Fettgewebe zurückzuführen. So ist beim männlichen Erwachsenen 60 %, bei weiblichen 50 % des Körpergewichts auf Wasser zurückzuführen. Das Gesamtkörperwasser vermindert sich mit zunehmendem Alter.

Das Körperwasser wird in 2 Kompartimente unterteilt:

- Extrazelluläres Wasser: Hier befinden sich 40 % des Gesamtkörperwassers. Das Extrazellulärvolumen lässt sich in Plasmavolumen und interstitielles Volumen unterscheiden.
- Intrazelluläres Wasser: Dieses entspricht dem Wasser innerhalb von Zellen. Es macht circa 60 % des totalen Körperwassers und 35 % des totalen Körpergewichts aus.

Die Verteilung des Gesamtkörperwassers ist maßgeblich vom Natriumgehalt sowie von hormonellen Faktoren abhängig.

10.1.1 **Flüssigkeitsbalance**

Beim gesunden Patienten stehen Wasserzufuhr und Wasserausscheidung in einem eng regulierten Gleichgewicht. Die Regulation erfolgt via ADH- und Barorezeptoren und ist maßgeblich vom Serum-Natriumgehalt beziehungsweise der -Osmolalität abhängig. Die Wasserausscheidung entsprechend den hormonalen Signalen erfolgt über die Nieren und ist abhängig von der Intaktheit des distalen Nephrons sowie der Zusammensetzung des hypertonen medullären renalen Interstitiums. Des Weiteren ist die Flüssigkeitsbalance beeinflusst durch den osmolaren Gehalt des ausgeschiedenen Wassers. So führt zum Beispiel eine Glucosurie zu einer osmotischen Diurese.

10.1.2 **Flüssigkeitsbedarf**

Der Flüssigkeitsbedarf ist maßgeblich vom zugrunde liegenden Krankheitsbild abhängig. Täglich müssen beim gesunden Patienten circa 600 mosm/l ausgeschieden sowie 500–1000 ml Flüssigkeitsverlust über die Haut und die Atemluft ausgeglichen werden. Deswegen ist eine minimale Flüssigkeitszufuhr von 1000–2000 ml pro Tag (ca. 35 ml/kg) notwendig. Dies kann im Rahmen von Erhaltungsflüssigkeit (Dauerinfusion) oder durch Bolusgabe erfolgen. Eine klar bedarfsadaptierte Flüssigkeitsgabe ist zur Vermeidung von Flüssigkeitsüberladung zwingend notwendig.

10.1.3 Klinische Beurteilung des Flüssigkeitshaushalts

Flüssigkeitsdefizit: Die klinischen Symptome bei einem maßgeblichen Flüssigkeitsdefizit entsprechen den Zeichen des hypovolämen Schocks (▶ Kap. 8). Es finden sich hypotone, tachykarde Patienten mit zunehmender Somnolenz, verminderter Urinausscheidung sowie kalter Peripherie. Die Schleimhäute sind trocken, es können stehende Hautfalten gesehen werden und Ödeme werden nicht gesehen.

Flüssigkeitsüberladung: Patienten mit Flüssigkeitsüberladung weisen ubiquitäre Ödeme auf. Diese können bei kritisch kranken Patienten aufgrund der liegenden Position nicht nur in den Beinen, sondern auch am Gesäß oder am Rücken imponieren. Zusätzlich lassen sich oftmals ein Lungenödem auskultieren und konventionell-radiologisch und sonografisch Pleuraergüsse nachweisen. Die Halsvenen sind meist gestaut.

Flüssigkeitsüberladung ist mit erhöhter Mortalität bei kritisch kranken Patienten assoziiert. Des Weiteren sind Darmmotilitätsstörungen, Wundheilungsstörungen und prolongierte Beatmungszeiten sowie Intensivstationsaufenthaltsdauern beschrieben worden. Deswegen sollte eine Flüssigkeitsüberladung, wenn immer möglich, verhindert werden. Häufig ist diese iatrogen durch große Menge an extern zugeführten Infusionsflüssigkeiten verursacht. Ein spezielles Augenmerk muss aber hier auf Erhaltungsflüssigkeit sowie Flüssigkeit zur Verabreichung von Medikamenten gelegt werden. Gerade letztere trägt nachweislich ein großer Anteil zum Gesamtflüssigkeitsvolumen bei. Es ist deswegen unabdingbar, jede

Flüssigkeitsgabe kritisch zu hinterfragen und nur nach klar gegebener Indikation zu verabreichen. Des Weiteren ist es notwendig, umgehend nach Eintritt der hämodynamischen Stabilisierung eine Negativbilanzierung anzustreben.

10.2 Infusionstherapie

Volumenersatztherapie mit Infusionslösungen ist eine der meist durchgeführten Interventionen in der Intensivmedizin. Intensivmedizinische Patienten erhalten innerhalb kurzer Zeit oftmals größere Mengen an Infusionsflüssigkeit (bis zu 10 L pro Tag), um eine hämodynamische Stabilisierung zu erreichen. Die Infusionsflüssigkeiten haben deswegen einen signifikanten Einfluss auf die Wasser-Elektrolyt-Zusammensetzung sowie den Säure-Base-Haushalt der kritisch kranken Patienten. Unterschieden werden bei den heutigen Infusionslösungen zwei große Hauptgruppen: die kristalloiden und die kolloiden Lösungen. Der Hauptunterschied zwischen den beiden Infusionslösungen basiert auf der physikochemischen Zusammensetzung der Lösung. Während kristalloide Lösungen Wasser, Elektrolyte und gegebenenfalls schwache Säuren enthalten, bestehen die kolloidalen Lösungen aus onkotisch wirksamen Stoffen wie Proteinen oder Kohlehydraten. Dies führt unter anderem dazu, dass die kolloiden Lösungen nicht frei durch die Gefäßwand permeabel sind und deswegen länger im Gefäßsystem verweilen.

10.2.1 **Kristalloide Infusionslösungen**

Unterschieden wird zwischen nicht-gepufferten und gepufferten Infusionslösungen. Den wichtigsten Vertreter der ersten Gruppe stellt die 0,9 %ige Kochsalzlösung dar, während zur zweiten Gruppe Infusionslösungen wie Ringerlaktat oder Ringeracetat gehören.

10.2.1.1 **Infusionslösungen und der Säure-Base-Haushalt**

Für die normale Körperfunktion ist die Einhaltung der elektrischen Neutralität unabdingbar. Beim Einsatz von nicht-gepufferten Infusionslösungen, vornehmlich 0,9 % NaCl, werden zur Erhaltung der elektrischen Neutralität große Mengen an Chlorid eingesetzt. Diese führen zur hyperchlorämen metabolischen Azidose aufgrund eines Anionenüberschusses. Des Weiteren wird durch Infusion von Bikarbonat-freier Infusionsflüssigkeit das Plasma-Bikarbonat verdünnt und es kommt zu einer Verdünnungsazidose. Die logische Konsequenz wäre, Infusionslösungen Bikarbonat zuzusetzen. Dieses ist negativ geladen und somit ein Anion und würde auch eine Verdünnungsazidose verhindern. Problematischerweise hat Bikarbonat in Infusionslösungen eine sehr kurze Halbwertszeit von ca. 4 h, entsprechend ist der Zusatz von Bikarbonat zu Infusionslösungen nicht zielführend. Ein weiterer Lösungsansatz besteht in der Konzeption von gepufferten Infusionslösungen (auch balancierte Infusionslösungen genannt). Diesen Infusionslösungen werden neben Elektrolyten schwache Säuren wie Laktat oder Acetat beigesetzt, welche dann im Körper innerhalb einer Frist (<1 h) zu

Bikarbonat verstoffwechselt werden. Hierdurch kann das Auftreten einer Verdünnungsazidose und durch den Zusatz elektrisch negativ geladener schwacher Säuren zur Infusionslösung gleichzeitig auch der Chloridgehalt der Lösung reduziert und somit das Auftreten einer hyperchlorämen metabolischen Azidose vermieden werden.

> ❯ Bei der Verwendung von balancierten Infusions-
> lösungen wird das Auftreten von Verdünnungs- und
> hyperchlorämer metabolischer Azidose reduziert.

10.2.1.2 0,9 % NaCl oder physiologische Kochsalzlösung

Physiologische Kochsalzlösung oder auch 0,9 % NaCl genannt, ist zurzeit mit mehr als 200 Mio. verkauften Litern pro Jahr, alleine in den USA, die am meist benutzte Infusionslösung weltweit. Problematisch ist jedoch, dass 0,9 % NaCl trotz des geläufigen und allgemeinen Namens „physiologische Kochsalzlösung" mit einer Konzentration 154 mmol/l Natrium und 154 mmol/l Chlorid keine physiologische Zusammensetzung aufweist. Dies führt – wie oben beschrieben – zum Auftreten einer hyperchlorämen metabolischen Azidose sowie einer Verdünnungsazidose und ist nachweislich schon bereits ab einer Infusionsmenge von 2 Litern der Fall. In den letzten Jahren sind viele Studien mit teilweise sehr gegenteiligen Resultaten durchgeführt worden. So wurden zum Beispiel negative Auswirkung auf die Nierenfunktion mit vermehrter Notwendigkeit von Dialyseverfahren bei kritisch kranken Patienten sowie ein vermehrtes Auftreten von akuter Niereninsuffizienz nachgewiesen.

Weiter sind Effekte auf die Mortalität, den Blutdruck respektive Vasoaktivabedarf und die Notwendigkeit von Bluttransfusionen beschrieben worden. Der Einsatz von 0,9 % NaCl in der Intensivmedizin wird deswegen aktuell sehr kontrovers diskutiert. Es existiert jedoch zurzeit kein Superioritätsnachweis der balancierten Lösungen gegenüber 0,9 % NaCl.

10.2.1.3 Gepufferte Infusionslösungen oder balancierte Infusate

Gepufferte Infusionslösungen gelten in Bezug auf den Säure-Base-Haushalt als stabiler gegenüber nicht-gepufferten Infusionslösungen. Im Vergleich zu 0,9 % NaCl beeinflussen sie weder die Inzidenz des akuten Nierenversagens noch die Mortalität. Trotz deren positiven Einfluss auf die Stabilität im Säure-Base-Gleichgewicht, haben gepufferte Infusionslösungen auch einige erhebliche Nachteile gegenüber ungepufferten Lösungen. Ein Problem stellt der im Vergleich zu NaCl maßgeblich tiefere Natriumgehalt in einigen gepufferten Lösungen dar. So wird beispielsweise postuliert, dass dadurch die Umverteilung in den Extrazellulärraum schneller und in einem größeren Ausmass vonstattengeht und deswegen vermehrt periphere Hirn- und Lungenödeme auftreten. Des Weiteren wird das vermehrte Auftreten von Hyperlaktatämien und Hyperkaliämien bei Laktat-gepufferten sowie von Vasodilatation und metabolischer Alkalose bei Acetat-gepufferten Infusionslösungen beschrieben. Balancierte Infusionslösungen stellen aktuell in Europa die präferierten Infusionslösungen zum Volumenersatz dar.

> **❯** Balancierte Infusionslösungen sind zum
> großvolumigen Flüssigkeitsersatz 0,9 % NaCl
> vorzuziehen.

10.2.2 Kolloidale Lösungen

Kolloide Flüssigkeiten sind Flüssigkeiten, deren Träger-
lösung Gruppen von Makromolekülen beinhalten.
Diese sind entweder natürliche Eiweiße (Albumin,
Plasma Protein Fraction) oder synthetische Kohlen-
hydrate (modifizierte Gelatine, Dextrane, ethylierte
Stärke – HES). Die kolloidalen Lösungen verweilen aufgrund der Größe der darin enthaltenen Moleküle länger
im intravaskulären Raum als kristalloide Flüssigkeiten
und sind deshalb effektiver in der Aufrechterhaltung des
onkotischen Druckes und somit der intravasalen Füllung,
da sie durch das hohe Molekulargewicht der Moleküle
die semipermeable Kapillarmembran nicht passieren
können. Beim Ausgleich von großen Volumenverlusten,
wie zum Beispiel bei der Behandlung des hypovolämen
Schocks, wurden kolloide Flüssigkeiten deswegen aufgrund der längeren Verweildauer im Intravasalraum den
kristalloiden Flüssigkeiten bis vor einigen Jahren vorgezogen. In der jüngeren Vergangenheit wurde jedoch
gezeigt, dass insbesondere synthetische Kolloide mit
maßgeblichen Nebenwirkungen (erhöhte Mortalität,
erhöhte Blutungsgefahr, Verschlechterung der Nierenfunktion) assoziiert sind, weswegen diese fast gänzlich aus
der klinischen Praxis verschwunden sind. Für die natürlichen Kolloide (z. B. Humanalbumin) besteht aktuell
kein erwiesener Vorteil gegenüber den kristalloiden

Infusionslösungen. Sie werden jedoch von der Surviving Sepsis Campaign (siehe ▶ Abschn. 17.1) als 2. Linien-therapie bei Therapie-refraktärem septischem Schock weiterhin empfohlen.

> ❯ Synthetische kolloidale Infusionslösungen werden heutzutage praktisch nicht mehr eingesetzt.

10.3 **Natriumstörungen und Therapie**

Natrium ist das primäre extrazelluläre Elektrolyt. Es stellt das wichtigste osmotisch aktive Molekül dar und ist direkt proportional zur Serum-Osmolalität. Das Serum-Natrium ist deswegen essenziell für die Regulation des Wasserhaushalts sowie die Verteilung des Körper-wassers zwischen den einzelnen Kompartimenten. Die Serum-Osmolalität wird über weiteres „Strecken" via ADH-Sekretion, Durststimulation sowie Anpassung der renalen Ausscheidung konstantgehalten. Die Serum-Osmolalität ist maßgeblich für die zelluläre Integrität und Funktion.

> ❯ Natrium- und Wasserhaushalt gehören zwingend zusammen und müssen gemeinsam beurteilt werden.

Das **diagnostische Vorgehen** basiert auf 3 Säulen:

- Osmolalitätsmessung: im Serum und im Urin
- Natriumbestimmung: im Serum und im Urin (maßgeblich ist für Osmolalität sowie Natrium-bestimmung die Verwendung desselben Zeitpunkts für Urin- und Serumbestimmung)

— Klinische Beurteilung des Volumenstatus: Diurese-
menge, Ödeme, Schleimhäute, Hautturgor

10.3.1 Hyponatriämien

Keine Elektrolytstörung ist in der klinischen Praxis so
häufig anzutreffen wie die Hyponatriämie. Von einer
Hyponatriämie spricht man bei Serum-Natriumwerten <
135 mmol/. Diese können einerseits anhand der
Serum-Osmolalität in hypotone, isotone und hypertone Hyponatriämien eingeteilt werden oder anhand
des Wasserhaushalts in hypovoläme, isovoläme und
hypervoläme Störungen. Des Weiteren spielt eine entscheidende Rolle, ob die renale Konzentrationsfähigkeit
(Urinosmolalität) intakt ist. Zusätzlich wird die renale
Natriumausscheidung beurteilt.

Ein diagnostisches Flow-Chart zur Beurteilung von
Hyponatriämien findet sich in ◘ Abb. 10.1.

Wichtige Punkte:
— Hyponatriämie entspricht entweder dem Vorhandensein von zu wenig Natrium oder zu viel Wasser.
— Eine Hyponatriämie mit Wassermangel kann entstehen, wenn das Ausmaß des Wasserverlusts das-
jenige des Natriumverlusts übersteigt.
— Bei einem Urinnatrium von < 20 mmol/l ist davon auszugehen, dass bei funktionierender Niere diese aktiv
versucht Natrium zurückzuhalten. Bei Urinnatrium-
werten > 20 mmol/l ist von einer renalen Natrium-
konzentrationsstörung auszugehen. Letztere kann

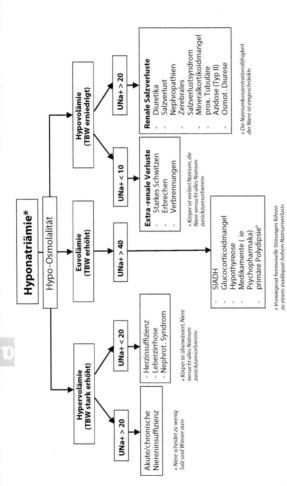

Hyponatriämie*

Hypo-Osmolalität

Hypervolämie (TBW stark erhöht)

UNa+ > 20

Akute/chronische Nereninsuffizienz

»Niere scheidet zu wenig Salz und Wasser aus«

UNa+ < 20

- Herzinsuffizienz
- Leberzirrhose
- Nephrot. Syndrom

»Körper ist überwässert, Niere versucht alles Natrium zurückzuresorbieren«

Euvolämie (TBW erhöht)

UNa+ > 40

- SIADH
- Glucocorticoidmangel
- Hypothyreose
- Medikamente (ie Psychopharmaka)
- primäre Polydipsie°

»Vorwiegend hormonelle Störungen führen zu einem inadäquat hohem Natriumverlust«

Hypovolämie (TBW erniedrigt)

UNa+ < 10

Extra-renale Verluste
- Starkes Schwitzen
- Erbrechen
- Verbrennungen

»Körper ist verliert Natrium, die Niere versucht alles zurückzuresorbieren«

UNa+ > 20

Renale Salzverluste
- Diuretika
- Salzverlust Nephropathien
- Zerebrales Salzverlustsyndrom
- Mineralkortikoidmangel
- prox. Tubuläre Azidose (Typ II)
- Osmot. Diurese

»Die Natriumkonzentrationsfähigkeit der Niere ist eingeschränkt«

* Ausschluss:
- Iso-Osmolalität: Pseudohypnatriämie, Paraproteinämie, Hyperlipidämie
- Hyperosmolalität: Hyperglykämie, Mannitol
° Urinosmolalität sehr tief (< 100mosmol/l)

Abb. 10.1 Diagnostisches Flow-Chart Hyponatriämie. (Mod. Nach Smolle 2011)

medikamentös bedingt sein (Diuretika), aber auch hormonell (SIADH, Nebenniereninsuffizienz).

- Bei einer Hyponatriämie und gleichzeitig hoher Osmolalität im Blut ist vom Vorhandensein von zusätzlichen osmotisch wirksamen Stoffen (Hyperglykämie, Mannitolinfusion) auszugehen.

- Die Hyponatriämie kann künstlich durch das Vorhandensein von Hyperproteinämie oder Hyperlipidämie entstehen. Es liegt eine **Pseudohyponatriämie** und keine echte Hyponatriämie vor.

Die klinischen Symptome von Hyponatriämien sind unspezifisch. Meistens treten ab einem Serum-Natrium von <125 mmol/l neurologische Syndrome wie Müdigkeit, Krampfanfälle, Verwirrung und Somnolenz auf.

Allgemeines zur Therapie der Hyponatriämie

Grundsätzlich richtet sich die Therapie nach dem zugrunde liegenden Grund für die Hyponatriämie. So ist je nach Typ eine Natriumsubstitution oder auch eine Wasserüberschussreduktion (Trinkmengenrestriktion, Diuretika) erforderlich. Die Therapie einiger häufiger Krankheitsbilder spezifisch mit Hyponatriämie werden in diesem Kapitel besprochen. Es gelten jedoch bei der Therapie der Hyponatriämie einige **allgemeine Grundsätze:**

- Rasch aufgetretene Hyponatriämien werden rascher korrigiert, chronische langsamer.

- Natriumanstieg: Der Natriumanstieg darf insbesondere bei chronischen (>48 h) Hyponatriämien nicht mehr als 10–12 mmol/d betragen, da ansonsten die Gefahr einer pontinen Myelinolyse besteht. Diese entsteht durch schnelle Osmolalitätsverschiebungen in besonders vulnerablen Zellen im Pons cerebri. Bei einem zu schnellen Anstieg muss unbedingt gegenreguliert werden.

— Bei neurologisch symptomatischem Patienten erfolgt eine rasche Anhebung des Natriums auf 120 mmol/l ungeachtet der zugrunde liegenden Diagnose. Die Therapie sollte umgehend mittels hochprozentigem Natrium erfolgen.

— Wird eine Therapie der Hyponatriämie eingeleitet, sind unbedingt regelmäßige Natriumbestimmungen (initial zweistündlich) notwendig, um bei zu schnellem Anstieg gegensteuern zu können.

— Hyponatriämien können prinzipiell auch mit Vaptanen behandelt werden, die Evidenz dazu bleibt aber aktuell unsicher.

Spezifische typischerweise mit Hyponatriämie assoziierte Krankheitsbilder

— **Syndrom der inadäquaten ADH-Sekretion:** Durch eine unphysiologische vermehrte Freisetzung von ADH wird vermehrt Wasser renal zurückresorbiert. So entsteht eine Hyponatriämie. Das Syndrom kommt vermehrt bei Patienten mit Schädel-Hirn-Trauma oder Subarachnoidalblutungen vor, kann aber auch paraneoplastisch auftreten. Diagnostisch fällt eine hohe Urinosmolalität, ein tiefes Urinnatrium sowie ein euvolämer Volumenstatus auf. Therapeutisch erfolgt eine Trinkmengenrestriktion.

— **Zerebrales Salzverlustsyndrom:** Dieses Syndrom tritt ebenfalls hauptsächlich bei Patienten mit

Schädelhirntraumata oder Subarachnoidalblutungen aus. Es zeichnet sich durch einen
kombinierten renalen Elektrolyt- und Wasserverlust
aus. Diagnostisch besteht ein hohes Urinnatrium
zusammen mit einer erhöhten Urinosmolalität und
klinischer Volumendepletion. Der Patient wird
zudem durch hohe Diuresemengen klinisch auffällig.
Therapeutisch muss ein Ersatz des ausgeschiedenen
Volumens erfolgen. Dies kann primär mit 0,9 %
Kochsalzlösung und wenn unzureichend mit hochprozentigem Kochsalz erfolgen.

TURP-Syndrom: Nach transurethralen Prostata-
resektionen (TURP) kann es zur Einschwemmung von
osmotisch aktiven Teilchen (meistens Glycin) aus der
TURP-Spüllösung in das Gefäßsystem kommen. Somit
entsteht eine hyperosmolare Hyponatriämie. Das Auftreten ist bis zu 24 h nach dem Eingriff möglich. Die
Therapie ist rein supportiv.

Hyponatriämie bei Volumenüberladung: Diese tritt
häufig bei Herz- oder Niereninsuffizienz aber auch bei
hormonellen Störungen auf. Zugrunde liegt eine renal
verminderte Wasserausscheidung. Diagnostisch findet
sich eine tiefe oder normale Serumosmolalität, mit
einem verminderten Urinnatrium (ausgenommen bei
diuretischer Therapie). Therapeutisch werden Diuretika
eingesetzt.

Polydipsie: Hyponatriämien bei Polydipsien werden
häufig im Rahmen von psychischen Erkrankungen
gesehen. Können aber auch beim Alkoholiker auftreten, welcher große Mengen an Bier trinkt. Letzteres
ist natriumarm. Diagnostisch findet sich ein normaler

Volumenstatus mit einer sehr tiefen Urinosmolalität (maximale Verdünnung durch Wasserausscheidung) sowie tiefem Urinnatrium. Therapeutisch erfolgt eine Trinkmengenrestriktion.

10.3.2 Hypernatriämien

Auch bei Hypernatriämien ist das Zusammenspiel zwischen Wasser- und Salzhaushalt maßgeblich. So kann eine Hypernatriämie durch exzessive Natriumzufuhr oder vermehrte Wasserausscheidung entstehen. Eine Hypernatriämie ist definiert bei einem Serum-Natrium von mehr als 145 mmol/l.

Wie bei der Hyponatriämie wird zur Diagnostik das Serum- und Urin-Natrium sowie die Serum- und Urin-Osmolalität bestimmt.

Eingeteilt können Hypernatriämien wie folgt werden:

- **Hypovoläme Hypernatriämie:** Flüssigkeitsverluste mit inadäquater Durstregulation (durch Medikamente, z. B. Diuretika) oder mit ungenügender Flüssigkeitszufuhr
- **Euvoläme Hypernatriämie:** Diese entsteht bei Wasserverlust mit inadäquatem Flüssigkeitsersatz bzw. fehlendem Zugang zu Wasser oder im Rahmen von Wasserregulationsstörungen (z. B. Diabetes insipidus).
- **Hypervoläme Hypernatriämie:** Diese tritt selten auf und ist meistens iatrogen durch die Verabreichung von hochprozentigen natriumhaltigen Infusionslösungen.

Klinisch sind ab einem Serum-Natrium von 155–160 mmol/l klinische Symptome zu erwarten. Wie bei der Hyponatriämie sind auch bei der Hypernatriämie neurologische Symptome vordergründig, wie z. B. Schläfrigkeit, Lethargie, Verwirrung, Nausea und Emesis und Krampfanfälle.

Die Therapie besteht allgemein in der Zufuhr von freiem Wasser oder hypotonen Infusionslösungen (0,5 % Glucose). Die orale Zufuhr via Magensonde ist der intravenösen Glucosezufuhr wenn möglich vorzuziehen.

> ❯ Der Abfall des Serum-Natriums unter Therapie sollte nicht mehr als 0,5 mmol/l pro Stunde betragen, da sonst die Gefahr eines zerebralen Ödems steigt.

10.3.2.1 Spezialfall – Diabetes insipidus

Beim Diabetes insipidus wird eine zentrale und eine nephrologische Form unterschieden. Die zentrale Form kommt insbesondere bei Patienten mit Schädelhirntraumata vor und wird bei kritisch kranken Patienten häufig beobachtet. Sie entsteht durch einen totalen oder relativen Wegfall der ADH-Sekretion. Diagnostisch besteht neben einer Serum-Hypernatriämie, eine Hyperosmolalität im Serum, eine verminderte Urinosmolalität (meistens unter 200 mosm/l) sowie ein tiefes Urinnatrium. Die Therapie besteht in der Verabreichung von Desmopressin.

10.4 Kaliumstörungen und Therapie

Kalium ist das Hauptkation des intrazellulären Raums. Veränderungen im Serum-Kalium können einerseits durch Verschiebungen zwischen intra- und extrazellulärem Kompartiment sowie auch durch tatsächliche Verminderung des Körperkaliums entstehen.

Wichtige Faktoren, welche die **Verteilung von Kalium** zwischen den Kompartimenten beeinflussen:

- **Azidämie:** Bei azidotischen Patienten werden Hydrogenionen zur Pufferung des Extrazellulärraums nach intrazellulär verschoben, im Gegenzug wird Kalium aus der Zelle in den Extrazellulärraum transportiert. Eine Azidose führt zu einem Anstieg des Serumkaliums.
- **Alkalose:** Der Vorgang findet in umgekehrter Art wie für die Azidämie beschrieben statt. Eine Alkalose führt deshalb zu einer Serum-Hypokaliämie.
- **Insulin:** Dieses führt zu einer Verschiebung von Kalium von extra- nach intrazellulär.
- **Betarezeptorstimulanzien:** Endogen oder exogen zugeführte Betastimulatoren führen zu einer Verschiebung von Kalium in die Zellen.

Die Kaliumausscheidung ist abhängig von der Nierenfunktion, dem Natriumangebot des distalen Tubulus sowie von Aldosteron.

❶ Cave

Das Verhältnis von intrazellulärem zu extrazellulärem Kalium beeinflusst maßgeblich das Membranruhepotenzial. So können kleine Veränderungen im extrazellulären Kalium große Effekte auf die Reizschwelle von Herz- Neuro- und Muskelzellen haben.

10.4.1 Hypokaliämie

Ursachen für Hypokalämien können in folgende Kategorien eingeteilt werden:

- **Umverteilung:** Transzellulärer Shift zwischen den Kompartimenten
- **Gastrointestinale Verluste:** Durchfall, Erbrechen, enterale Sekretionsverluste
- **Renale Verluste:** Die Ursachen für renale Verluste können medikamentös (Diuretika, Penicillin-basierte Antibiotika, Chemotherapeutika), hormonell (Hyperaldosteronismus, Glukokortikoidexzess), genetisch (renal tubuläre Azidosen) oder auch durch andere Elektrolytstörungen (Hypomagnesiämie) sein
- **Ungenügende Zufuhr**

Hypokaliämie führt zu einer Verminderung der neuromuskulären Reizbarkeit. Entsprechend kommt es zur muskulären Schwäche und Arrhythmien.

> **EKG:** ST-Segmentdepression und U-Wellen, Blockbilder, Kammerflimmern

Als erster Schritt in der Diagnosestellung sollte eine Urinkaliumbestimmung (Spoturin oder 24-h-Messung) erfolgen.

Ist das Urinkalium tief (<15 mmol/l) findet ein extrarenaler Kaliumverlust statt. Wie auch bei der Hyponatriämie beschrieben, resorbiert die Niere so viel Kalium zurück wie nur möglich. Ursächlich sind hierfür meist gastrointestinale Verluste oder eine verminderte Zufuhr.

Falls das Urinkalium >15 mmol/l liegt, wird ein ABGA abgenommen. Bei ausgeglichenem Säure-Base-Haushalt oder beim Vorliegen einer metabolischen Azidose ist eine renale Ursache zu suchen. Liegt jedoch eine metabolische Alkalose vor, sollte eine Urin-Chlorid-Messung sowie Blutdruckbestimmung durchgeführt werden. Bei tiefem Urinchlorid <10 mmol/l ist erneut an extrarenale Verluste (Erbrechen mit Magensäureverlust) zu denken, bei hohem Urin-Chlorid (>10 mmol/l) und erhöhtem Blutdruck ist ein Mineralkortikoidexzess wahrscheinlich.

> ❯ Zur differenzialdiagnostischen Aufarbeitung
> einer Hypokaliämie werden eine **ABGA,** eine
> **Blutdruckmessung** sowie eine **Urin-Kalium- und
> Urin-Chlorid-Bestimmung** durchgeführt.

Die Substitution von Kalium kann oral (mehrfach täglich 40 mmol) oder intravenös erfolgen. Hochprozentiges Kalium darf einzig über einen zentralvenösen Katheter verabreicht werden. Der Patient muss hierfür am Monitor überwacht werden und die Dosis darf 20 mmol/h nicht überschreiten. Alternativ stellt der Zusatz von Kalium zu einer Erhaltungsinfusion eine Möglichkeit dar. Dieser darf jedoch 40 mmol/l nicht übersteigen und wird über 24 h verabreicht. Die Dosis richtet sich nach dem Bedarf respektive Verlust. Liegt gleichzeitig eine metabolische Alkalose mit Chloridverlust vor, muss Chlorid ebenfalls substituiert werden.

❗ CAVE
**Viele Patienten mit Hypokaliämie haben gleichzeitig
eine Hypomagnesiämie.** Hypomagnesiämie führt
über renale Mechanismen zum Kaliumverlust,
deswegen ist eine gleichzeitige Magnesium- und
Kaliumsubstitution unabdingbar.

10.4.2 **Hyperkaliämie**

Eine Hyperkalämie kommt durch **Umverteilung,** vermehrte **Zufuhr** oder **Zellzerfall** (Rhabdomyolyse, Hämolyse, Zytolyse im Rahmen von Chemotherapien) oder durch **verminderte renale Kaliumausscheidung** zustande. Eine verminderte Kaliumausscheidung kann bedingt sein durch Medikamente (ACE-Hemmer, NSAID u. v. a.), durch ein Nierenversagen (z. B. durch ein Perfusionsdefizit im Rahmen eines Schocks), durch hormonelle Störungen (Hypoaldosteronismus, Addisonkrankheit) aber auch durch intrinsische renale Erkrankungen.

Die klinischen **Symptome** einer Hyperkaliämien sind unspezifisch und vor allem durch kardiale zelluläre Überreizung sowie neuromuskuläre Schwäche geprägt. Das Ausmaß der Symptome ist maßgeblich von der Dynamik des Auftretens der Hyperkaliämie abhängig.

❯ **EKG:** hohe T-Wellen, breite QRS-Komplexe, Blockbilder, Asystolie

Die Ätiologie der Hyperkaliämie wird meistens nach Durchsicht der aktuellen Laborresultate, der Medikamentenliste sowie der Diagnosenliste klar.

❶ **CAVE**
Hyperleukozytose/Thrombozytose können eine Pseudohyperkaliämie hervorrufen. Ein fälschlicherweise hohes Kalium kann auch bei zu langer venöser Stauung im Rahmen der Blutabnahme entstehen.

❶ CAVE
Bei Patienten mit einer diabetischen Ketoazidose besteht laborchemisch oftmals eine Serum-Hyperkaliämie. Aufgrund der Azidose sowie des gleichzeitig bestehenden Insulinmangels wird jedoch Kalium aus den Zellen in den Extrazellulärraum verschoben und es besteht eigentlich eine intrazelluläre Hypokaliämie. Deswegen ist trotz laborchemisch nachgewiesener Hyperkaliämie bei der Korrektur einer diabetischen Ketoazidose ab Serum-Kaliumwerten von <5,5 mmol/l eine gleichzeitige Kaliumsubstitution durchzuführen (siehe ▶ Abschn. 15.1).

Klare **Indikationen für eine Behandlung** der Hyperkaliämie stellen EKG-Veränderungen, ausgeprägte Schwäche sowie Serum Kaliumwerte von >6 mmol/l dar. Letztere können auch ohne EKG-Veränderungen auftreten.

❯ Eine schwere Hypokaliämie stellt einen medizinischen Notfall dar!

Therapeutische Optionen
Verschieben von Kalium in den Intrazellulärraum: Der transzelluläre Shift stellt die erste Säule der Notfallbehandlung dar. Dieser ist zwar keine permanente Therapie der Hyperkaliämie, aber wirkt kurzfristig stabilisierend. Gegeben werden können:
- **Insulin/Glucose:** 100 ml Glucose 5 % + 10 IE Insulin über 20–30 min
- **Inhalative Beta-Agonisten:** z. B. Salbutamol inhalativ
- **Sodiumbicarbonat:** 100 ml 8,4 % $NaHCO_3$ über 20–30 min

Membranstabilisation: Intravenöses Kalzium kann das kardiale Membranpotenzial stabilisieren, wenn EKG-Veränderung vorliegen. Appliziert werden Calciumgluconat (z. B. 1 g entsprechend 10 ml) oder Calciumchlorid (die Umrechnung bzgl. aquipotenter Mengen von Calciumchlorid zu Calciumgluconat ist 1:3). Die Wirksamkeit von Calciumprodukten beträgt nur circa 30 min und muss beim Fortbestehen der EKG-Veränderungen wiederholt werden.

Kaliumentfernung: Die endgültige Elimination von Kalium aus dem Körper erfolgt mittels Dialyse, Kalium-bindenden Salzen (Resoniumsalz) oder durch Diuretika. Letztere sind jedoch nur bei chronischen wenig ausgeprägten Hyperkaliämien zielführend. Bei einem Kalium von >6,5 mmol/l und gleichzeitigen EKG-Veränderungen ist eine notfallmäßige Hämodialyse indiziert.

10.5 Kalziumstörungen und Therapie

Kalziumstörungen beim intensivmedizinischen Patienten sind eher seltener. Der Kalziumstoffwechsel ist ein komplexes Zusammenspiel zwischen dem Magendarmtrakt (Ort der Kalziumaufnahme) und den Nieren (Ort der Kalziumausscheidung). Beide Enden werden durch komplexe hormonell gesteuerte Mechanismen reguliert. Maßgeblich hierfür sind neben Vitamin D auch der Parathormon-Stoffwechsel sowie Calcitonin. Veränderung des Serum-Kalziums wirken sich auf die neuromuskuläre sowie kardiale Erregbarkeit aus.

> ❯ Gemessen werden das Gesamtkalzium und das
> ionisierte Kalzium. Ersteres wird an Albumin
> gebunden im Plasma transportiert und muss
> entsprechend der Albuminkonzentration korrigiert
> werden.

10.5.1 Hypokalzämien

Hypokalzämien sind seltener als Hyperkalzämien. Diese können durch verminderte alimentäre Aufnahme von Kalzium oder Vitamin D hervorgerufen werden. Des Weiteren sind hormonelle Störungen via ein Hypoparathyreoidismus mögliche Ursachen für eine Hypokalzämie. Medikamente (z. B. Furosemid) sowie renale Syndrome (renal tubuläre Azidosen) führen ebenfalls zum renalen Kalziumverlust.

- **Chronische Niereninsuffizienz:** Parathormonüberproduktion (sekundärer Hyperparathyroidismus) tritt häufig bei chronisch niereninsuffizienten Patienten auf. Hier wird aufgrund eines komplexen Zusammenspiels zwischen der kranken Niere und dem Vitamin-D-Stoffwechsel einerseits weniger Vitamin-D in die aktive Form in den Nieren verstoffwechselt und andererseits weniger Phosphat ausgeschieden. Letzteres bindet das Serum-Kalzium und führt so zu einer Hypokalzämie.

- **Pankreatitis:** Eine akute Pankreatitis ist ebenfalls mit einer akuten Hypokalzämie vergesellschaftet. Hier wird Kalzium an das nekrotische Fettgewebe im Pankreas gebunden, „verseift" und führt so zu einer Hypokalzämie.

Symptome sind erhöhte kardiale sowie neuromuskuläre Reizbarkeit (Trouseau-Zeichen, Chvostek-Zeichen), allgemeine Schwäche sowie muskuläre Krämpfe oder im Spätstadium Osteoporose und Knochenbrüche.

Die Therapie der Hypokalzämie richtet sich primär nach deren Ursache. So werden bei verminderter alimentärer Aufnahme Kalzium und Vitamin D substituiert oder kalziumausscheidende Medikamente abgesetzt. Des Weiteren kann im Extremfall Calcitonin zum Einsatz kommen. Bei niereninsuffizienten Patienten wird einerseits Phosphat mittels eines Phosphatbinders gebunden und andererseits Vitamin D3 substituiert.

10.5.2 Hyperkalzämien

Häufige **ursächliche Faktoren** für eine Hyperkalzämie sind:

- **Paraneoplastische Phänomene:** Die Produktion von Parathormon ist ein häufiges paraneoplastisches Phänomen. Häufig sind Adenokarzinome (z. B. kleinzelliges Bronchuskarzinom) dafür verantwortlich.
- **Knochenmetastasen:** Diese treten häufig auf, insbesondere beim Mamma- und Prostatakarzinom.
- **Nebenschilddrüsenadenome:** Im Rahmen einer Hyperplasie der Zellen der Nebenschilddrüsen wird vermehrt Parathormon ausgeschüttet.
- **Sarkoidose:** Eine systemische Hyperkalzämie ist ein klassisches Symptom einer Sarkoidose.

Symptome einer Hyperkalzämie sind vielfältig. Veränderungen der kardialen Reizfähigkeit sind häufig.

Ebenfalls kann eine Hyperkalzämie eine Kalziurie auslösen mit vermehrter Diurese und konsekutiver Exsikkose sowie vermehrtem Auftreten von Nierensteinen. Erbrechen und Appetitlosigkeit gehören ebenso zu den Symptomen wie Verwirrung und Somnolenz. Eine Hyperkalzämie kann auch zur Kalziphylaxie mit schmerzhafter Einlagerung von Kalzium in die Haut führen

- **EKG:** Eine verkürzte QT-Zeit ist typisch für eine Hyperkalzämie

Therapeutisch bestehen folgende Optionen
- Therapie mit **Furosemid + gleichzeitige Hydratation** zur Vermeidung einer Exsikkose
- **Bisphosphonate:** Bisphosphonate führen zum Einbau von Kalzium in den Knochen.
- **Steroide:** Diese werden bei Sarkoidose mit Hyperkalzämie eingesetzt
- **Ursächliche Therapie:** Zusätzlich zur der oben beschriebenen symptomatischen Therapie sollte eine ursächliche Therapie der unterliegenden Erkrankung erfolgen.

Zur Vermeidung von Magendarmulcera ist eine prophylaktische Therapie mit einem Protonenpumpenblocker zu evaluieren.

10.6 Refeedingsyndrom

Der normale Kalorienbedarf für einen Erwachsenen in Ruhe beträgt 25–35 kcal/kg/d. Zur individuellen Kalorienabschätzung kann beim beatmeten Patienten eine indirekte Kalorimetrie durchgeführt werden. Bei letzterer wird über den Sauerstoffverbrauch und das abgeatmete CO_2 auf den Körperenergiebedarf geschlossen. Wird der tägliche Kalorienbedarf für längere Zeit im Vorfeld des Intensivstationsaufenthaltes unterschritten, besteht eine Gefahr für ein Refeeding.

Ernährung auf der Intensivstation erfolgt, wann immer möglich, enteral. In der Regel wird umgehend nach Erreichung der hämodynamischen Stabilität mit dem Ernährungsaufbau begonnen. Bei Patienten, bei welchen eine enterale Ernährung spätestens 7 Tage nach Intensivaufenthalt nicht kaloriendeckend aufgebaut werden kann, ist eine parenterale Ernährung indiziert. Letzterer sind Vitamine und Spurenelemente zuzusetzen.

Das Refeedingsyndrom tritt nach zu schnellem Wiederbeginn von Ernährung beim malnutriierten Patienten auf. Bei längerem Fasten wechselt der Körper vom Kohlenhydratabbau zum Proteinabbau. Die zirkulierenden Hormonspiegel nehmen ab und der Körper vermindert seine Aktivität auf ein Minimum. Bei nun erneuter Nahrungszunahme kommt es zu einer plötzlichen massiven Ausschüttung von Insulin mit konsekutivem Elektrolytshift in die Zelle. Diese Elektrolytshifts können zur allgemeinen muskulären Schwäche, zu zerebralen Krampfanfällen sowie zu schweren Herzrhythmusstörungen führen. Zusätzlich zu der vermehrten Insulinausschüttung kommt es ausgelöst durch den allgemeinen Proteinmangel, insbesondere Albuminmangel, zu ubiquitären Ödemen. Diese entstehen aufgrund des verminderten intravasalen onkotischen Drucks mit konsekutiver Ödembildung.

Risikofaktoren für ein Refeedingsyndrom sind:
- **Gewichtsabnahme** von mehr als 10 % des Körpergewichts in den letzten Wochen
- Patienten nach **Magenbypass-Operation**
- Chronisch **Alkoholkranke**
- **Ältere Menschen** (Kaffee-und-Brot-Mahlzeiten)
- **Psychisch kranke Personen**

❶ CAVE
Auch Patienten mit einem hohen BMI können mangelernährt sein.

Klassische **laborchemische Konstellation** bei Refeedingsyndrom:
- Hypokalzämie
- Hypokaliämie
- Hypomagnesiämie
- Hypophosphatämie
- Hypoproteinämie

Bei Patienten, die hinsichtlich eines Refeedingsyndrom gefährdet sind, sollten bei Beginn der Ernährung auf der Intensivstation täglich die Serumelektrolytwerte kontrolliert und bei Verminderung substituiert werden. Der Patient ist zudem täglich klinisch mit besonderem Augenmerk auf Ödembildung zu untersuchen. Der Aufbau der Ernährung sollte sehr langsam erfolgen.

Die **Therapie** bei Refeedingsyndrom besteht aus folgenden Säulen:
- **Substitution der Elektrolytstörungen** mit besonderem Augenmerk auf das Phosphat

- Substitution von **Vitamin B1**
- Substitution von **Folsäure**
- Substitution von **Kalzium und Vitamin D**
- Bei ausgeprägtem Refeeding: **Verlangsamung des Kostaufbaus,** Start mit 10–15 kcal/kg/d für eine Woche mit konsekutivem langsamen Aufbau

Literatur

Smolle K-H (2011) Hyponatriämie, DoctorConsult – the Journal. Wissen für Klinik und Praxis 1(4):e223–e227

Störungen des Säure-Base-Haushalts

© Springer-Verlag GmbH Deutschland, ein Teil von Springer Nature 2020
M. Glas und C. A. Pfortmüller, *Mein erster Dienst – Intensivmedizin*,
https://doi.org/10.1007/978-3-662-61641-3_11

Der Säure-Base-Haushalt stellt ein komplexes System dar. Fast alle Prozesse im Körper sind abhängig vom elektrischen und osmotischen Gleichgewicht und deswegen pH-abhängig. Der Erhalt eines normalen pH-Werts ist zwingend notwendig, um die reibungslose Funktion von enzymatischen Prozessen, Rezeptorfunktionen und dem transmembranösen Transportsystem zu gewährleisten. Deswegen sind Veränderungen im Säure-Base Haushalt von großer Relevanz für die normale Funktion des menschlichen Körpers.

> **Das Hauptziel des Körpers ist es, die elektrische Neutralität und somit einen normwertigen pH zu erhalten.**

Um dieses Ziel zu erreichen, besteht ein komplexes Zusammenspiel zwischen den Nieren, der Lunge sowie körpereigenen Puffersystemen. Zu Letzteren zählen in erster Linie das Bikarbonat und das Albumin sowie auch Phosphat und Hämoglobin. Während die Nieren Säuren ausscheiden sowie Basen rückresorbieren können, wird in der Lunge der Säure-Base-Haushalt via CO_2-Elimination/-Retention reguliert.

Aktuell existieren zwei Systeme, welche zum Verständnis des Säure-Base-Haushalts herangezogen werden können:

- **Henderson-Hasselbach-Gleichung:** Bei diesem Ansatz wird das Säure- und Base-Verhältnis im Körper einander gegenübergestellt.
- **Stewart-Ansatz:** Beim Stewart-Ansatz wird der Erhalt der Elektroneutralität in den Vordergrund gestellt und das Verhältnis zwischen Anionen und Kationen evaluiert.

Für Details zu den zwei Systemen sowie bezüglich den physiologischen Grundlagen des Säure-Base-Systems verweisen wir auf tiefergehende Lehrbücher der Physiologie und Intensivmedizin.

11.1 Praxisanleitung zur Beurteilung von Säure-Base-Störungen

Die Beurteilung von Säure-Base-Störungen ist für die meisten Intensivmediziner schwierig. Insbesondere deshalb, weil die meisten Patienten nicht nur eine, sondern mehrere Säure-Base-Störungen gleichzeitig aufweisen. Deshalb ist es von immenser Wichtigkeit, bei der Beurteilung von Säure-Base-Störungen systematisch vorzugehen.

> Die Beurteilung von Säure-Base-Störung sollte systematisch nach dem **Kochbuchprinzip** erfolgen.

Nachfolgend stellen wir unseren „Kochbuch-Ansatz" vor:
1. **Was ist die primäre Störung?**
2. **Ist die Störung kompensiert? Ist die Kompensation adäquat?**

Für metabolische *Azidosen:*
1. **Gibt es eine Anionenlücke?**
2. **Was ist die Ursache für eine erhöhte Anionenlücke**
3. **Gibt es eine Delta-Lücke?**

11.1.1 Eruierung der primären Säure-Base-Störung

Hier geht es in erster Linie darum, ob eine metabolische oder eine respiratorische Störung vorliegt.

Dies wird wie folgt beurteilt:

- **pH:** zeigt die *Art* der Störung an, Alkalose oder Azidose
- **pCO$_2$:** zeigt die *primäre Ursache* der Störung an, metabolisch oder respiratorisch

Hierfür gilt folgende Regel:

- **pH und pCO$_2$ in gleicher Richtung:** primär metabolische Störung
- **pH und pCO$_2$ in entgegengesetzter Richtung:** primär respiratorische Störung

> ❶ **Cave**
> Beim Vorliegen einer gemischten metabolischen Azidose und respiratorischen Alkalose oder beim Vorliegen einer metabolischen Alkalose und einer respiratorischen Azidose kann der pH normwertig sein, obwohl eine, respektive zwei schwere Säure-Base-Störung(en) vorliegt. Der pH ist noch normwertig, da sich die zwei Säure-Base-Störungen ausgleichen, es ist jedoch nur eine Frage der Zeit, bis dies nicht mehr so ist. Typisches Beispiel hierfür ist ein Patient mit chronisch obstruktiver Pneumopathie im Endstadium. Hier liegt häufig im kompensierten Stadium eine respiratorische Azidose mit metabolischer Alkalose vor, der pH bleibt aber normal.

11.1.2 Kompensation der Störung

Nun ist zu beurteilen, ob die kompensatorische Reaktion des Körpers adäquat ist, oder ob eine zweite Säure-Base-Störung vorliegt.

Hierfür wird das tatsächlich, gemessene pCO_2 mit dem für das gemessene Bikarbonat erwartete pCO_2 verglichen. Die Berechnung des erwarteten pCO_2 verfolgt nach der **Winter's Formel:**

- **Azidosen:** (Bikarbonat × 1,5) + 8 ($\pm$ 2) = zu erwartendes pCO_2
- **Alkalosen:** (Bikarbonat × 0,7) + 21 ($\pm$ 2) = zu erwartendes pCO_2

Stimmen nun das errechnete pCO_2 und das gemessene pCO_2 überein, ist die primäre Säure-Base-Störung adäquat kompensiert.

Ist das errechnete pCO_2 nicht identisch mit dem gemessenen pCO_2, liegt eine zweite Säure-Base-Störung vor. Die Abweichung gegen oben oder unten zeigt die Ursache der zweiten Säure-Base-Störung an. D. h., ist das pCO_2 tiefer als erwartet, liegt bei einer primären metabolischen Azidose zusätzlich noch eine sekundäre respiratorische Alkalose vor.

11.1.3 Anionenlücke

Liegt als primäre Säure-Base-Störung eine metabolische Azidose vor, wird die Anionenlücke berechnet. Die Frage bezüglich der Anionenlücke soll beantworten, ob zusätzliche Säuren im Körper vorhanden/entstanden sind, oder ob die Säure-Base-Störung durch eine Erhöhung von Chlorid zustande gekommen ist. Die Bestimmung der Anionenlücke ist lediglich bei Patienten mit primärer metabolischer Azidose indiziert.

Hierfür wird approximativ von der Gesamtmenge aller positiv geladenen Teilchen im Blut diejenige der negativ geladenen Teilchen subtrahiert:

> (Na^+) – $(Cl^- + Bikarbonat) = 12$ bis $16 =$ normale **Anionenlücke**

Die normale Anionenlücke setzt sich aus nicht gemessenen negativ geladenen Teilchen zusammen. Deren Hauptanteil besteht aus Albumin und zu geringerem Anteil aus Phosphat.

Deswegen muss bei Patienten mit **Hypoalbuminämie eine Korrektur der normalen Anionenlücke** auf den tatsächlichen Albumingehalt erfolgen:

> $(4,5 – Albumin in g/l) \times 2,5 =$ **errechnete Anionenlücke.**

Die Anionenlücke wird wie folgt interpretiert:
- **Verbreiterte Anionenlücke:** es bestehen zusätzliche/neue Säuren im Körper
- **Normale Anionenlücke:** Es besteht eine Hyperchlorämie.

Mögliche Ätiologien für Säure-Base-Störungen mit normaler und vergrösserter Anionenlücke finden sich in ◘ Tab. 11.1

◘ Tab. 11.1 Ursachen von Säure-Base-Störungen mit normaler und vergrösserter Anionenlücke	
Normale Anionenlücke	**Vergrösserte Anionenlücke**
Addison-Krankheit	**C** Carbonmonoxid, Cyanide
Bikarbonat-Verluste – GIT (z. B. Ileostoma, Kurz- darmsyndrom, Pankreatiko-, Ureterenterostomie) – Renal (Niereninsuffizienz, renal tubuläre Azidose)	**A** Alkoholische Ketoazidose, Amino-glycoside
(Hyper-)**C**hlorämie	**T** Theophyllin
Drugs (z. B. Azetazolamid)	**M** Methanol
	U Urämie
	D diabetische Ketoazidose
	P Paracetamol-Intoxikation
	I Isoniazid
	L Laktatazidose
	E Ethylenglykol
	S Salicylate

Normale Anionenlücke: A-B-C-D
Vergrösserte Anionenlücke: CAT MUDPILES

11.1.4 Eruierung der Ursache bei erhöhter Anionenlücke

Bei Patienten mit einer verbreiterten Anionenlücke sollte nach der Ursache gesucht werden.

Dafür können folgende Untersuchungen durchgeführt werden:

- **Laktatbestimmung:** Ausschluss einer Laktatazidose
- **Glucosebestimmung:** Hinweise für eine Ketoazidose
- **Urin-Stix-Bestimmung:** Ausschluss einer Ketoazidose
- **Toxikologisches Screening:** Ausschluss einer Paracetamol- oder Salicylatintoxikation
- **Berechnung der osmotischen Lücke:** primär Ausschluss hochprozentiger Alkohole (Methanol Ethylenglykol) oder andere osmotisch wirksame Substanzen
- **Medikamentenliste** kritisch evaluieren

Die osmotische Lücke errechnet sich aus der Differenz zwischen errechneter und gemessener Osmolalität.

> **Osmotische Lücke = Osm$_{gemessen}$ – Osm$_{errechnet}$** (Eine Differenz von bis zu 10 mosm/l ist normal).

Die **Osmolalität errechnet** sich wie folgt:

> **2 × Na$^+$ + Harnstoff + Glucose**

Eine **vergrösserte osmotische Lücke** findet sich typischerweise bei Azidosen mit:

- Alkoholen (Methanol, Ethanol, Ethylenglycol etc.)
- Salizylaten
- Paraldehyden
- Toluenen

11.1.5 Delta-Lücke

Mit der Frage nach der Delta-Lücke wird das Vorliegen einer dritten Säure-Base-Störung evaluiert.

Hierfür wird die Veränderung in der Anionenlücke derjenigen des Bikarbonats gegenübergestellt. Ist die Bikarbonatabweichung verhältnismässig größer als die Anionenlückeabweichung, liegt zusätzlich eine weitere metabolische Azidose vor. Ist die Veränderung in der Anionenlücke größer als diejenige des Bikarbonats, liegt zusätzlich eine metabolische Azidose vor.

$$\frac{\text{gemessene Anionenlücke} - \text{normale Anionenlücke}}{\text{normales Bikarbonat} - \text{gemessenens Bikarbonat}}$$

vereinfacht entspricht:

$$\frac{\text{gemessene Anionenlücke} - 12}{24 - \text{gemessenens Bikarbonat}}$$

- Liegt das Verhältnis **zwischen 1 und 2,** liegt keine weitere Säure-Base-Störung vor.
- **>2** liegt zusätzlich noch eine metabolische Alkalose vor.
- **<1** liegt eine zusätzliche metabolische Azidose vor.

11.2 Metabolische Störungen

Metabolische Störungen bei kritisch kranken Patienten sind häufig.

11.2.1 Metabolische Azidose

Die häufigste Säure-Base-Haushaltstörung beim kritisch kranken Patienten ist die metabolische Azidose. Die metabolische Azidose wird durch eine verminderte Ausscheidung von Protonen/einer erhöhten Zufuhr von Protonen oder einem verstärkten Bikarbonat-Verlust verursacht.

Die **Differenzialdiagnosen** sind sehr breit:

- Ketoazidosen (diabetische, alkoholische, malnutritive)
- Laktatazidose
- Medikamentenintoxikationen (z. B. Salicylate, Paracetamol)
- Alkohole (Ethylenglykol, Methanol, Propylenglykol)
- Terminale Niereninsuffizienz und Urämie
- Gastrointestinaler Bikarbonatverlust (Diarhöe, Ureteroenterostomien)
- Endokrinologische Störungen (Hypoaldosteronismus, M. Addison)
- Renale Erkrankungen (renal tubuläre Azidosen)
- Renaler Bikarbonatverlust

Eine Wegleitung zur Differenzierung der verschiedenen Arten von metabolischer Azidose findet sich in ► Abschn. 11.1. Die Evaluation sollte unbedingt systematisch erfolgen.

Der Körper versucht, das Vorliegen einer metabolischen Azidose mittels Hyperventilation zu kompensieren. Im Rahmen der Hyperventilation werden Protonen an Bikarbonat gebunden, welches in Form von CO_2 durch die Lungen abgeatmet wird. Halten sich Hyperventilation und metabolische Azidose nicht mehr die Waage, sinkt der Plasma-pH ab und die metabolische Situation entwickelt sich von einer kompensierten metabolisch-respiratorischen Störung hin zu einer metabolischen Azidose mit adäquater Kompensation bis hin zu einer metabolischen Azidose ohne adäquate Kompensation im Stadium der Erschöpfung.

> **❗ Cave**
> **Wenn bei einem Patienten mit metabolischer Azidose der pCO_2 ansteigt, ist dies ein Hinweis dafür, dass der Patient sich respiratorisch erschöpft. Eine umgehende (non-)invasive Beatmung sollte erfolgen.**

Die **Therapie** der metabolischen Azidose richtet sich in erster Linie nach deren Ursache.

Eine symptomatische Therapie ist ab einem pH von <7.15 bei Patienten mit schlechtem Allgemeinzustand zu erwägen.

Zur symptomatischen Therapie können folgende Medikamente eingesetzt werden:

Natriumbikarbonat: Die Infusion von Natriumbikarbonat führt zu einem Anstieg des Serum-Bikarbonates und stellt so Puffersubstanz zur Verfügung.

> **❯ Beachtet werden muss, dass die Gabe von Natriumbikarbonat zu einer Verschiebung von Kalium in den Intrazellulärraum führt, was eine intrazelluläre Azidose verstärken kann.**

Zusätzlich werden bei der Gabe von Natriumbikarbonat ebenfalls hohe Mengen an Natrium verabreicht. Dies führt zur osmotischen Diurese sowie zur osmotischen bedingten Erweiterung des intravaskulären Volumens. Letzteres kann für Patienten mit Herzinsuffizienz kritisch sein.

TRIS-Puffer: TRIS-Puffer besteht aus schwachen Basen, welche intravasale Protonen binden können. beim 36,34 % TRIS-Puffer wird bei normalgewichtigen Patienten 20 ml-weise eintitriert.

Hämodialyse/Hämofiltration: Im Extremfall kann eine schwere metabolische Azidose mittels Hämodialyse oder kontinuierlicher Hämodiafiltration korrigiert werden. Die Modalität ist abhängig von der zugrunde liegenden Ursache. Bei Patienten mit vorbestehender Niereninsuffizienz und Kaliumerhöhung ist zur schnellen Korrektur eine Hämodialyse vorzuziehen, wohingegen beim Kreislaufversagen mit Laktatazidose ein kontinuierliches Verfahren vorgezogen wird. Allgemein gültige Richtlinien bestehen diesbezüglich aber nicht.

11.2.2 **Metabolische Alkalosen**

Metabolische Alkalosen entstehen entweder durch vermehrte Zufuhr von Basen oder Verlust an Säuren.

Die **Differenzialdiagnose** einer metabolische Alkalose sollte folgende Krankheitsbilder beinhalten:

Vermehrtes Vorhandensein von Basen: Typische Ursache hierfür ist ein Hyperaldosteronismus, die übermäßige Zufuhr von Natriumbikarbonat sowie die Zufuhr von metabolisierbaren Anionen im Rahmen von Infusionslösungen oder Dialysepuffern (Zitrat, Laktat, Azetat).

Verlust von Säuren: Der Verlust von Säuren ist generell die häufigste Ursache für metabolische Alkalosen. Die Verluste können gastrointestinaler (Erbrechen, vermehrte gastrale Ausscheidungen z. B. Enterostomien), aber auch medikamentöser Ursache sein. Die wohl häufigste Ursache für metabolische Alkalosen auf der Intensivstation sind Diuretika. Neben Natrium und Kalium werden bei der diuretischen Therapie auch vermehrt Säuren ausgeschieden.

Die differenzialdiagnostische Aufarbeitung von metabolischen Alkalosen ist ebenfalls im ▶ Abschn. 11.1 beschrieben.

Metabolische Alkalosen werden durch Hypoventilation kompensiert. Dadurch steigt das pCO_2 an und der pH wird reduziert. Metabolische Alkalosen sind ein häufiger Grund für ein Weaning-Versagen von der mechanischen Beatmung.

> ❯ Liegt eine metabolische Alkalose vor, kommt es zu einer kompensatorischen Hypoventilation, welche die Entwöhnung von der mechanischen Beatmung maßgeblich verlängern kann.

Die pulmonale Kompensation ist zudem dadurch limitiert, dass eine minimale Ventilation zur Sauerstoffbereitstellung gewährleistet muss.

Auch bei den metabolischen Alkalosen erfolgte die **Therapie** hauptsächlich gemäß der unterliegenden Ursache. So werden die Natriumbikarbonatzufuhr gestoppt, Nausea und Emesis therapiert oder ein Hyperaldosteronismus behandelt.

> ❯ Die diuretische Therapie sollte wann immer möglich deutlich reduziert oder, falls möglich, abgesetzt werden.

Als symptomatische Therapie kann Azetazolamid verabreicht werden. Azetazolamid ist ein Carboanhydrase-Hemmer, welcher zu einer vermehrten renalen Bikarbonatausscheidung führt. Der Einsatz dieses Medikaments ist jedoch umstritten, da er zu einem übermäßigen Atemantrieb führen und ggf. eine muskuläre Atemerschöpfung fördern kann,

11.3 Respiratorische Störungen

Das Auftreten von respiratorischen Störungen ist primär von der Ventilation der Lunge, der Thoraxwand sowie des zentralen Nervensystems abhängig.

11.3.1 Respiratorische Azidose

Ursächlich für eine respiratorische Azidose ist die pulmonale Hypoventilation.

Auslösende **Faktoren** sind:
- **Pulmonale Erkrankungen:** COPD, Emphysem, Pneumonien, interstitielle Pneumopathien
- **Erkrankungen der Thoraxwand:** Thoraxwandfehl-bildungen, schwere Skoliose, Trichterbrust
- **Störungen des zentralen Nervensystems:** erhöhter Hirndruck, Verletzungen des Hirnstamms
- **Verletzungen des peripheren Nervensystems:** Der N. phrenicus ist hauptverantwortlich für die Atembewegungen des Zwerchfells. Bei einer Ver-letzung oberhalb von Halswirbelkörper 4 ist an eine Phrenicusparese zu denken.

Weitere wichtige Faktoren, welche zu einer pulmonalen Hypoventilation führen können, sind thorakale oder abdominale Schmerzen, schwere Obstipation und Medikamente. Beim kritisch kranken Patienten gehören Medikamente mitunter zu den häufigsten Ursachen für Hypoventilationen. Hier ist insbesondere an Analgetika (Opioide) und Narkotika sowie Muskelrelaxation zu denken.

❯ Beim kürzlich extubierten Patient mit einer respiratorischen Azidose ist zwingend an einen Analgetika-Sedativa-Muskelrelaxans-Überhang zu denken. Je nach Schweregrad ist eine Relaxometrie-Messung sowie die Antagonisierung indiziert.

❯ Bei einem polytraumatisierten Patienten ist an ein hohes Querschnittsyndrom zu denken.

Bei chronischen respiratorischen Azidosen wird der erhöhte Anfall an Säure durch renale Bikarbonat-retention kompensiert. Ein klassisches Beispiel hierfür sind Patienten im Endstadium einer COPD. Bei diesen Patienten wird oftmals ein deutlich erhöhtes Bikarbonat sowie einen positiven Basenüberschuss gesehen.

Die **Therapie** richtet sich nach der zugrunde liegenden Erkrankung. Bei einer akut aufgetretenen respiratorischen Azidose ist das Beheben der Hypoventilation zwingend indiziert. Hierfür kann der Beginn einer nicht-invasiven oder invasiven Beatmung notwendig sein. Bei Patienten mit chronischer respiratorische Azidose ist die Indikation zur Therapie häufig schwieriger zu stellen. So wird zum Beispiel bei einem Patienten mit einer schweren akut exazerbierten COPD das Absinken des pH unter Norm-wert als Indikator für eine nicht-invasive Beatmung angesehen, wenn der Patient vor dem akuten Ereig-nis eine kompensierte metabolische Situation auf-weist. Bei anderen Erkrankungen ist das Auftreten einer respiratorischen Globalinsuffizienz (pCO_2 >45 mmHg) oder bei neurologischen Erkrankung der Abfall der forcierten Vitalkapazität als Indikator für einen Therapie-beginn anzusehen.

11.3.2 **Respiratorische Alkalosen**

Bei respiratorischen Alkalosen kommt es zu einer Hyperventilation.

Die häufigste primäre Ursache für eine respiratorischen Alkalose sind emotionale Belastungen. Schmerzen und Stress führen ebenfalls häufig zu einer primären respiratorischen Alkalose.

Wichtig ist es, primäre respiratorische Alkalosen von sekundärer Hyperventilation als kompensatorischer Mechanismus für metabolisch-azidotische Störungen abzugrenzen. Bei diesen Störungen ist eine kompensatorische Hyperventilation überlebenswichtig für den Patienten.

> Nimmt bei einem Patienten mit schwerer metabolischer Azidose die Atemfrequenz ab, so ist dies ein Alarmzeichen der Erschöpfung.

> Bevor die Therapie einer Hyperventilation eingeleitet wird, muss eine unterliegende metabolische Störung zwingend ausgeschlossen werden

Die primäre **Therapie** der reinen respiratorischen Alkalose liegt in der Beruhigung, Sedation und falls nötig Schmerztherapie.

Rückatmung mittels Beutel: Beim emotional agitierten Patienten kann ein Rückatmungsversuch mittels Plastikbeutel versucht werden. Wichtig hier ist es, den Beutel nicht zu fest auf dem Gesicht des Patienten anzudrücken, denn dies löst zusätzliche Angst aus. Zusätzlich empfiehlt es sich, den Patienten abzulenken und verbal zu beruhigen.

Schmerzmittel: Beim Vorhandensein von Schmerzen stellt die Schmerzbekämpfung die spezifische Therapie dar. Bei schwerer Hyperventilation kann diese mit einem intravenösen Bolus eines Opioids (z. B. Fentanyl oder Morphin) erfolgen. Die sedierende Komponente dieser Analgetika ist in diesem Fall gewünscht.

Sedation: Oftmals ist vor Beginn der Rückatmung oder während derselben die Verabreichung von sedativen Medikamenten notwendig. Hierfür werden vor allem Benzodiazepine eingesetzt. Beim kritisch kranken Patienten unter NIV-Beatmung kann diese mit Midazolam (bolusweise 1 mg) oder alternativ Lorazepam sublingual verabreicht werden. Sind höhere Mengen an Sedativa notwendig, ist auf die Suffizienz der Oxygenierung und auf das Auftreten einer Hypoventilation zu achten.

Störungen der Nierenfunktion

M. Glas und C. A. Pfortmüller, *Mein erster Dienst – Intensivmedizin*,
https://doi.org/10.1007/978-3-662-61641-3_12

Störungen der Nierenfunktion werden bei kritisch kranken Patienten häufig gesehen und treten in 40–60 % der Patienten mit kritischer Erkrankung auf. Obwohl nur ein kleiner Prozentsatz primär wegen einer akuten Niereninsuffizienz auf die Intensivstation aufgenommen wird, ist das Vorliegen einer akuten Niereninsuffizienz beim kritisch kranken Patienten eine der häufigsten Begleiterkrankungen und trägt erheblich zur Erhöhung der Mortalität bei.

12.1 Definition der akuten Niereninsuffizienz

Die Diagnosestellung einer akuten Niereninsuffizienz gestaltet sich oftmals schwierig aufgrund der heterogenen Ätiologie der Nierenerkrankung, den unterschiedlichen Grunderkrankungen sowie der zeitlich unterschiedlichen und individuell variierenden Verläufe.

Die **Definition** der akuten Niereninsuffizienz wurde lange debattiert, aktuell bestehen drei gebräuchliche Klassifikationen: **RIFLE**- (Risk, Injury, Failure, Loss and End-stage renal disease Classification), **AKIN**- (Acute Kidney Injury Network) und **KDIGO**- (kidney disease: improving global outcomes) Klassifikation.

Alle drei diagnostischen Systeme sind sich ähnlich. Es empfiehlt sich deshalb abzuklären, welches Diagnosesystem am eigenen Arbeitsort gängig eingesetzt wird. Eine Darstellung der AKIN- sowie der RIFLE- Kriterien finden sich in ☐ Tab. 12.1.

Komponenten, welche in die Diagnose und Klassifikation eines akuten Nierenversagens einfließen, sind:

■ **Tab. 12.1** RIFLE- und AKIN-Kriterien zur Diagnose des akuten Nierenversagens. (Aus Springer: Alscher MD et al., Herz und Niere, Der Kardiologe, December 2009, 3:489)

Definition der akuten Nierenschädigung durch das Acute Kidney Injury Network (AKIN-Definition)[2]			
Abrupte (innerhalb von 48 Stunden) Abnahme der Nierenfunktion, definiert durch			
• einen absoluten Anstieg des Serum-Kreatinins um ≥ 0,3 mg/dl (≥ 26,4 μmol/l).			
• einen prozentualen Anstieg des Serum-Kreatinins um ≥ 50 % (auf das 1,5-fache des Ausgangswertes) oder			
• eine Verminderung der Urin-Ausscheidung auf < 0,5 ml/kg/h über mehr als 6 Stunden.			
	Stadieneinteilung der akuten Nierenschädigung		
RIFLE-Stadium[1]	AKIN-Stadium[2]	Serum-Kreatinin	Urin-Ausscheidung
Risk	1	1,5- bis 2-facher Kreatininanstieg (RIFLE/AKIN) oder Kreatininanstieg ≥ 0,3 mg/dl (AKIN)	<0,5 ml/kg/h für 6 h
Injury	2	2- bis 3-facher Kreatininanstieg	<0,5 ml/kg/h für 12 h
Failure	3	> 3-facher Kreatininanstieg oder Serum-Kreatinin > 4 mg/dl mit einem akuten Anstieg ≥ 0,5 mg/dl	<0,3 ml/kg/h für 24 h oder fehlende Urinausscheidung (Anurie) für 12 h
Loss	*	Dauerhaftes Nierenversagen für > 4 Wochen	
ESRD	*	Dauerhaftes Nierenversagen für > 3 Monate	

*) Die RIFLE-Stadien „Loss" und „ESRD" werden als Spätfolgen der akuten Nierenschädigung in der AKIN-Stadieneinteilung nicht mehr berücksichtigt

Kreatinin: Das Serum-Kreatinin stellt eine der wichtigsten, aber auch eine der problematischsten Indikatoren für eine akute Nierenschädigung dar. Eine Erhöhung des Kreatinins von der Baseline um 50 % oder mehr oder eine Erhöhung um 26,5 µmol/l bei unbekannter Baseline ist mit der Diagnose einer akuten Niereninsuffizienz vereinbar. Das Ausmaß der Erhöhung bestimmt den Schweregrad der akuten Niereninsuffizienz.

🛑 **Cave**

Die Höhe des Serum-Kreatinins hängt entscheidend von vielen nicht-renalen Faktoren ab, so zum Beispiel dem Alter, dem Geschlecht und der Muskelmasse. Es ist deshalb möglich, dass Patienten trotz eines Serum-Kreatinins im Normbereich eine schwere akute Niereninsuffizienz aufweisen. Dies beispielsweise aufgrund einer Muskelatrophie, welche typischerweise bei kritisch kranken Patienten auftritt. Des Weiteren können bis zu 50 % des Kreatinins tubulär ausgeschieden werden. Das Serum-Kreatinin bleibt entsprechend im Normbereich, die GFR ist jedoch deutlich reduziert. Zudem steigt das Serum-Kreatinin erst an, wenn 50 % der Nephrone bereits ihre Funktion eingestellt haben („Kreatinin-blinder" Bereich). Das heisst, dass bereits ein signifikanter renaler Schaden vorhanden sein kann, auch wenn das Serum-Kreatinin sich noch im Normbereich befindet.

Glomeruläre Filtrationsrate (GFR): Die glomeruläre Filtrationsrate ist der am besten akzeptierte Global-index für die renale Funktion. Die GFR kann berechnet werden. Die derzeit gängigsten Berechnungsmethoden sind die MDRD-Formel und die CKD-EPI-Formel (diese finden sich in vielen öffentlich zugänglichen medizinischen Kalkulatoren im Internet). Die genaue Bestimmung der GFR ist nicht möglich. Von einer Bestimmung der Kreatinin-Clearance zur Evaluation der GFR wird heutzutage abgesehen und der Einfachheit halber eine Einmalmessung als Berechnungsgrundlage verwendet. Weitere Faktoren, welche in die Berechnung miteinfließen, sind: Geschlecht, Alter, Hautkolorit.

Urinausscheidung: Zusätzlich oder anstelle der Serum-Kreatinin/GFR-Messung ist die Evaluation der Urinausscheidung beim kritisch kranken Patienten entscheidend. Eine rückläufige Urinausscheidung ist ein sehr früher und sensitivier Marker, welcher auf die Gefahr eines akuten Nierenversagens beim kritisch kranken Patienten hinweist.

> **❶ Cave**
> Die Urinausscheidung wird durch Flüssigkeits-infusion sowie eine diuretische Therapie maßgeblich beeinflusst und kann die Diagnose eines akuten Nierenversagens verzögern.

Zeitlicher Verlauf: Der zeitliche Verlauf der oben beschriebenen Werte ist ebenfalls entscheidend. Verwendet wird dabei immer die schlechteste Messung. Für die Kreatinin/GFR-Messungen wird normalerweise ein zeitlicher Abstand von 48 h evaluiert, für die Urinausscheidungsmessungen jedoch maximal 24 h. Bei der RIFLE-Klassifikation ist zudem die Zeitdauer der Persistenz des Nierenversagens für die Einteilung in die Stadien „Loss" und „End-stage renal disease" wichtig.

Zusätzlich zu den „diagnostischen" Labormarkern besteht eine Reihe zusätzlicher Indikatoren, welche auf das Vorliegen einer akuten Niereninsuffizienz hindeuten.

Harnstoff: Ein ansteigender Harnstoff ist ein subtiles Zeichen für eine sich verschlechternde renale Funktion.

> ❗ **Cave**
> **Ein Harnstoffanstieg kann nicht nur durch eine sich verschlechternde Nierenfunktion ausgelöst werden. Ein akuter Anfall von Harnstoff ist ebenfalls ein Indikator für das Anfallen einer grösseren Menge an Proteinabbauprodukten. Letztere können durch GI-Blutungen, eine Hyperalimentation oder akuten Zellzerfall zustande kommen.**

Serum- und Urin-Biomarker: In den letzten Jahren sind mehrere renale Biomarker etabliert worden, welche zur Frühdiagnose eines akuten Nierenversagens herangezogen werden können. Bislang hat sich keiner dieser Marker in der klinischen Praxis soweit durchgesetzt, um die bislang gängige Diagnosestellung zu beeinflussen. Die Biomarker sind deshalb als Ergänzung oder zur Früherkennung einsetzbar, ersetzen jedoch nicht die oben beschriebenen Parameter zur Diagnosestellung. Die gängigsten renalen Biomarker sind:

- **NGAL (Neutrophil-gelatinase-assoziertes Lipocalin):** NGAL wird in den tubulären Epithelzellen hergestellt, gilt als Inflammationsmarker und kann im Urin und im Serum bestimmt werden.
- **Cystatin C:** Das Protein wird in allen zellkernhaltigen Zellen des Körpers produziert. In der Niere wird es filtriert, reabsorbiert, aber nicht aktiv tubulär ausgeschieden. Entsprechend reflektiert es die GFR. Die Urinbestimmung des Cystatin C ist als Früherkennungsmarker besser geeignet als die Serumbestimmung.

- **IGFBP-7/TMP-2:** Beide Proteine sind Zellzerstörungs-marker. In der Kombination eignen sie sich im Urin für die Frühbestimmung einer akuten Nieren-insuffizienz.

12.2 Ätiologie

Die Differenzialdiagnose eines akutes Nierenversagen ist sehr breit. Pathophysiologisch liegt meistens eine renale Ischämie und/oder eine toxische Schädigung der Nieren zugrunde, welche zu einem Verlust der renalen Funktion führt. Eine reduzierte GFR kann einerseits eine Veränderung der glomerulären Funktion durch z. B. verminderten renalen Blutfluss, aber auch durch Veränderungen der glomerulären Oberfläche zustande kommen. Des Weiteren sind tubuläre Faktoren, wie deren Verstopfung durch Abfallprodukte oder Steine sowie die zelluläre Integrität des Tubulussystems, ent-scheidend. Meistens liegen einem akuten Nierenversagen einer oder mehrere dieser Faktoren zugrunde. Nebst dem primären Auslöser sind jedoch für das akute Nieren-versagen ebenfalls diejenigen Faktoren entscheidend, welche das Nierenversagen unterhalten. So kann zum Bei-spiel der auslösende Faktor des akuten Nierenversagens medikamentös-toxischer Genese sein, der unterhaltende Faktor jedoch die schlechte Hämodynamik und die damit fehlende Clearance des toxischen Medikaments.

Die Ursachen des akuten Nierenversagens wird **in prä-renal, renal und postrenal** unterteilt.

Prärenales Nierenversagen: Am häufigsten (in 60 % der Fälle) liegt ein prärenales Nierenversagen vor. Prärenale Nierenversagen kommen in erster Linie dadurch zustande, dass die Niere zu wenig durchblutet wird. Die Ursachen hierfür sind in erster Linie bei einem insuffizienten Kreislauf zu suchen. Abgesehen davon kann jedoch auch eine simple Dehydratation vorliegen oder der Patient an einem hepatorenalen Syndrom leiden (siehe auch ▶ Abschn. 14.3).

Intrarenales Nierenversagen: Circa 25–30 % der akuten Nierenversagen sind intrarenal. Hier besteht in erster Linie ein Parenchymschaden. Dieser kann toxisch, allergisch oder entzündlich sein und sich auf tubulärer oder glomerulärer Ebene manifestieren. Typische Auslöser von intrarenalen Nierenversagen sind Medikamente, allergische Reaktionen und rheumatologische Erkrankungen.

Postrenales Nierenversagen: In 10–15 % der Fälle ist ein akutes Nierenversagen durch eine postrenale Ursache ausgelöst. Vordergründig findet sich hier eine Obstruktion oder Behinderung der ableitenden Harnwege.

❶ **Cave**

Verstopfung oder Fehllage eines Blasenkatheters ist auf der Intensivstation die häufigste Ursache für ein postrenales Nierenversagen!

Eine ausführliche Differenzialdiagnose des akuten Nierenversagens findet sich in ◻ Tab. 12.2.

Zur Diagnose der Ursache eines akuten Nierenversagens sollten folgende **diagnostischen Schritte** vorgenommen werden:

Anamnese und körperliche Untersuchung: Wie bei jeder differenzialdiagnostischen Überlegung steht am

◻ Tab. 12.2 Differenzialdiagnose des akuten Nierenversagens. (Aus: Keller 2002)

Prärenal	Postrenal	Intrarenal
Intravasaler Volumenmangel	**Bilaterale Ureterobstruktion**	**Vaskulär**
Blutung	*Intraureteral*	*Große Gefäße*
Renale Volumenverluste (osmotische Diurese, Diabetes insipidus etc.)	Steine	Nierenarterienstenose Beidseits Nierenvenenthrombose
Gastrointestinale Flüssigkeitsverluste	Koagel	Embolie Operatives Abklemmen
„Third-space"-Verlust (Verbrennung, Peritonitis, Pankreatitis)	Infektdetritus oder nekrotisch abgegangene Papillen	
Reduzierte kardiale Pumpleistung	Wandödem nach Katheterisierung	*Kleine Gefäße*

(Fortsetzung)

◻ **Tab. 12.2** (Fortsetzung)

Prärenal	Postrenal	Intrarenal
Globale Herzinsuffizienz	*Extroureteral*	Vaskulitis
Kardiogener Schock	Prostata-, Blasen-, oder Zervix-karzinom	Cholesterinembolien
Perikardtamponade	Retroperitonealfibrose	Thrombotische Mikroangio-pathien (HUS, TTP, Sklerodermie-krise, maligne Hypertonie)
Foudroyante Lungenembolie	Akzidentelle Ureterligatur	Thrombotische Mikroangiopathie während der Schwangerschaft
Periphere Vasodilatation	Traumatische Läsion des Ureters	**Glomerulär**
Gramnegative Sepsis	**Blasenhalsobstruktion**	*Lineare Immunkomplexe*
Antihypertensive Medikation	Prostatahypertrophie	Goodpasture-Syndrom
Anaphylaxie	Prostata- oder Blasenkarzinom	
Erhöhter intrarenaler Gefäßwiderstand	Autonome Neuropathie	Renale Anti-GBM-GN

(Fortsetzung)

◘ Tab. 12.2 (Fortsetzung)

Prärenal	Postrenal	Intrarenal
Operation	Gabe von Ganglionblockern (z.B. Clonidin, Guanfacin, Moxonidin)	*Granuläre Immunkomplexe* Akute postinfektiöse GN Lupus-Nephritis Endokarditis IgA GN Henoch-Schoenlein-Purpura-Membranoprolif, GN
Anästhesie	**Urethralobstruktion**	
Hepatorenales Syndrom	Urethralklappen	
	Urethralstrikturen	Keine immunkomplexe Wegener-Granulomatose Panarteritis nodosa Idiopathische rapid progressive GN
Prostaglandininhibitoren, Vasokonstriktoren, (Cylosporin A, Tacrolimus, Kontrastmittel)		
Abfall des intraglomerulären Drucks		**Interstitiell** Akute bakterielle interstitielle Nephritis Akute medikamenten-induzierte interstitielle Nephritis
ACE-Hemmer		

(Fortsetzung)

◻ **Tab. 12.2** (Fortsetzung)

Prärenal	Postrenal	Intrarenal
		Akute Tubulusnekrose
		Renale Ischämie
		Schock
		Blutung
		Trauma
		Gramnegative Sepsis
		Pankreatitis
		Endogene Toxine
		Myoglobin
		Hämoglobin
		Harnsäure
		Nephrotoxische Medikamente Antibiotika, Zytostatika, Kontrastmittel, Lösungsmittel, Ethylenglykol, Anästhetika
		Endogene Toxine
		Myoglobin
		Hämoglobin
		Harnsäure

12

Anfang die Erhebung der Krankengeschichte. So können zum Beispiel durch die Teilnahme an einem Marathon, das Vorliegen einer Hitzewelle oder durch eine rheumatologische Erkrankung in der Vorgeschichte bereits relevante Hinweise bezüglich der Ätiologie des akuten Nierenversagens geliefert werden. Durch die körperliche Untersuchung werden ebenfalls wertvolle Hinweise erhoben. Insbesondere die Erfassung des Volumenstatus (Hautturgor, Feuchtigkeit der Mundschleimhaut) kann hier maßgeblich sein.

Fraktionierte Natriumextraktion: Durch die Bestimmung der fraktionierten Natriumextraktion kann zwischen prärenalem und anderen Nierenversagen differenziert werden.

Diese berechnet sich wie folgt:

$$((Urin_{Natrium}/Urin_{Kreatinin}) \times (Serum_{Kreatinin}/Serum_{Natrium})) \times 100$$

Die Formel findet sich in den meisten im Internet frei verfügbaren medizinischen Kalkulatoren wieder. Für die Bestimmung genügt eine zeitgleiche Messung aus dem Spoturin und Serum.

Beim Vorliegen eines prärenalen Nierenversagens ist die fraktionierte Natriumausscheidung <1 %. Liegt ein intra- oder postrenales Schädigungsmuster vor liegt sie typischerweise >2 %.

❶ Cave
Die fraktionierte Natriumextraktionsbestimmung weist wichtige Limitationen auf. So ist sie zum Beispiel nicht zuverlässig, wenn der Patient unter diuretischer Therapie steht. In dieser Situation ist die fraktionierte Harnstoffausscheidung zu bevorzugen, da die Harnstoffausscheidung

weitgehend Diuretika-unabhängig geschieht. Weitere Faktoren, welche die fraktionierte Natriumextraktion verfälschen, sind: Polyurie, Röntgenkontrastmittel, Bikarbonatgabe sowie chronische tubulointerstitielle Schädigung.

Urinuntersuchung: Die semiquantitative (Urinstix) oder quantitative und/oder mikroskopische Urinuntersuchung stellen einen wichtigen Bestandteil in der Beurteilung des akuten Nierenversagens dar. Meistens liefert ein Urinstix eine erste semiquantitative Übersicht über das Vorliegen von pathologischen Urinprodukten wie Hämoglobin, Eosinophilie oder Protein im Urin. Ist der Urinstix pathologisch oder der Verdacht auf eine intrarenale Ursache hoch, sollte auf jeden Fall eine Proteinbestimmung im Urin erfolgen. Hierfür kann einerseits eine Proteinbestimmung im 24-Stunden-Urin herangezogen werden. Eine Proteinmenge von mehr als 2 g/d ist klar mit einem glomerulären Schaden assoziiert. Alternativ kann im 24-Stunden-Urin eine Urin-Protein/Kreatinin-Ratio bestimmt werden. Der Cut-Off hierfür liegt bei 0,2. Weiterführend sollte eine Urinmikroskopie des Urinsediments durchgeführt werden. Diese gibt Aufschluss über das Vorliegen von Zellen, Casts oder Kristallen, welche je nach zugrunde liegender Ätiologie typischerweise vorkommen. Die wichtigsten Befunde sind in ◘ Tab. 12.3 dargestellt.

Ultraschall: Eine Ultraschalluntersuchung der Nieren sowie der ableitenden Harnwege ist ein unabdingbarer Bestandteil in der Aufarbeitung der akuten Niereninsuffizienz. Hier wird in erster Linie nach Steinen in den Nieren oder den ableitenden Harnwegen sowie Verengungen zum Beispiel im Rahmen einer Tumorerkrankung gesucht.

◘ **Tab. 12.3** Wichtigste Differenzialdiagnosen des Urinsediments. (Adaptiert nach: ▶ https://ch.universimed.com/fachthemen/2052, last access 07.10.2018)

Urinbefund	Erkrankung
Erythrozytenzylinder, Hämaturie, Proteinurie	Glomeruläre Erkrankung
Granulierte Zylinder, Epithelzylinder	Akute Tubulusnekrose
Granulierte Zylinder mit Leukozyten	Tubuläre und interstitielle Nierenerkrankungen
Hämaturie und Pyurie ohne Zylinder	Harnwegsinfektion
Hämaturie	Urolithiasis, Tumor, Trauma
Leukozyturie	Harnwegsinfektion

Dauerkatheter: Bei Patienten mit Dauerkatheter muss dieser auf seine Lage und Durchgängigkeit geprüft werden.

Biopsie: In selten unklaren Fällen ist zur Evaluation einer akuten Niereninsuffizienz eine Nierenbiopsie indiziert. Die Durchführung derselben sollte interdisziplinär nach Hinzuziehen eines Nephrologen erfolgen. Vor der Durchführung ist eine Nutzen-Risiko-Abwägung dringend indiziert. Eine Biopsie sollte vor Start einer spezifischen Therapie erfolgen, z. B. einer Immunsuppression bei hochgradigem Verdacht auf eine rheumatologische Erkrankung.

12.2.1 Akutes versus chronisches Nierenversagen

Die Abgrenzung vom akuten gegenüber dem chronischen Nierenversagen ist nicht immer einfach. Wichtige Hinweise für das Vorliegen eines **chronischen Nierenversagens** sind folgende Faktoren:

- Kleine Nieren im Nierenultraschall
- Vorliegen einer Anämie
- Vorliegen einer Hypokalzämie
- Normale Urinausscheidung

Kritisch kranke Patienten weisen oftmals ein „acute on chronic"-Nierenversagen auf und zeigen Komponenten des akuten sowie des chronischen Nierenversagens.

12.3 Konservative Therapie

Ein akutes Nierenversagen kann aus Patientensicht weitgehend asymptomatisch verlaufen. Die Symptome sind hauptsächlich durch die unterliegende Erkrankung bedingt. Besonders häufige Nierenversagen-assoziierte Erscheinungen sind die Hyperkaliämie (siehe auch ▶ Kap. 10) und die Urämie. Bei letzterer kommt es durch einen übermäßigen Anfall von Harnstoff zu schwerwiegenden Begleiterscheinungen wie Enzephalopathie, Nausea und Emesis, Blutungen, Juckreiz und Perikarditis. Die schwere Hyperkaliämie sowie die Urämie stellen beide Indikationen zur notfallmäßigen Behandlung mittels Dialyse dar.

Der Zeitpunkt des Therapiebeginns sowie die Art und Weise der Therapie des akuten Nierenversagens hängen einerseits von deren Ursache und andererseits von deren Lebensbedrohlichkeit ab.

Der wichtigste Therapieansatz besteht in der Prävention, das heisst der immediaten Korrektur und Therapie von zugrunde liegenden Erkrankungen und Auslösern, welche zu einem akuten Nierenversagen führen. ◘ Abb. 12.1 zeigt die wichtigsten Stufen der Prävention des akuten Nierenversagens.

Zu den wichtigsten **präventiven Säulen** gehören:

Optimierung der renalen Perfusion: Hierunter gehören die Erkennung und Behandlung der Hypovolämie sowie die Optimierung des Herzkreislaufzustands.

❶ Cave
— Der Einsatz von Dopamin führt nachweislich nicht zu einer Verbesserung der renalen Funktion.
— Der Einsatz von synthetischen kolloidalen Lösungen führt nachweislich zum vermehrten Auftreten von akuten Niereninsuffizienzen.

Minimierung von Flüssigkeitsüberladung: Flüssigkeitsüberladung führt zu einer renal-venösen Stauung mit konsekutivem Nierenversagen und erhöhter Mortalität. Eine diuretische Therapie ist indiziert.

❶ Cave
— Wird eine prärenale Ursache eines akuten Nierenversagens vermutet, ist die Gabe von Diuretika kontraindiziert.
— Eine Ausnahme stellt die Rhabdomyolyse dar. Zur Vermeidung von Ablagerungen von

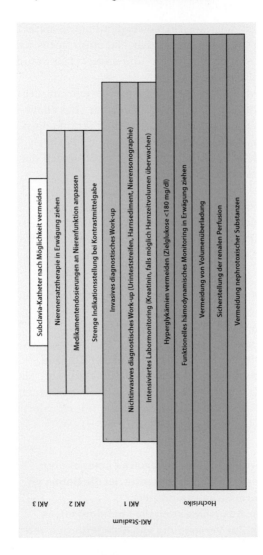

■ **Abb. 12.1** Stufen der Prävention des akuten Nierenversagens. (Aus: Joannidis et al. 2018)

> **toxischen Substanzen in den renalen Tubuli ist eine Urinausscheidung von 200–300 ml/h anzustreben und der Patienten entsprechend zu hydrieren.**

Behandlung eines erhöhten intraabdominellen Drucks: Ein abdominelles Kompartment-Syndrom ist zu therapieren (siehe auch ► Kap. 14).

Vermeidung nephrotoxischer Substanzen: Hierzu zählen Röntgenkontrastmittel, nicht-steroidale Entzündungshemmer, Aminoglykosid-Antibiotika und Vancomycin sowie viele mehr.

Kritische Durchsicht der Medikamentenliste und streichen von allen nicht zwingend notwendigen Medikamenten. Viele Medikamente können in der Interaktion mit anderen nephrotoxisch sein, deshalb ist jede unnötige Medikamentengabe im generellen und im speziellen bei Patienten mit akuter Niereninsuffizienz zu vermeiden.

Anpassung der Medikamente an die Nierenfunktion: Alle Medikamente müssen an die Nierenfunktion des Patienten angepasst werden. Es ist zu beachten, dass sich diese beim kritisch kranken Patienten rasch verschlechtern kann, deswegen ist eine tägliche Durchsicht unbedingt notwendig.

🛇 **Cave**
Die Medikamentenanpassung beim niereninsuffizienten Patienten gestaltet sich schwierig. Serum-Kreatininwerte respektive deren Verlauf sind beim kritisch kranken Patienten aufgrund muskulärer Atrophie häufig nicht aussagekräftig. Aber auch die eGFR spiegelt nicht die tatsächliche Nierenfunktion wieder (kein steady state).

12.4 Nierenersatzverfahren

Schreitet das Nierenversagen trotz adäquater präventiver Maßnahmen fort, kann der Beginn eines Nierenersatzverfahrens indiziert sein.

Indikationen zur Dialyse stellen folgende Faktoren dar:

Flüssigkeitsüberladung: Ein massiver Volumenüberschuss trotz adäquater diuretischer Therapie stellt eine Dialyseindikation dar. Insbesondere das Vorhandensein eines therapie-refraktären pulmonalen Ödems sollte frühzeitig mittels einer Dialyse behandelt werden.

Schwere metabolische Azidose: Das Auftreten einer metabolischen Azidose stellt eine häufige Komplikation des akuten Nierenversagens dar. Hierbei kommt es zu einer Akkumulation von unausgeschiedenen metabolischen Säuren, aber auch Laktat und Phosphat. Zurzeit besteht kein klarer Cut-Off bzgl. des pH-Werts, um eine Dialyse zu beginnen. Das Auftreten von negativen Nebenwirkungen eines azidotischen Zustandes wie die verminderte Wirksamkeit von Vasoaktiva und eine metabolische Verlangsamung führen oftmals zum Beginn einer Dialyse.

Hyperkalämie: Eine symptomatische Hyperkalämie ist ein absoluter Notfall, insbesondere dann, wenn sie therapierefraktär auf konservative Maßnahmen ist (siehe auch ► Kap. 10). Eine umgehende Dialyse ist indiziert.

Urämie: Das Auftreten einer urämischen Perikarditis stellt ebenfalls eine absolute Notfallindikation zur Dialyse dar, da diese oftmals mit einem hämorrhagischen Perikarderguss und einer Perikardtamponade verbunden ist.

Intoxikation mit einem dialysierbaren Toxin: Toxine mit einem kleinen Molekulargewicht ohne relevante Proteinbindung mit einem hauptsächlich extrazellulären Verteilungsmuster können notfallmässig dialysiert werden. Die wichtigsten Vertreter sind: Lithium, Ethylenglykol, Salycylate, Paracetamol sowie Theophyllin.

Anurie: Das Vorliegen einer prolongierten Anurie stellt ebenfalls eine Dialyseindikation dar. Allgemein akzeptierte Cut-off-Werte existieren zurzeit hierfür nicht. Die Entscheidung wird aufgrund der Gesamtsituation getroffen.

▬ Der Zeitpunkt des Therapiestarts eines Dialyseverfahrens bei kritisch kranken Patienten ist aktuell sehr kontrovers diskutiert. Ein Konsens wurde bislang nicht gefunden.

▬ Der alleinige Anstieg von Nierenretentionswerten (Serum-Kreatinin, Harnstoff) stellen keine Dialyseindikation dar.

Technisch betrachtet gibt es drei verschiedene Arten, wie ein Nierenersatzverfahren durchgeführt werden kann: Hämofiltration, Hämodialyse oder eine Kombination aus beiden Verfahren, eine Darstellung derselben findet sich in ◘ Abb. 12.2.

Hämofiltration: Hier wird aufgrund eines Druckgradienten Blut über eine Membran filtriert. Dies führt vor allem zur Elimination von mittelgroßen und großen Molekülen. Elektrolyte und Abfallprodukte werden weniger effizient entfernt. Eine Ersatzflüssigkeit wird nach der Dialyse zugeführt.

Hämodialyse: Dieses Prinzip basiert darauf, Solute anhand eines Konzentrationsgradienten zu entfernen.

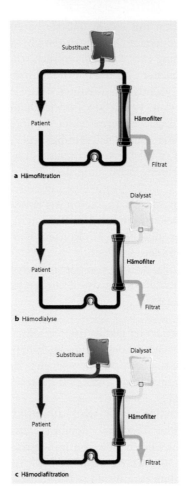

◘ Abb. 12.2 Technische Möglichkeiten des Nierenersatzes. (Aus: Kindgen-Milles 2015)

Dies geschieht, indem dem Blut eine Dialysatflüssig-
keit entgegengesetzt wird, welche deutlich kleinere
Konzentrationen von Elektrolyten und anderen Stoffen
enthält. Entsprechend dem Konzentrationsgradienten
findet dann ein Austausch über eine semipermeable
Membran statt. Die Hämodialyse ist insbesondere für
kleinere Moleküle geeignet.

Hämodiafiltration: Hier werden beide der oben
beschriebenen Verfahren simultan angewendet.

Bezüglich des zeitlichen Ablaufs bestehen drei verschiedene Modalitäten, welche bei kritisch kranken
Patienten angewendet werden können:

- **Intermittierendes Nierenersatzverfahren:** Das
  Nierenersatzverfahren erfolgt einmal pro Tag
  oder mehrmals pro Woche in kurzen Sessions von
  normalerweise 3–5 h. In dieser Zeit werden dem
  Körper die gewünschte Flüssigkeit, Elektrolyte und
  Schadstoffe entzogen. Der Vorteil dieser Methode
  liegt darin, dass sie relativ rasch gefährliche
  Zustände (Hyperkaliämie, Urämie, Intoxikation)
  korrigieren kann. Der Nachteil liegt darin, dass sie
  beim kritisch kranken Patienten oftmals zu Kreis-
  laufinstabilität führt und deswegen schlecht vertragen wird. Des Weiteren ist das Auftreten eines
  Dysäquilibriumsyndroms, eine lebensbedrohliche
  Erkrankung basierend auf einer schnellen Verschiebung des Osmolarität- und Elektrolytgleich-
  gewichts während der Dialyse, deutlich häufiger.
- **Kontinuierliches Nierenersatzverfahren:** Sie stellt das
  häufigste auf der Intensivstation eingesetzte Nierenersatzverfahren dar. Es wird kontinuierlich über 24 h

eine durchgeführt. Dies hat den Vorteil, dass die Kreislaufrelevanz deutlich geringer und die Ausscheidung der toxischen Stoffe schonender ist. Nachteilig ist die langsamere Entfernung von toxischen Stoffen und auch die dazu nötige Immobilisation des Patienten.

- **Peritonealdialyse:** Diese wird in der klinischen Praxis bei kritisch kranken Patienten aufgrund der Unberechenbarkeit der tatsächlichen Dialysedosis sowie des hohen Aufwands nicht angewandt.

Beim **Beginn eines Nierenersatzverfahrens** sind verschiedene wichtige Faktoren zu beachten und entsprechend zu verordnen oder vorgängig durchzuführen:

Zugang: Hierfür werden auf der Intensivstation meistens ein entsprechender großlumiger Katheter verwendet, welcher in eines der großen venösen Gefäße eingelegt wird. Die Einlage sollte, wenn möglich, sonographisch gesteuert nach Gerinnungskontrolle und unter sterilen Kautelen erfolgen. Die Benutzung einer bereits bestehenden Dialysefistel ist je nach Klinikrichtlinien auf der Intensivstation ebenfalls möglich, dies muss jedoch vorgängig mit den Kollegen der Nephrologie und Krankenhaus-internen Leitlinien abgeklärt werden.

Auswahl des Filters: Dies ist auf den meisten Intensivstationen standardisiert. Man beachte hierfür die hausinternen Richtlinien.

Modus des Verfahrens: Dies ist ebenfalls auf den meisten Intensivstationen standardisiert. Meist wird initial eine kontinuierliche Hämodiafiltration durchgeführt.

Blutflussgeschwindigkeit: Für die kontinuierliche Dialyse werden normalerweise Blutflussgeschwindigkeiten zwischen 150 und 200 ml/min benötigt. Für eine intermittierende Dialyse sind diese deutlich höher (350–450 ml/min).

Dialysat/Ersatzflüssigkeit: Diese wird individuell entsprechend dem Patienten und seiner Erkrankung verordnet. Es bestehen hierfür verschiedene Lösungen mit unterschiedlichem Elektrolyt- und Puffergehalt. In den meisten Kliniken gibt es nur eine reduzierte Anzahl an Lösungen, welche gemäss internen Richtlinien dem Bedarf des Patienten angepasst werden.

Dialysat-/Ersatzflüssigkeitsrate: Für kontinuierliche Verfahren ist die Rate Patienten- und Körpergewichtsabhängig, anzustreben sind 20–35 ml/kg/h. Bei intermittierenden Verfahren ist die Flussrate typischerweise 500–800 ml/h.

Antikoagulation: Um die Blutgerinnsel-Bildung im Dialysegerät zu verhindern, ist eine systemische oder regionale Antikoagulation notwendig. Bei der intermittierenden Dialyse erfolgt diese meistens durch Gabe von Heparin. Bei kontinuierlichen Verfahren wird standardmässig eine regionale Antikoagulation mittels Citrat durchgeführt. Hierfür wird prädialytisch vor dem Bluteintritt in den Filter eine bestimmte Menge Citrat zugefügt, welches das Kalzium bindet und somit das Blut ungerinnbar macht, postdialytisch wird dann Kalzium nach dem Filter zugeführt, um das Blut wieder gerinnbar zu machen.

❶ **Cave**
Insbesondere bei Patienten mit schwerer Leberinsuffizienz sollte auf eine Zitrat-Intoxikation geachtet werden. Ein Zusammenhang wird bislang noch debattiert. Eine Zitrat-Antikoagulation bei Patienten mit Leberausfall ist entsprechend vorsichtig durchzuführen.

Ultrafiltrationsrate: Je nach Volumen- und Kreislaufzustand des Patienten, ist ein gewünschter Flüssigkeitsentzug zu wählen. Dieser kann im Verlauf der Therapie laufend der aktuellen Situation angepasst werden.

Überwachung der Therapie: Die Anwendung eines Nierenersatzverfahrens führt zu einer tiefgreifenden Veränderung der Elektrolytzusammensetzung des Körpers, während kontinuierlichen Nierenersatzverfahren ist deshalb eine arterielle Blutgasanalyse mit Elektrolytbestimmung mindestens alle 12 h empfohlen.

Viele Studien wurden durchgeführt, um den Einsatz eines Dialyseverfahrens bei bestimmten Krankheitsbildern oder in bestimmten Situationen zu evaluieren. So wurde zum Beispiel die Immunabsorption bei septischen Patienten untersucht oder der Versuch einer Blutwäsche bei totalem Leberausfall. Bislang besteht keine Evidenz, dass Nierenersatzverfahren einen Benefit aufweisen bei primär extrarenalen Krankheitsbildern.

Literatur

Alscher M (2009) Herz und Niere. Kardiologe 3:489. ► https://doi.org/10.1007/s12181-009-0219-9

Joannidis M, Klein SJ, John S et al (2018) Prävention der akuten Nierenschädigung beim kritisch kranken Patienten. Med Klin Intensivmed Notfmed 113:358–369. ► https://doi.org/10.1007/s00063-018-0413-2

Keller CK (2002) Akutes Nierenversagen. In: Burkarth CM, Geberth SK (Hrsg) Praxis der Nephrologie. Springer, Berlin, S 302–327

Kindgen-Milles D (2015) Unterstützung bei Nierenversagen. In: Marx G, Muhl E, Zacharowski K, Zeuzem S (Hrsg) Die Intensivmedizin. Springer, Berlin, S 555–563

Blutung, Bluttransfusion und Gerinnungstherapie

© Springer-Verlag GmbH Deutschland, ein Teil von Springer Nature 2020
M. Glas und C. A. Pfortmüller, *Mein erster Dienst – Intensivmedizin*, https://doi.org/10.1007/978-3-662-61641-3_13

Die Verabreichung von Blutprodukten (v. a. Erythrozytenkonzentrate, gefrorenes Frischplasma, Thrombozytenkonzentrate) ist auf der Intensivstation eine allgegenwärtige Maßnahme, die trotz dezidierter Einhaltung aller Sicherheitsaspekte mit potenziell lebensbedrohlichen Gefahren für den Patienten verbunden ist.

▪▪ **Transfusionsassoziierte Komplikationen**
- Unmittelbare oder verzögerte hämolytische Transfusionsreaktion
- Febrile nicht-hämolytische Transfusionsreaktion
- Allergische und anaphylaktische Reaktionen
- Transfusionsassoziierte akute Lungeninsuffizienz (TRALI)
- Transfusionsassoziierte Volumenüberlastung (TACO)
- Hypothermie
- Metabolische Störungen (Citrat-Überladung mit Hypokalzämie, Hyperkaliämie), Übertragung von Infektionskrankheiten

13.1 Indikation zur Transfusion

Die Transfusionsgrenze ist ein individueller Grenzwert, unterhalb derer der Patient Zeichen einer **anämischen Hypoxie** zeigt: Sauerstoffbedarf im Gewebe kann durch das -angebot nicht mehr gedeckt werden, es entsteht ein Perfusionsdefizit. Dieser Schwellenwert wird von den Vorerkrankungen (kardiovaskulär, zerebral, vorbestehende Anämie), der Dynamik eines anhaltenden Blutverlustes und den bestehenden Kompensationsmechanismen beeinflusst. In ◘ Tab. 13.1 werden

◻ Tab. 13.1 Physiologische Veränderungen bei anämischer Hypoxie. (Nach Bundesärztekammer 2014)	
Kardiopulmonale Symptome	– Tachykardie – Hypotension – Blutdruckabfall unklarer Genese – Dyspnoe
Ischämietypische EKG-Veränderungen	– Neu auftretende ST-Senkungen oder -Hebungen – Neu auftretende Rhythmusstörungen
Echokardiografie	– Neu auftretende regionale myokardiale Kontraktionsstörungen
Globale Indices einer unzureichenden Sauerstoffversorgung	– Anstieg der globalen O_2-Extraktion >50 % – Abfall der O_2-Aufnahme >10 % vom Ausgangswert – Abfall der gemischtvenösen O_2-Sättigung <50 % – Abfall des gemischtvenösen pO_2 <32 mmHg – Abfall der zentralvenösen O2-Sättigung <60 % – Laktazidose (Laktat >2 mmol/l + Azidose)

physiologische Veränderungen aufgeführt, die auf das Vorliegen einer anämischen Hypoxie hindeuten.

Bei der Indikationsstellung zur Bluttransfusion wird im klinischen Alltag auf numerische Transfusionsgrenzen zurückgegriffen, innerhalb derer der Nutzen der Transfusion das Risiko übersteigt (siehe ◻ Tab. 13.2).

◻ **Tab. 13.2** Indikationsstellung zur Transfusion beim Intensivpatienten. (Nach Bundesärztekammer 2014)

Hämoglobin-Bereich	Empfehlung bzgl. Transfusion von Erythrozytenkonzentraten
<7 g/dl	Transfusion empfohlen, Nutzen übersteigt Risiko
7–9 g/dl	Transfusion bei eingeschränkter Kompensation,, Hinweisen auf anämische Hypoxie (Physiologische Veränderungen, ◻ Tab. 13.1)
>9 g/dl	Transfusion nur bei Hinweisen auf anämische Hypoxie
>10 g/dl	Transfusion nicht empfohlen, Risiko übersteigt Nutzen

Das Einhalten einer allgemein restriktiven Transfusionsstrategie (Hämoglobin-Grenze 7–9 g/dl) scheint auch auf der Intensivstation gegenüber einer liberalen Transfusionsstrategie (Hämoglobin-Grenze >10 g/dl) überlegen oder zumindest ebenbürtig zu. Ausnahmen hiervon stellen wahrscheinlich Patienten mit einer geringeren Anämietoleranz und einem entsprechenden kardiovaskulären oder zerebralen Risikoprofil zu sein, die evtl. von einer höheren Transfusionsgrenze profitieren.

❯ Die aktuelle Evidenz besagt, dass Patienten mit erhöhtem kardiovaskulärem Risiko nicht von einem höheren Transfusionstrigger profitieren.

> ❯ Bei unkontrollierter aktiver Blutung und nachweislichem Hämoglobinabfall ist eine Transfusion je nach Dynamik bereits oberhalb eines Hämoglobinwertes von 7 g/dl durchzuführen.

13.2 Adjunktive Maßnahmen bei akuter Blutung

Die Optimierung der Rahmenbedingungen bei einer akuten Blutung hat die Verbesserung der Anämietoleranz und die Herstellung bestmöglicher Umgebungsparameter für eine wirksame Blutgerinnung zum Ziel. Dies ist umso wichtiger, je grösser die Dynamik des Blutverlustes ist.

Ein besonderes Augenmerk ist auf folgendes zu richten:

- Aufrechterhaltung Perfusion: MAP um die 60 mmHg anstreben, Benutzung von Vasoaktiva wenn nötig

❗ **Cave**
Bei aktiver Blutung führt die übermäßige Erhöhung des MAP zu einem vermehrten Blutverlust.

- Reduktion Sauerstoffbedarf:Analgosedation, Muskelrelaxation
- Erhöhung des Sauerstoffgehalts im Inspirationsgemisch
- Euvolämie anstreben
- Azidose vermeiden: Ziel-pH >7,2, pCO_2 35–45 mmHg
- Hypothermie vermeiden
- Hypokalziämie vermeiden (insbesondere bei Massivtransfusion mit hoher Citrat-Zufuhr): Ziel-Ca^{2+} >1,0 mmol/l

13.3 Diagnostik bei blutenden Patienten

Beim akut blutenden Patienten wird der behandelnde Intensivmediziner mit der Frage nach der Ursache und der Dynamik konfrontiert.

Prinzipiell können **drei Blutungstypen** unterschieden werden:

- Verletzungen von Blutgefäßen (z. B. Trauma, GI-Blutung, Hirnblutung)
- Koagulopathische Blutungen (Ungleichgewicht der Gerinnungsfaktoren)
- Multifaktorielle Blutungen

Eine chirurgisch- oder interventionell angehbare bedingte Blutung ist häufiger offensichtlich und kann durch unmittelbare Intervention meist gut beherrscht werden. Dahingegen sind die primär koagulopathische Blutung sowie komplexe, multifaktoriell bedingte Geschehen (oftmals in der gemeinsamen Endstrecke der Gerinnungskaskade) eine Herausforderung. Umso wichtiger ist dann ein strukturiertes Vorgehen.

Das diagnostische Vorgehen bei Blutungen ist in ◘ Tab. 13.3 dargestellt.

13.4 Gerinnungsstörungen

Nachfolgend werden die häufigsten auf der Intensivstation anzutreffenden, nicht durch Gefäßverletzung hervorgerufenen, Gerinnungsstörungen erörtert.

◻ **Tab. 13.3** Diagnostik einer Blutung beim Intensivpatienten

Anamnese	– Leberinsuffizienz, Niereninsuffizienz, Knochenmarksstörung? – Einnahme von Thrombozytenaggregationshemmern oder Antikoagulanzien? – Kürzlich erfolgte OP oder Intervention? – Hämorrhagische Diathese bekannt? – Trauma?
Körperliche Untersuchung	– Blutung lokal (z. B. OP-Situs) oder diffus? – Petechien? Purpura? Schleimhautblutungen? – Gelenkblutungen? – Flächenhafte Einblutungen? – Blutung aus (zuvor trockenen) Kathestereinstichstellen oder Sonden?
Basis-Labordiagnostik	– Blutbild – Prothrombinzeit (INR, Quick), aktivierte Thromboplastinzeit (aPTT), – Fibrinogen

(Fortsetzung)

◻ Tab. 13.3 (Fortsetzung)

Erweiterte Diagnostik	– Rotationsthromboelastometrie (ROTEM), Thrombelastographie. Fibrinolyse? – Diagnostik medikamenteninduzierter Störungen (direkte orale Antikoagulanzien) – Einzelfaktorenbestimmung – Thrombozytenfunktionsdiagnostik, von-Willebrand-Diagnostik

B

> Generell werden laborchemisch festgestellte
> Gerinnungsstörungen ohne Vorliegen einer
> aktiven Blutung nicht korrigiert. Keine „Schönheits-
> korrektur" von Laborwerten.

13.4.1 Koagulopathie bei Leberinsuffizienz

Die Produktion Vitamin-K-abhängiger prokoagulato-
rischer aber auch antikoagulatorischer Gerinnungsfaktoren ist bei Patienten mit Leberinsuffizienz
vermindert. Ursächlich hierfür ist eine eingeschränkte
Proteinsynthese. Gerät das sensible Verhältnis zwischen
pro- und antikoagulatorischen Faktoren aus dem Gleichgewicht, erhöht sich das Risiko hinsichtlich einer
koagulopathischen Blutung deutlich. Zudem besteht ein
erhöhtes Risiko für das Auftreten einer Hyperfibrinolyse
oder einer Thrombozytopenie. Ursächlich für letztere ist
der mit Lebererkrankungen assoziierte Hypersplenismus.

❶ Cave
 - Von der Gabe von Blut- und Gerinnungsprodukten als „Prophylaxe" bei pathologischen
   Laborwerten ist abzusehen.
 - Quick, INR und aPTT spiegeln nur die
   prokoagulatorischen Faktoren wieder! Ein steady
   state kann auch bei „abnormalen" Laborwerten
   existieren.
 - Auch ein leberinsuffizienter Patient sollte bei
   fehlenden Blutungsstigmata eine Thrombose-
   prophylaxe erhalten. Eine „Autoantikoagulation"
   bei pathologischen Laborwerten existiert nicht!

Eine **Therapie** mit Vitamin K (10 mg/d) kann durchgeführt werden, da insbesondere bei Patienten mit Alkoholismus ein zusätzlicher Vitamin-K-Mangel bestehen kann. Eine Gabe von Gerinnungsfaktoren oder FFP sollte ohne aktive Blutung nicht erfolgen.

13.4.2 Koagulopathie bei Niereninsuffizienz

Patienten mit schwerer Niereninsuffizienz können aus verschiedenen Gründen eine Koagulopathie aufweisen:

- Thrombozytopathie durch Kumulation von Harnstoffmetaboliten
- Pathologischer von-Willebrand-Faktor
- Bei Urämie: Reduktion der Glykoprotein-Ib-Spiegel und Dysfunktion von Glykoprotein IIb/IIIa
- Nach Dialyse: persistierende Heparinwirkung

Eine **Therapie** erfolgt nur bei aktiver Blutung.

13.4.3 Trauma-induzierte Koagulopathie (TIC)

Eine Trauma-induzierte Koagulopathie stellt eine akute und lebensbedrohliche Koagulopathie bei Patienten nach ausgeprägtem Gewebetrauma mit größtenteils noch unklarer Pathogenese dar. Ursächlich wird eine durch Hypoperfusion, Azidose und Hypothermie getriggerte Störung von Endothelfunktion, Thrombozytenfunktion und Protein-C-System mit einhergehender Hyperfibrinolyse vermutet.

Therapeutisch müssen vor allem Begleiterscheinungen wie Hypoperfusion, Azidose und Hypothermie korrigiert werden.

13.4.4 Disseminierte intravasale Koagulopathie (DIC)

Bei der DIC handelt es sich um eine heterogen (fulminant vs. kompensiert) verlaufende **Verbrauchskoagulopathie** mit einhergehender intravasaler Gerinnungsaktivierung, die durch Thrombosierung der Mikrozirkulation zum Organversagen führt. Die DIC ist nicht als eigenständiges Krankheitsbild, sondern als Symptom einer schweren auslösenden Grunderkrankung zu sehen.

Mögliche **Ursachen** der DIC:
- Infektion, Sepsis
- Organnekrose (z. B. Pankreatitis)
- Schwere Lebersynthesestörung
- Malignome
- Toxine (z. B. Schlangengifte)
- Drogen (z. B. Amphetamine)
- Schwangerschafts-Komplikationen (z. B. intrauteriner Fruchttod)
- Transplantatabstoßung
- Graft-versus-Host-Reaktion
- Trauma (DD TIC)
- Lungenembolie
- Intrakardiale Thromben
- Vaskuläre Anomalien
- Purpura fulminans

Pathophysiologisch kommt es zu einer fulminanten Aktivierung der Gerinnung (Thrombosen) mit gleichzeitigem Verbrauch von Gerinnungsfaktoren (prokoagulatorisch durch Verbrauch).

> ❗ **Cave**
> — **Aufgrund des gleichzeitig prokoagulatorischen sowie prothrombotischen Zustands ist oftmals eine niedrig-dosierte Therapie mit Heparin 5000–10000 E/d notwendig.**
> — **Eine engmaschige klinische Überwachung und sorgsame Abwägung zwischen Gerinnungs-substitution (bei aktiver Blutung) sowie Antikoagulation (bei Thrombosen) muss regelmässig erfolgen.**

Neben der sorgsamen Abwägung zwischen Pro-/Antikoagulation besteht die **Therapie** in erster Linie in der Behandlung der auslösenden Grunderkrankung.

13.5 Gerinnungstherapie

13.5.1 Behandlung von Thrombozyten-assoziierten Gerinnungsstörungen

Thrombozytenkonzentrate

Thrombozytenkonzentrate werden bei Thrombozytopenie unterschiedlicher Ursache, sowie bei Thrombozyten-funktionsstörung eingesetzt

Indikation

- Prophylaktische TK-Gabe auch ohne Blutungsneigung: <5/nl
- Bei Patienten mit Fieber: <10/nl
- Akute Blutung/Massentransfusion: Ziel >50–100/nl

> **1 Thrombozytenkonzentrat erhöht die Thrombozytenzahl um etwa 20 – 30/nl.**

❶ Cave
Bei rasch sinkenden Thrombozyten bei Patienten unter Heparintherapie eine Heparin-induzierte Thrombopenie (HIT) ausschließen.

Desmopressin (DDAVP)

Verbesserung der Thrombozytenfunktion und Interaktion zwischen Endothel und Thrombozyten

Indikationen: (zentraler Diabetes insipidus), akute Blutung unter Thrombozytenaggregationshemmern, Formen des von-Willebrand-Syndroms

Wirkungsweise : Stimulation der Freisetzung von von-Willebrand-Faktor aus Weibel-Palade-Körperchen der Endothelzellen und der Freisetzung von Faktor VIII

Dosierung: 0,3–0,4 µg/kg i.v. als Kurzinfusion, ggf. Wiederholung nach 8–12 h

❶ Cave
Bewirkt Wasserretention und Hyponatriämie (u. a. kontraindiziert bei manifester Herzinsuffizienz, Hirnödem, Hyponatriämie).

13.5.2 Behandlung von plasmatischen Gerinnungsstörungen

Gefrorenes Frischplasma (fresh frozen plasma, FFP)

Wirkweise: alle pro- und antikoagulatorisch wirksamen Faktoren liegen in höchstens physiologischer Konzentration/Aktivität vor, daher sind große Mengen an FFP zur Behandlung einer manifesten Koagulopathie erforderlich

Dosierung: 15–30 ml/kg, Steuerung nach Klinik, Labor oder ROTEM

> ❗ **Cave**
> **Gefahr der Volumenüberladung!**

Fibrinogen-Konzentrat

Fibrinogen ist der Gerinnungsfaktor, der als erster bei akuter Blutung verbraucht wird, daher ist eine frühzeitige Substitution erforderlich.

Dosierung: (2)3–4 g initial bei akuter Blutung, weitere Gabe nach Laborkontrolle (Ziel >1,5 g/l oder ROTEM-gesteuert)

Prothrombinkomplex-Konzentrat (PCC, PPSB)

Wirkweise: enthält prokoagulatorische Faktoren II, VII, IX, X sowie antikoagulatorische Faktoren Protein C, S, Z und Antithrombin, zusätzlich Heparin (heparinfreie Variante ebenfalls erhältlich)

Indikationen: Reversion der Wirkung von Coumarin-Derivaten (zusammen mit Vitamin K) und direkten oralen Antikoagulanzien (DOAK), akute Blutung mit Verbrauch von Gerinnungsfaktoren

Dosierung: für Antagonisierung von DOAK 25–50 IE/kg

Faustregel: 1 IE/kg i.v. erhöht Quick um ca. 1 %

Steuerung nach Laborkontrolle (z. B. Ziel-Quick >60 %) oder ROTEM

Faktor-XIII-Konzentrat

Wirkweise: Fibrin-stabilisierender Faktor, Endstrecke der Gerinnungskaskade

Indikationen: bei anhaltender diffuser Blutungsneigung trotz Korrektur der Rahmenbedingungen und erreichtem Fibrinogen- und Thrombozyten-Ziel

Dosierung: 15–20 IE/kg i.v.

Steuerung nach Laborkontrolle (Einzelfaktorenbestimmung erforderlich, Ziel-Faktorenaktivität >60 %)

Rekombinanter aktivierter Faktor VII

Indikation: off-lable-use als ultima ratio bei lebensbedrohlicher, anhaltender akuter und diffuser Blutung

Dosierung: 90 µg/kg i.v., ggf. Repetition nach 2–3 h

🛑 **Cave**
Rahmenbedingung müssen zwingend optimiert werden, ansonsten besteht ein Wirkungsverlust: Fibrinogen >1,0 g/l, Thrombozyten >50/nl, pH >7,2, Ca^{2+} >1.0 mmol/l, Temperatur >35 °C

Tranexamsäure

Wirkweise: Antifibrinolytikum

Indikation: Therapie und Prophylaxe von Hyperfibrinolyse-bedingten Blutungen, v. a. bei Traumapatienten, postpartalen Blutungen, Blutungen bei Leberinsuffizienz, bei akuten Blutungen während einer therapeutischen Lyse-Behandlung

Dosierung (z. B. bei Trauma): 1 g i.v. über 10 min innerhalb 3 h nach Ereignis, weitere 1 g i.v. kontinuierlich über 8 h

Protamin

Wirkweise: antagonisiert Wirkung von (unfraktioniertem) Heparin

Dosierung: 1 IE Protamin bindet 1 IE unfraktioniertes Heparin

Steuerung nach ACT, aPTT oder ROTEM

! **Cave**
- Langsame Injektion erforderlich (Blutdruckabfall!)
- Gefahr der anaphylaktischen Reaktion und pulmonalen Hypertonie durch Komplementaktivierung, kann bei Überdosierung selbst antikoagulatorisch wirken (Beeinträchtigung der Thrombozytenfunktion)

Akute Antagonisierung von oralen Antikoagulanzien

Cumarin-Derivate (Vitamin-K-Antagonisten):
Therapie:

PCC nach Quick/INR in Kombination mit Vitamin K (5–10 mg i.v.)

> **Faustregel:** 1 IE/kg i.v. erhöht Quick um ca. 1 %

DOAK – FXa-Inhibitoren (Apixaban, Edoxaban, Rivaroxaban):

Diagnostik: Messung der Plasmaspiegel über speziell kalibrierte Anti-Xa-Tests empfohlen.

Therapie:
1. Spezifische Antagonisierung mit Andexanet alfa (Apixaban, Rivaroxaban)
2. Unspezifische Antagonisierung mit PCC 25–50 IE/kg i.v. und Tranexamsäure 15 mg/kg (1 g) i.v.

DOAK – Thrombin-Inhibitoren (Dabigatran):

Diagnostik: Messung von Plasmaspiegeln oder (verdünnter) Thrombinzeit empfohlen.

Therapie: Spezifische Antagonisierung mit Idarucizumab 5 g i.v., zusätzliche Gabe von Tranexamsäure 15 mg/kg (1 g) i.v. Dabigatran ist dialysierbar.

13.6 Massentransfusion

▪▪ **Definitionen**

▬ **Massivblutung:** Verlust des gesamten zirkulierenden Blutvolumens innerhalb von 24 h oder von >50 % des Blutvolumens innerhalb von 3 h oder von >150 ml/min

— **Massentransfusion:** Transfusion von ≥ 10 EK in 24 h oder von 4 Erythrozyten-Konzentrate in 1 h oder von ≥ 2 EK pro 15 min bei anhaltendem Blutverlust

Ursächlich sind meist Gefäßverletzungen, eine chirurgische oder interventionelle Blutungsstillung ist deswegen zwingend und sobald als möglich anzustreben und die entsprechenden Ansprechspartner frühzeitig beizuziehen. Die intensivmedizinische Therapie stellt im Rahmen einer Massivblutung lediglich eine Überbrückung bis zur definitiven Sanierung durch den Chirurgen/Interventionalisten dar.

□ **Tab. 13.4**   Zielparameter der Gerinnungstherapie bei der akuten Blutung (Gerinnungsstatus, ROTEM)

	Gerinnungsstatus	ROTEM
Fibrinogen-Konzentrat	Fibrinogen <1,5 g/l	A10-FIBTEM <8 mm
Prothrombin-komplex-Konzentrat	Quick >60 %	CT-EXTEM >80 s CT-INTEM >240 s
Thrombozyten	Thrombozyten 50–100/nl	A10-FIBTEM >8 mm und A10-EXTEM <40 mm
FFP	Quick >60 % aPTT >45 s Fibrinogen <1,5 g/l	CT-EXTEM >80 s CT-INTEM >240 s
Tranexamsäure	V.a. Fibrinolyse	LI30-EXTEM <85 %

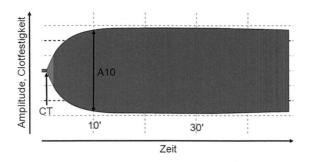

▫ Abb. 13.1 Parameter der Rotationsthromboelastometrie (CT: clotting time in Sekunden, A10: Clotfestigkeit 10 min nach CT in Millimeter)

■■ **Ziele der intensivmedizinischen Therapie bei Massivblutungen:**
━ Rasche Wiederherstellung der Hämostase
━ Minimierung des weiteren Blutverlusts
━ Vermeidung der unnötigen Transfusion von Blutprodukten

Bei der Behandlung von Massenblutungen haben sich im Wesentlichen folgende **Strategien** zur Blut- und Gerinnungssubstitution entwickelt:

1. **Fixe, verhältnisbasierte Substitution von Blut- und Gerinnungsprodukten:**

❯ **FFP: EK = 1:2 bis 1:1 und Transfusion von 1 gepooltem TK mindestens jedes 6. EK**

Besonders zu Beginn der Massentransfusion geeignet, rascher Ausgleich eines einhergehenden Volumendefizits, jedoch Gefahr der Volumenüberladung und Über- bzw. Untersubstitution

2. **Individualisierte, zielgerichtete Gerinnungstherapie:**

- Durch Labor- oder point-of-care-Methoden
  (ROTEM) gestützte Substitution
- Häufige Gabe von Faktorenkonzentraten (i. d. R.
  weniger FFP notwendig, damit weniger Volumen- und
  Citratbelastung)
- Die Zielparameter für die individualisierte
  Gerinnungstherapie bei Patienten mit akuten
  Blutungen findet sich in ◘ Tab. 13.4 und ◘ Abb. 13.1

> ❶ **Cave**
> **Erfordert größeren logistischen Aufwand
> (Algorithmus) durch engmaschige Labor- und
> ROTEM-Kontrollen.**

Störungen des Magen-Darm-Trakts

M. Glas und C. A. Pfortmüller, *Mein erster Dienst – Intensivmedizin*, https://doi.org/10.1007/978-3-662-61641-3_14

14.1 Gastrointestinale Blutungen

Eine gastrointestinale Blutung per se ist nicht automatisch eine Indikation für eine Überwachung auf einer Intensiv- oder Intermediate-Care-Station. Hingegen sollte bei Patienten mit anhaltenden Blutungszeichen, Transfusionsbedarf, Zeichen der hämodynamischen Instabilität oder bei signifikanten Vorerkrankungen (z. B. KHK, Leberinsuffizienz, Niereninsuffizienz, Blutungsrezidiv) niederschwellig die Indikation für eine Verlegung auf Intensivstation gestellt werden.

Einteilung akuter gastrointestinaler Blutungen Neben unspezifischen Symptomen wie hämodynamischer Instabilität, Laborverlauf präsentieren sich die Patienten mit Leitsymptomen, die bei der Suche der Blutungslokalisation hilfreich sein können (◧ Tab. 14.1).

Diagnostik
— Anamnese: frühere Blutungen? Leber- oder Niereninsuffizienz? Medikamente: Einnahme von Thromozytenaggregationshemmern, Antikoagulanzien, NSAID, Glukokortikoiden?
— Klinik: aktive Blutungszeichen, hämorrhagischer Schock, Frischblut/Teerstuhl am Fingerling? Zeichen chronischer Leberinsuffizienz, Umgehungskreisläufe?
— Labor: Hämoglobinverlauf? Koagulopathie? Lactatämie, metabolische Azidose? Zeichen einer chronischen Anämie (mikrozytäres, hypochromes Blutbild)?

◘ Tab. 14.1   Unterteilung, Ursachen und klinische Zeichen gastrointestinaler Blutungen

Anatomische Unterteilung	Ursache	Klinische Präsentation
Obere gastro-intestinale Blutung (70–80 %)	Proximal des Treitz-Bandes (Flexura duodeno-jejunalis): – Peptische Ulzera – Ösophagus-/ Fundusvarizen – Refluxerkrankung – Mallory-Weiss-Läsionen – Neoplasien – Angiodysplasien	– Hämatemesis – Meläna – Hämatochezie: bei starker, anhaltender oberer GI-Blutung – Wenig blutiges Sekret, Abhusten von Blut: DD bronchiale/ pulmonale Ursache, Blutung im Nasen-Rachen-Raum
Untere gastro-intestinale Blutung (20–30 %)	Distal des Treitz-Bandes: – Divertikelblutung – Angiodysplasien – Colitis – Anorektale Blutung (Hämorrhoiden, Analfissuren) – Neoplasien – Dünndarm-blutung	– Hämatochezie – Teerstuhl: selten bei proximaler und geringer aktiver Blutung im Colon

— Endoskopie: gezielte Suche der Blutungslokalisation und -ausprägung sowie Möglichkeit einer spezifischen Therapie

Therapeutische Maßnahmen Im Rahmen der Versorgung akuter gastrointestinaler Blutungen steht die Kreislaufstabilisierung im Vordergrund, da ein Großteil der Blutungen spontan sistiert. Bei anhaltender Blutung ist jedoch entsprechend der Dynamik eine notfallmäßige oder zeitnahe endoskopische Versorgung notwendig.

Allgemeinmaßnahmen
- Hämodynamisches (Basis-)Monitoring
- Anlage von mindestens zwei großvolumigen (peripheren) venösen Zugängen
- Die Installation eines arteriellen Zugangs kann für die engmaschige Blutdrucküberwachung und serielle Laborkontrolle hilfreich sein (initial alle 2–3 h), sollte jedoch den Ablauf nicht unnötig verzögern
- Laborentnahme: Testblut für Kreuzprobe, Blutbild, Gerinnungsstatus, Blutgasanalyse, ggf. Leber- und Nierenfunktionstests
- Hämodynamische Therapie: Ausgleich des Flüssigkeitsdefizits durch Kristalloide, Transfusionsgrenze entsprechend Vorerkrankungen, Vasoaktivatherapie
- Reversion von Thrombozytenaggregationshemmung und Antikoagulantienwirkung (vgl. ► Kap. 13)
- Anlage einer großvolumigen Magensonde, insbesondere bei oberer GI-Blutung
- Notfall-Schutzintubation, v. a. bei schockiertem und aspirationsgefährdetem Patienten und zur Verbesserung der Endoskopiebedingungen
- Weitere medikamentöse Maßnahmen bei oberer GI-Blutung: Protonenpumpeninhibitor hochdosiert (z. B. Pantoprazol oder Esomeprazol 40 mg i.v 3x tgl.), Antiemetika, Prokinetika zur Magenentleerung

vor Endokopie (z. B. Erythromycin 125–250 mg),
Terlipressin i.v. bei hämodynamischer Instabilität und
Varizenblutung (wenn nicht verfügbar: Somatostatin
oder Octreotid), antibiotische Behandlung bei
Varizenblutung (Ceftriaxon 2 g/d für 5 Tage) oder
Nachweis von Helicobacter pylori

Spezifische Maßnahmen

- **Endoskopie:** Darstellung der Blutungsquelle,
  Quantifizierung des Blutungsrisikos. Blutstillung
  mittels Injektionstherapie (NaCl, Adrenalin oder
  Fibrinkleber), mechanischer Therapie (Metallclips,
  Gummibandligatur/Stenting bei Varizen) oder
  Thermokoagulation (ggf. Kombination verschiedener
  Verfahren). Für die endoskopische Darstellung
  einer unteren gastrointestinalen Blutung sollte eine
  Darmlavage (z. B. durch Macrogol-haltige Laxantien
  über Magensonde) angestrebt werden, da die Dar-
  stellung/Therapie durch Verschmutzung deutlich
  erschwert wird.
- Interventionell-radiologische Maßnahmen **(Angio-
  graphie):** Darstellung blutender Gefäße und
  Transkatheterembolisation oder intraarterielle
  Vasopressin-Injektion. Um die Blutungsquelle
  zu sichern, ist jedoch eine Blutungsrate von
  0,5–1,0 ml/min erforderlich (Verlust von 2–3
  Erythrozytenkonzentraten pro Tag!)
- **Ballonsonden:** Kompression blutendender Fundus
  (Linton-Nachlas-Sonde) und/oder Ösophagus-
  varizen (Sengstaken-Blakemore-, Minnesota-Sonde).
  Durch die zur Verfügung stehenden vielseitigen
  endoskopischen und interventionell-radiologischen

Maßnahmen stellen die Ballonsonden eine Notfall-
therapie bei anderweitig nicht stillbaren Varizen-
blutungen dar. Die Handhabung der unterschiedlichen
Sondentypen ist nicht banal und benötigt Erfahrung!

- Transjugulärer intrahepatische porto-systemischer
Shunt **(TIPS):** interventionelle Anlage eines
Kurzschlusses zwischen portalvenösem- und
systemisch-venösem System bei zur Reduktion des
Blutungsrisikos bei portaler Hypertension. Erhöhtes
Risiko für hepatische Enzephalopathie!

- **Chirurgische Therapie:** Bei rezidivierender und
nicht endoskopisch kontrollierbaren Blutungen. Eine
genaue Darstellung der Blutungsquelle sollte jedoch
durch Endoskopie und radiologische Diagnostik
unbedingt angestrebt werden.

14.2 Akutes Abdomen

Der Begriff des akuten Abdomens fasst sämtlich
abdominelle Prozesse zusammen, die eine dringliche
medizinische und/oder chirurgische Behandlung nach
sich ziehen. Diese Patienten präsentieren sich auf Intensivstation in der Regel schwerkrank bei Peritonitis und
Zeichen einer systemischen Inflammation und Organversagen (Sepsis, septischer Schock). Häufige Ursachen sind
in ◘ Tab. 14.2 dargestellt.

Neben den aufgeführten abdominellen Ursachen
ist differenzialdiagnostisch auch an extra-abdominelle
Ursachen zu denken, die sich mit Zeichen eines akuten
Abdomens präsentieren, wie z. B. Unterlappenpneumonie,

◘ Tab. 14.2 Ursachen des akuten Abdomens

Chirurgische/interventionelle Versorgung unmittelbar erforderlich	Evtl. chirurgische/interventionelle Versorgung im Verlauf erforderlich	Konservative Therapie
– Hohlorganperforation – Hohlorganischämie (mech. Ileus, Volvulus, akalkulöse Cholezystitis) – Okklusive Mesenterialischämie – Intraabdominelle Abszesse – Infizierte Pankreasnekrosen – Unkontrollierte Blutungen	– Abdominelles Kompartment – Ogilvie-Syndrom (Pseudoobstruktion des Colons) – Pankreatitis – Ischämische Colitis – Non-okklusive Mesenterialischämie – Paralytischer Ileus	– Spontan bakterielle Peritonitis – Gastroenteritis

Lungenembolie, (inferiorer) Myokardinfarkt, Perikarditis, Pleuritis, Empyem und weitere.

Diagnostik

- **Klinik:** Peritonitis mit abdominellen Schmerzen, Abwehrspannung, Abwesenheit/Abschwächung von Darmgeräuschen oder spezifischer Befund (mech. Ileus!). Zeichen der systemischen Inflammation (Fieber, Schüttelfrost) und hämodynamischen Instabilität (Tachykardie durch Flüssigkeitsverluste in dritten Raum, Hypotonie, Vigilanzminderung, Oligurie)
- **Labor:** Entzündungszeichen (Leukozytose oder Leukopenie, CRP, Procalcitonin), Hämokonzentration durch Flüssigkeitsverluste, ABGA mit metabolischer Azidose und erhöhtem Lactat als Zeichen eines Perfusionsdefizits, Bestimmung von Leber- und Nierenfunktionsparametern, Lipase.
- **Mikrobiologische Diagnostik:** Abnahme von Blutkulturen bei infektiöser Ursache, Stuhldiagnostik bei Diarrhoe
- **Radiologische Diagnostik:** CT mit Kontrastmittel und Gefäßdarstellung zur breiten Diagnostik, Abdomen-Leeraufnahme zur bettseitigen Darstellung oder freier Luft oder Flüssigkeitsspiegel, Sonografie zur Suche freier Flüssigkeit, Angiografie zur Darstellung/Behandlung von Gefäßverschlüssen oder Blutungen

Allgemeine intensivmedizinische Maßnahmen Neben der Umsetzung einer zeitnahen spezifischen Ursachenbehebung (chirurgische/interventionelle Therapie) besteht die Aufgabe des Intensivmediziners beim akuten Abdomen im Wesentlichen aus supportiven Maßnahmen und Vermeiden von Komplikationen.

- Analgetische Therapie
- Hämodynamische Stabilisierung, Ausgleich von Flüssigkeitsdefiziten
- Vermeidung eines abdominellen Kompartmentsyndroms (Cave: liberale Flüssigkeitstherapie!)
- Infektbehandlung: empirische Breitbandantibiotika oder spezifische Therapie, sofern möglich (z. B. Clostridium difficile Colitis)
- Anpassung der Ernährung oder Nahrungskarenz, Anlage einer Magen- oder Jejunalsonde, abführende Maßnahmen

Intra-abdominelle Hypertension und abdominelles Kompartmentsyndrom

- Die meisten Prozesse, die zu einem akuten Abdomen führen, sowie dessen Behandlung können eine Erhöhung des intra-abdominellen Druckes bewirken (Normalwert 5–7 mmHg).
- Das abdominelle Kompartment beschreibt eine Erhöhung des intra-abdominellen Drucks (typischerweise über 20 mmHg) mit **einhergehender Endorgan-Dysfunktion** durch den verminderten abdominellen Perfusionsdruck: akute Niereninsuffizienz, intestinale Ischämie, erhöhte Beatmungsdrücke durch Verminderung der thorakalen Compliance, hämodynamische Instabilität durch verminderte Vorlast und erhöhte Nachlast, erhöhte

intrakranielle Drücke durch Verminderung des
venösen Rückstroms.

- Messung des intraabdominellen Drucks (beim
  muskelrelaxierten Patienten): indirekt durch Messung
  des intravesikalen Drucks über Wassersäule im
  Blasenkatheter bei flachgelagertem Patienten, als Null-
  niveau dient die Symphyse.
- **Supportive Maßnahmen:** Entlastung durch Magensonde, Ableitung durch Einläufe/Darmrohr,
  Restriktion der Flüssigkeitstherapie unter Gewährleistung des abdominellen Perfusionsdrucks. Ver-
  tiefung der Analgosedation und Muskelrelaxation.
- **Chirurgische/interventionelle Maßnahmen:**
  dekompressive Laparatomie, Anlage von Vakuumver-
  bänden, Drainageeinlage zur Entlastung von Flüssig-
  keitskollektionen.

14.3   Akute Leberinsuffizienz

Definition
Leberversagen ist durch die Trias von Koagulopathie,
Ikterus und hepatischer Enzephalopathie gekenn-
zeichnet. Für die Dynamik des akuten Leberversagens
wird das Intervall zwischen neu aufgetretenem Ikterus
und Einsetzen von Bewusstseinsstörung (hepatische
Enzephalopathie) herangezogen.

- **Hyperakutes Leberversagen:** 1–7 Tage zwischen
  Ikterus und hepatischer Enzephalopathie
- **Akutes Leberversagen:** 1–4 Wochen zwischen Ikterus
  und hepatischer Enzephalopathie

— **Subakutes Leberversagen:** 5–26 Wochen zwischen Ikterus und hepatischer Enzephalopathie

Von dieser Klassifikation (akutes Leberversagen ohne Vorschaden) sind das akut-auf-chronische Leberversagen mit und ohne vorbestehende Zirrhose abzugrenzen.

■ **Ätiologie der akuten Leberinsuffizienz**
Häufige Ursachen finden sich in ◘ Tab. 14.3
— Paracetamol-Intoxikation, kryptogenes Leberversagen (unbekannte Ursache) und fulminant verlaufende Virushepatitis (akute Hepatitis B) stellen die häufigsten Ursachen der akuten Leberinsuffizienz dar.

Diagnostik
— **Klinik:** Zeichen der hepatischen Enzephalopathie, evtl. mit raschem Progress. „Flapping"-Tremor, Hyperventilation, Übelkeit, Erbrechen. Zeichen der respiratorischen Insuffizienz. Aszites und periphere Ödeme sprechen eher für eine chronische Leberinsuffizienz
— **Labordiagnostik:** Transaminasen (ALT, AST als Ausmass des hepatozellulären Schadens), Cholestaseparameter (AP, γ-GT), Bilirubin, Syntheseparameter (Faktor V, INR/Quick, Antithrombin), Gerinnungsstatus, ROTEM bei aktiver Blutung, ABGA, Glucose (Einschränkung von Glykogenolyse und Gluconeogenese), Blutbild (Leukozytose mit Linksverschiebung), Albumin, Nierenfunktionsparameter, Ammoniak (Verlaufsmarker für hepatische Enzephalopathie, jedoch schlechte Korrelation

◼ Tab. 14.3   Ursachen des akuten Leberversagens

Intoxikationen/Pharmaka	**Virushepatitiden**
– Paracetamol	– Hepatitis B
– Amanita	– Hepatitis A, C, D, E
(Knollenblätterpilz)	– HSV
– Ecstasy	– EBV
– Phenprocoumon	– CMV
– Anabole Steroide	– HIV
– Phytopharmaka	
– Isoniazid	
– Sulfonamide	
– Vitamin A	
Immunlogisch	**Metabolisch**
– Autoimmunhepatitis	– Morbus Wilson
– Graft-versus-Host-Disease	– Alpha-1-Antitrypsin-Mangel
	– Hitzschlag
	– Reye-Syndrom
	– Sepsis
Kardiovaskulär	**Schwangerschaftsassoziiert**
– Budd-Chiari-Syndrom	– Schwangerschaftsfettleber
– Schock	– HELLP-Syndrom
– Veno-occlusive-Disease	
Hepatotoxische Chemikalien	**Unbekannte Ursache**
– Ethanol	(kryptogen)
– Tetrachlormethan	
– Benzol	
– Ethylenglykol	
– Phosphor	

der Absolutwerte mit klinischer Präsentation), Coeruloplasmin und Serum-Kupfer, Antikörpertestung, ggf. funktionelle Tests (MEGX-Test, Indocyaningrün-Test)

- Paracetamol-Blutspiegel: bei gesicherter oder Verdacht auf Intoxikation (vgl. ▶ Kap. 19)
- **Mikrobiologische Diagnostik:** Virus-Diagnostik
- **Duplexsonographie der Leber:** vaskukläre Ursache?

Therapeutische Maßnahmen Die Säulen der intensivmedizinischen Therapie bestehen aus der spezifischen Behandlung einiger weniger Ursachen des Leberversagens (N-Acetylcystein bei Paracetamol, Silibinin bei Vergiftung mit Knollenblätterpilz, antivirale Behandlung bei fulminanter Virushepatitis, Steroide bei Autoimmunhepatitis, Entbindung bei schwangerschaftsassoziierten Ursachen), supportiven Maßnahmen und der Evaluation hinsichtlich einer Lebertransplantation. Daher sollte die Zuweisung in eine Zentrumsklinik erfolgen.

Supportive Maßnahmen
- **Hepatische Enzephalopathie:** engmaschige klinisch-neurologische Überwachung, Intubation bei Vigilanzminderung, abführende Maßnahmen (Lactulose, Rifaximin), Lagerungsmaßnahmen zur Hirnödembehandlung, Osmodiuretika, ggf. Hirndrucksonde.
- **Pathologische Gerinnungsparameter:** Substitution nur bei klinischen Blutungszeichen oder im Rahmen von Interventionen, keine Substitution aufgrund von pathologischen Laborparametern.
- **Respiratorische Insuffizienz:** Intubation und Beatmung aufgrund von Aspiration, Pneumonie, pathologischem Ventilation-Perfusions-Verhältnis.

- **Hämodynamische Instabilität:** Vasopressoren aufgrund von distributivem Schock oder bei hepatorenalem Syndrom.
- **Akute Niereninsuffizienz:** bei 75 % der Paracetamol-assoziierten Leberinsuffizienz aufgrund direkter toxischer Wirkung, aufgrund Volumendepletion und distributivem Schock. Häufig Nierenersatztherapie erforderlich.
- **Metabolismus/Ernährung:** Glucose-Substitution ist häufig erforderlich. Die Ernährung unterscheidet sich bei akuter Leberinsuffizienz grundsätzlich nicht von derer anderer Intensivpatienten, bei hepatischer Enzephalopathie sollte ein Monitoring der Ammoniak-Spiegel erfolgen.
- **Infekt:** bei bis zu 80 % der Patienten mit akuter Leberinsuffizienz, bei Leberzirrhose mit gastrointestinalen Blutungen empirische Therapie z. B. mit Ceftriaxon 2 g i.v. 1x tgl. für 5 Tage.
- **Weite medikamentöse Maßnahmen:** Albuminsubstitution: bei großvolumiger Parazentese oder bei hepatorenalem Syndrom; N-Acetylcystein: spezifische Therapie bei Paracetamol-Intoxikation, evtl. Benefit auch bei anderen Ursachen der akuten Leberinsuffizienz.
- **invasive Leberersatzverfahren, Albumindialyse:** fehlende Evidenz aus großen, randomisierten Studien; Durchführung in spezialisierten Zentren.

Evaluation für Lebertransplantation Nach Abwägung der medizinischen Gesamtsituation und nach Ausschluss von Kontraindikationen, wie aktivem Alkohol- oder Drogenabusus, einer systemischen Organischämie oder einer zu erwartenden ungünstigen medizinischen Compliance, sollte die Listung des Patienten zur Lebertransplantation erfolgen. Diese geschieht nach den Kriterien des Kings' College (siehe ◘ Tab. 14.4) oder Clichy-Kriterien.

14.4 Akute Pankreatitis

Das Spektrum der akuten Pankreatitis erfasst milde Verläufe ohne systemische Beteiligung oder lokale Komplikationen bis hin zu einer schweren Inflammation des intensivpflichtigen Patienten mit ausgeprägter systemischer Reaktion und Multiorganversagen (schwere akute Pankreatitis). Zur Einschätzung des Schweregrades können neben dem klinischen Bild Scoring-Systeme hilfreich sein (z. B. Ranson- und Glasgow-Score spezifisch für Pankreatitis, diese sind jedoch APACHE- oder SAPS-Score nicht überlegen).

Ursachen   Die mit Abstand häufigsten Ursachen stellen die biliäre Genese sowie der Alkoholismus dar. Weitere Ursachen sind in ◘ Tab. 14.5 aufgeführt.

Diagnostik
— **Klinik:** plötzlich einsetzende stärkste abdominelle (epigastrische) Schmerzen, radial/gürtelförmig in Rücken ausstrahlend, begleitet von Übelkeit und Erbrechen
— Sepsis-ähnliche Zeichen der generalisierten Inflammation bei schwerer akuter Pankreatitis: Tachykardie, Fieber, Hypotonie durch Flüssigkeitsdepletion, distributiver Schock

◻ **Tab. 14.4** Kriterien zur Notwendigkeit einer Lebertransplantation bei akuter Leberinsuffizienz

King's College Kriterien	Clichy-Kriterien
Paracetamol-Intoxikation: – Arterieller pH <7,25 (unabhängig vom Grad der hepatischen Enzephalopathie) oder – 2 von 3 der folgenden Kriterien und klinische Verschlechterung: INR <6,5 Kreatinin >300 µmol/l Hepatische Enzephalopathie Grad 3–4	– Hepatische Enzephalopathie Grad 3 oder 4 und – Faktor V <20 % (Alter <30 Jahre) oder – Faktor V <30 % (Alter >30 Jahre)
Nicht-Paracetamol bedingt: – INR >6,5 (unabhängig vom Grad der hepatischen Enzephalopathie) oder – 3 der 5 folgenden Kriterien (unabhängig vom Grad der hepatischen Enzephalopathie): Alter < 10 oder >40 Jahre Ätiologie: unklar, medikamenten-tox., Ikterus bis Enzephalopathie >7d INR >3,5 Bilirubin >300 µmol/l	

◘ Tab. 14.5	Ursachen der akuten Pankreatitis
Häufige Ursachen (ca. 80 %)	Gallensteine Alkohol
Gelegentliche Ursachen (ca. 15 %)	Abdominaltrauma medikamentös bedingt idiopathisch
Seltene Ursachen (ca. 5 %)	Hypertriglyceridämie Hyperkalziämie Hyperparathyreoidismus Anatomisch: Pancreas divisum Nierenversagen Hereditär Malignome (Pankreaskarzinom, Lymphom) Virale Infektionen: CMV, EBV, Mumps, Hepatitis, HIV Schwangerschaftsassoziiert Iatrogen (ERCP)

- Je nach Schwere ggf. Zeichen von Organdysfunktionen bis zum Multiorganversagen
- Hautzeichen: Ekchymosen durch retroperitoneale Blutungen, Grey-Turner-Zeichen im Bereich der Flanken bzw. Cullen-Zeichen periumbilical
- **Labor:** Amylase (unspezifisch) und Lipase (sensitiver und spezifischer) mit Anstieg über das 3-fache der oberen Normgrenze, jedoch keine Korrelation Schwere der Erkrankung. Zudem Erhöhung unspezifischer Entzündungswerte (Leukozytose mit Linksverschiebung, CRP). Bei biliärer Genese Erhöhung von Cholestaseparametern

- **Sonographie:** Darstellung von Gallensteinen zur Sicherung einer biliären Genese, das Pankreas selbst ist häufig aufgrund von Meteorismus nicht darstellbar
- **CT:** bei Verdacht auf infizierte Nekrosen und Komplikationen. Der Zeitpunkt der Durchführung des CT sollte nach Verlauf der Klinik erfolgen
- **ERCP, Endosonografie:** Darstellung von Steinen und tumorassoziierten Stenosen. Die ERCP erlaubt ggf. die Therapie einer biliären Ursache

Therapie   Die Eckpfeiler der Behandlung der (schweren) akuten Pankreatitis sind eine aggressive supportive intensivmedizinische Unterstützung und eine chirurgische Sanierung der Folgen der Inflammation. Letztere sollte jedoch nicht in der Akutphase stattfinden, sondern verzögert werden.

Supportive Massenahmen

- **Hämodynamik:** Die Behandlung ähnelt der Kreislauftherapie anderer distributiver Zustandsbilder (z. B. septischer Schock). D. h. wichtig ist, die Flüssigkeitsverluste zu ersetzen, die Mikrozirkulation der Organe aufrechtzuerhalten (was große Mengen an Flüssigkeits- und Elektrolytsubstitution bedeuten kann), gleichzeitig jedoch eine Volumenüberladung zu vermeiden. Häufig ist eine vasoaktive Therapie erforderlich.
- **Analgesie:** In der Regel sind potente Opioide in Kombination mit einer Nicht-Opioid-Basisalangesie zur Schmerzkontrolle erforderlich. Die Rolle der Epiduralanästhesie bei der akuten Pankreatitis ist umstritten (bessere Schmerzkontrolle vs. schockierte Patienten mit ausgeprägter Inflammation).

- **Ernährung:** Die gängigen Leitlinien empfehlen eine enterale Ernährung, um die intestinale Mukosa-Barriere aufrechtzuerhalten und eine bakterielle Translokation zu vermeiden. Nur wenn eine zeitnahe Deckung des Kalorienbedarfs (3–5 Tage) über Magen- oder Jejunalsonde aufgrund von Paralyse oder Unverträglichkeit nicht möglich ist, sollte auf parenterale Produkte zurückgegriffen werden.
- **Antiinfektive Prophylaxe und Therapie:** Die prophylaktische Antibiotika-Gabe wird nicht empfohlen. Trotz regelhaft hoher (unspezifischer) Entzündungszeichen ist die antiinfektive Behandlung nur bei hochgradigem Verdacht auf oder gesichertem Infekt empfohlen (infizierte Nekrosen, positive Blutkulturen).
- **Sekretinhibitoren:** Ein positiver Effekt von Somatostatin oder Octreotid auf den Krankheitsverlauf konnte in großen randomisierten Studien bisher nicht gesichert werden. Der Nutzen ist umstritten.
- **Weitere Maßnahmen:** Die Eskalation der Maßnahmen richtet sich nach dem Ausmaß der Organbeteiligung und kann eine Langzeitbehandlung auf der Intensivstation mit verschiedenen Organersatzverfahren mit sich bringen.

Chirurgische Therapie Die chirurgische Sanierung nekrotischer Areale sollte elektiv erfolgen und erst mindestens 4–6 Wochen nach Beginn der akuten Pankreatitis erfolgen, damit eine Organisation der Nekroseareale stattfinden kann. Standardtherapie ist das offene chirurgische Debridement, weniger invasive Maßnahmen wie die CT-gesteuerte Punktion oder auch die transgastrische oder transduodenale Ableitung via Drainage haben aber in den letzten Jahren an Popularität gewonnen.

14.5 Der postoperative viszeralchirurgische Patient

Kenntnisse bei der Betreuung postoperativer Patienten über Vorerkrankungen, den intraoperativen Verlauf mit chirurgischem Vorgehen und anästhesiologischem Verlauf sowie den damit verbundenen Besonderheiten sind für eine schnelle Stabilisierung nach Operation und eine adäquate intensivmedizinische Versorgung essenziell. Der Intensivmediziner sollte daher u. a. Informationen zu folgenden Punkten haben:

- Welche Erkrankung liegt vor, was war der Grund für den Eingriff?
- Welcher Eingriff wurde durchgeführt, verlief dieser wie geplant? Gab es Besonderheiten bzgl. des chirurgischen Vorgehens? Woraus bestehen die typischen Komplikationen des durchgeführten Eingriffs (in der Frühphase)?
- Wie hoch war der intraoperative Blutverlust? Mussten Blut- oder Gerinnungspräparate verabreicht werden? Gab es eine anhaltende Blutungsneigung gegen Ende der Operation?
- Wie ist die respiratorische und metabolische Situation, wie viel Flüssigkeitssubstitution war erforderlich?
- Wo liegen die eingebrachten Drainagen, was weisen diese für eine Fördermenge auf? Im Rahmen der „fast track"-Chirurgie werden zunehmend auch bei

großen abdominalchirurgischen Eingriffen weniger
Drainagen eingelegt, was die postoperative Diagnostik
jedoch erschweren kann).

- Wie kann der Patient nach dem stattgehabten Eingriff
  ernährt werden? Ist ein unmittelbarer enteraler Kost-
  aufbau möglich oder muss Nüchternheit eingehalten
  werden?
- Besteht eine adäquate analgetische Therapie? Wie
  wird diese durchgeführt (häufig Periduralanästhesie,
  weitere Regionalanästhesieverfahren, patienten-
  kontrollierte Analgesie)? Welche Eskalationsschritte
  sind hier möglich?
- Ist das Fortführen einer antibiotischen Prophylaxe
  oder Therapie erforderlich?
- Wann kann eine medikamentöse Thromboprophy-
  phylaxe begonnen werden? Sind überbrückende
  Maßnahmen (pneumatische Kompression) erforderlich?
- Wie beeinflussen die Vorerkrankungen den postoperativen Verlauf? Besteht ein erhöhtes Risiko für
  den Patienten? Konkurriert die Therapie von Vorerkrankungen mit der geplanten postoperativen
  Behandlung (z. B. therapeutische Antikoagulation im
  Vorfeld vs. erhöhtes Nachblutungsrisiko)?

Endokrinologische Störungen

© Springer-Verlag GmbH Deutschland, ein Teil von Springer Nature
2020
M. Glas und C. A. Pfortmüller, *Mein erster Dienst – Intensivmedizin*,
https://doi.org/10.1007/978-3-662-61641-3_15

Endokrinologische Störungen sind generell selten, sie werden jedoch auf der Intensivstation verhältnismässig häufig angetroffen. Der Hauptfokus dieses Kapitels liegt auf der Diagnose und Therapie. Für eine detaillierte Besprechung der Pathophysiologie verweisen wir auf die allgemeinen Lehrbücher der Intensivmedizin.

15.1 Diabetische Ketoazidose

Die diabetische Ketoazidose ist ein lebensbedrohliches Zustandsbild mit einer Mortalität um 5 %. Sie tritt bei Patienten mit einem totalen oder relativen Insulin-Mangel auf. Diabetiker mit Typ-1-Diabetes sind entsprechend am gefährdetsten, an einer Ketoazidose zu erkranken. In 5–30 % der Fälle betrifft die diabetische Ketoazidose jedoch Typ-2-Diabetiker. Bei Letzteren liegt ein relativer Insulinmangel zugrunde, welcher sich im Rahmen einer kritischen Erkrankung erstmals demaskiert.

Die Ketoazidose stellt einen dysregulierten katabolen Zustand bei vorliegendem Insulinmangel dar, in welchem durch die kompensatorisch im Übermaß ausgeschütteten kontraregulatorischen Hormone (Glukagon, Cortison) eine Verschiebung weg vom Kohlenhydratstoffwechsel hin zum Fettstoffwechsel geschieht.

Durch den **Insulinmangel** geschieht Folgendes:

- Können freie Fettsäuren aus dem lipolytischen Stoffwechsel nicht richtig abgebaut werden, kommt es zu einem Anfall von Abbauprodukten wie Ketonkörpern. Diese sind relativ starke Säuren und führen zur metabolischen Azidose. Zusätzlich kommt es im Rahmen der Azidose zu einer Verschiebung von Kalium von intra- nach extrazellulär (siehe auch ▶ Kap. 10).

— Da aufgrund des Insulinmangels keine Glucose verstoffwechselt respektive nach intrazellulär verschoben werden kann, entsteht eine Hyperglykämie. Diese führt zu einer osmotischen Diurese mit Flüssigkeits- und Elektrolytverlust.

Oftmals gehen dem Auftreten der diabetischen Ketoazidose typische **Trigger-Events** wie zum Beispiel eine Infektion, ein myokardiales Ereignis oder ein zerebrovaskulärer Insult voran. Die Ketoazidose kann auch die Erstmanifestation eines Diabetes Typ 1 sein. Auch die fehlende Insulinapplikation ist als auslösender Faktor zu evaluieren.

Folgende **Symptome** treten typischerweise auf:
— Polyurie, Polydipsie, Dehydratation
— Hyperventilation (kompensatorische respiratorische Alkalose bei Ketonämie)
— Nausea, Emesis und abdominelle Reizbarkeit bis hin zum Peritonismus

Zur **Diagnose** einer Ketoazidose sollten im Minimum folgende Schritte durchgeführt werden:
— **Arterielle Blutgasanalyse:** Hier zeigt sich typischerweise eine schwere metabolische Azidose mit je nach Zustand des Patienten adäquater respiratorischer Kompensation. Die Anionenlücke sollte bestimmt werden (siehe ▶ Kap. 11). Die Ketoazidose stellt eine klassische Anionen-Gap-Azidose dar, die Lücke kommt durch das Anfallen von Aceton, Acetoacetat sowie Beta-Hydroxybutyrat zustande.

— **Elektrolyte:** Diese werden häufig zusammen mit der ABGA bestimmt. Wichtig ist das Kalium, weil wie oben beschrieben, oftmals schwere Kaliumstörungen vorkommen.

— **Ketonkörperbestimmung:** Diese kann prinzipiell semiquantitativ oder quantitativ im Urin und quantitativ im Blut bestimmt werden.

> ⊘ **Cave**
> **Beta-Hydroxybutyrat wird im Urinstix nicht angezeigt, das heisst das Ausmass der Ketoazidose kann bei der Urinbestimmung unterschätzt werden.**

Zur **Definition** einer diabetischen Ketoazidose müssen folgende Diagnosekriterien erfüllt sein:

— Arterieller pH <7,35 (vorliegen einer metabolischen Azidose)
— Bikarbonat <16 mmol/l
— Hyperglykämie >10 mmo/l
— Ketonämie

Die **Therapie** der diabetischen Ketoazidose beinhaltet folgende Säulen (siehe auch ◘ Abb 15.2) :

Flüssigkeitsersatz: Das Volumendefizit bei Patienten mit Ketoazidose ist meistens sehr groß. Die Flüssigkeitssubstitution sollte 1–2 l pro Stunde kristalloide intravenöse Flüssigkeit betragen bis die Urinausscheidung des Patienten sich normalisiert.

Kaliumsubstitution: Die allermeisten Patienten haben ein schweres Kaliumdefizit trotz meistens erhöhten Serumkaliumwerten. Der Kaliumverlust entsteht über die vermehrte Urinausscheidung im Rahmen der osmotischen Diurese, die „scheinbare" Hyperkaliämie im Serum kommt durch Verschiebung von Kalium von intra- nach extrazellulär im Rahmen der Ketoazidose zustande. Die im Rahmen der Ketoazidose notwendige Insulin- therapie (siehe unten) führt zu einer Verschiebung von Kalium nach intrazellulär und kann somit zu schwersten lebensbedrohlichen Hypokaliämien führen.

> ❗ **Cave**
> **Die Kaliumsubstitution sollte unbedingt bei Serum Kaliumwerten von <5,5 mmol/l beginnen.**

Ziel ist es, das Serum-Kalium im Bereich 4,0–5,0 mmol/l zu halten. Die Kaliumsubstitution kann mittels Perfusor erfolgen oder mittels Zusatzes von Kalium (20–30 mmol/l) zu jedem Liter an Infusionsflüssigkeit.

Insulintherapie: Mit der intravenösen Insulintherapie wird begonnen nach dem das Volumendefizit korrigiert und das Kalium sich im Normbereich befindet.

> ▶ **Die Insulintherapie darf erst nach Korrektur des Serum Kaliumwertes auf im Minimum die untere Norm >3,5 mmol/l erfolgen, da sonst schwere lebensbedrohliche Hypokaliämien entstehen können.**

Die Insulintherapie wird mit 0,1-IE/kg/h kurzwirk- samem Insulin begonnen. Auf einen Bolus wird entgegen früher Richtlinien heutzutage verzichtet. Die Blutglucose- spiegel werden anfänglich stündlich per Fingersticks überwacht, die Elektrolyte und das Aniongap alle 4–6 h. Die Serum-Glucose sollte 2,8–3,9 mmol/l/h sinken. Ist dies nicht der Fall, wird die Insulinlaufrate ver- doppelt, bis ein Steady State erreicht wird. Das Erreichen einer Euglykämie bedeutet jedoch nicht das Ende der Ketoazidose.

❯ **Die Serumglukose normalisiert sich BEVOR die Ketonkörperproduktion sistiert.**

Deswegen sollte ab einem Blutzucker von <14 mmol/l zusätzlich zur Insulinsubstitution eine Glucosesubstitution erfolgen. Das Ende der Ketonkörperproduktion kann durch die Normalisierung des Aniongaps evaluiert werden.

❯ **Liegt ein normaler Blutzucker sowie ein normaler Aniongap vor, hat sich die Ketoazidose aufgelöst.**

Nach Beendigung der Ketoazidose kann auf subkutanes Insulin umgestellt werden, wobei die intravenöse und die subkutane Gabe sich um ein einige Stunden überlappen sollten, um einem Rebound-Phänomen vorzubeugen.

Phosphatsubstitution: Häufig tritt gleichzeitig mit dem Kaliummangel ein Phosphatmangel auf. Dieses sollte laborchemisch monitorisiert und bei einem Wert von <1 mmol/l substituiert werden.

Bikarbonatsubstitution: Dies ist selten notwendig und sollte nur mit größter Vorsicht eingesetzt werden, da es die intrazelluläre Azidose und Hypokaliämie verstärkt sowie zu einem Hirnödem führen kann. Bikarbonatsubstitution sollte bei einem pH von <6,9 evaluiert werden, die Therapie jedoch wiedereingestellt werden, sobald ein pH von >7,0 erreicht wird.

Eine unbehandelte diabetische Ketoazidose kann zu neurologischen Symptomen wie Krampfanfällen und Koma führen. Diese sind mit einer besonders hohen

Mortalität (70 %) verbunden und treten am häufigsten bei Kindern auf. Die Therapie der Ketoazidose an sich kann ebenfalls zu weiteren Komplikationen wie Flüssigkeitsüberladung und Elektrolytstörungen führen und sollte entsprechend langsam erfolgen.

15.2 Hyperosmolales hyperglykämisches Zustandsbild

Das hyperosmolare hyperglykäme Zustandsbild (HHZ) ist eine seltene Erkrankung mit jedoch hoher Mortalität. Sie tritt vornehmlich bei Typ-2-Diabetikern auf, kann in 20 % der Fälle aber auch bei Patienten ohne Diabetes mellitus auftreten. In 20–30 % der Fälle wird beim Auftreten eines HHZ ein Diabetes mellitus neudiagnostiziert.

Die Pathophysiologie des HHZ ähnelt dem der diabetische Ketoazidose. Im Unterschied zu jenem wird jedoch noch genug Insulin ausgeschüttet, um eine schwere Ketoazidose zu vermeiden, aber nicht genug, um einer Hyperglykämie vorzubeugen. Entsprechend werden auch weniger Glukagon oder Cortisol (gegenregulierende Hormone) ausgeschüttet. Aufgrund des Insulinmangels entsteht eine Glucoseverwertungsstörung mit Hyperglykämie, welche zu einer osmotischen Diurese mit konsekutivem Flüssigkeits- und Elektrolytverlust führt.

Die **präzipitierenden Faktoren** eines HHZ entsprechen denjenigen der diabetischen Ketoazidose. Der Prozentsatz der Patienten mit einer schweren Infektion oder Sepsis ist mit 60 % jedoch deutlich höher als bei der Ketoazidose.

Patienten mit einem HHZ sind typischweise fortgeschrittenen Alters. Zudem treten folgende **Symptome** auf:

- Polyurie, Polydipsie, Dehydratation
- Zentralnervensystemsymptome (Verwirrtheit, Koma, Krampfanfälle)
- Müdigkeit, Schwindel

Diagnostisch ist bei zur Diagnose eines HHZ eine Glucose- und Serumsosmolalitätsbestimmung, eine arterielle Blutgasanalyse, Elektrolytbestimmung sowie die Berechnung des freien Wasserdefizits notwendig.

Zur **Definition** einer HHS müssen folgende Diagnosekriterien erfüllt sein:

- Schwere Hyperglykämie >33 mmo/l
- Hyperosmolarität >320 mosm/kg
- Volumenmangel, freies Wasserdefizit >9 L

Die **therapeutischen Ansätze** des HHZ sind folgend dargestellt und unterscheiden sich in einigen Punkten entscheidend von denjenigen der diabetischen Ketoazidose.

Flüssigkeitssubstitution: Flüssigkeitsersatz ist der Hauptpfeiler der Therapie des HHZ.

> **Die Blutglukosekonzentration lässt sich bis zu 50 % alleine mit Volumensubstitution vermindern.**

Das Volumendefizit bei Patienten mit HHZ ist sehr ausgeprägt und beträgt oftmals 10 l oder mehr. Wichtig ist hier die Berechnung des freien Wasserdefizits, diese wird in ◘ Abb. 15.1 dargestellt. Die Hälfte des freien Wasserdefizits wird in den ersten 12 h, der Rest über die zweiten 12 h korrigiert.

Freies Wasserdefizit = Totaleskörperwasser * ((Na+$_{korrigiert}$/Na+$_{normal}$)-1)

Totaleskörperwasser = Körpergewicht (kg) * 0,5 für Frauen/0,6 für Männer

Aufgrund der Hyperglykämie kann eine Pseudohyponatriämie entstehen und die laborchemisch gemessenen unterschätzen den effektiven Natriumgehalt. Deswegen muss dieser korrigiert werden:

Na+$_{korrigiert}$ = 1,6 (Glukose-100)/100   (Glukose in mg/dl)

◻ **Abb. 15.1**   Berechnung des freien Wasserdefizits

Elektrolytersatz: Die Elektrolytdefizite sind häufig sehr ausgeprägt. Die Substitution erfolgt nach demselben Prinzip wie bei der diabetischen Ketoazidose (siehe ▶ Abschn. 15.1). Das Serum Kalium sollte zwischen 3,5 und 5,5 mmol/l gehalten werden.

Insulintherapie: Nach adäquater Volumensubstitution sowie bei einem Kalium im Normbereich kann eine Insulintherapie durchgeführt werden, sollte die alleinige Volumensubstitution zur Korrektur der Hyperglykämie nicht genügen. Wichtig ist es, den Patienten nicht überzu therapieren. Initial wird eine Serum-Glucose von 14–16 mmol/l angestrebt, bis sich die Plasma-Osmolalität normalisiert hat (<315 msom/kg) und der Patient kognitiv auf einem normalen Niveau ist.

> Es wird ein initialer Blutzucker von 14–16,0 mmol/l angestrebt, bis sich die Osmolalität normalisiert.

Antibiotische Therapie: Aufgrund der hohen Rate an Infekten als präzipitierender Faktor sollte in allen Fällen eine empirische antibiotische Therapie durchgeführt werden.

Wichtige Komplikationen des HHZ sind Rhabdomyolyse und ein zerebrales Ödem. Auf diese gilt es ein besonderes Augenmerk zu richten.

Diabetische Ketoazidose und hyperosmolares hyperglykämes Zustandsbild im Vergleich
- Das HHZ weist eine deutlich höhere Mortalität auf als die Ketoazidose.
- Beim HHZ besteht ein relativer Insulinmangel, während dieser bei der Ketoazidose absolut ist.
- Beim HHZ steht der Volumenmangel im Vordergrund, bei der diabetischen Ketoazidose die Azidose.
- Das totale Körperflüssigkeitsdefizit beim HHZ ist um ein vielfaches höher, als bei der Ketoazidose.
- Das HHZ entwickelt sich schleichend über Tage bis Wochen, die Ketoazidose tritt innerhalb von 1–2 Tagen auf.
- Zentralnervensystemsymptome sind aufgrund der erhöhten Osmolalität deutlich häufiger beim HHZ.

Eine Gegenüberstellung der Therapie des HHZ und der diabetische Ketoazidose findet sich in ◘ Abb. 15.2.

15.3 Nebenniereninsuffizienz

Eine Nebenniereninsuffizienz tritt bei circa 6 % der kritisch kranken Patienten auf. Der Prozentsatz bei Patienten mit Sepsis ist jedoch deutlich höher (>50 %). Obwohl das Thema viel debattiert wird, besteht aktuell kein Goldstandard zur Diagnose oder Therapie der Nebenniereninsuffizienz auf der Intensivstation. Die Wertigkeit ist aktuell umstritten.

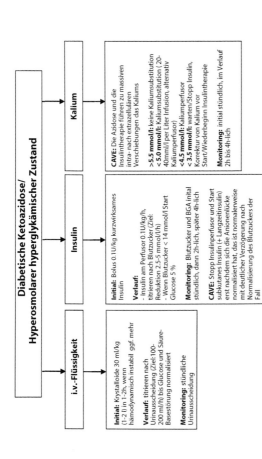

**Diabetische Ketoazidose/
Hyperosmolarer hyperglykämischer Zustand**

i.v.-Flüssigkeit

Initial: Kristalloide 30 ml/kg
(1-2) in 1-2h, wenn
hämodynamisch instabil ggf. mehr

Verlauf: titrieren nach
Urinausscheidung (Ziel: 100-
200 ml/h) bis Glucose und Säure-
Basestörung normalisiert

Monitoring: stündliche
Urinausscheidung

Insulin

Initial: Bolus 0.1U/kg kurzwirksames
Insulin

Verlauf:
– Insulin am Perfusor 0.1U/kg/h,
titrieren nach Blutzucker (Ziel:
Reduktion 2.5-5 mmol/l/h)
– Wenn Blutzucker < 14 mmol/l Start
Glucose 5 %

Monitoring: Blutzucker und BGA inital
stündlich, dann 2h-lich, später 4h-lich

CAVE: Stopp Insulinperfusor und Start
subkutanes Insulin (+ Langzeitinsulin)
erst nachdem sich die Anionenlücke
normalisiert hat, das ist normalerweise
mit deutlicher Verzögerung nach
Normalisierung des Blutzuckers der
Fall

Kalium

CAVE: Die Azidose und die
Insulintherapie führen zu massiven
intra- nach extrazellulären
Verschiebungen das Kaliums

>5.5 mmol/l: keine Kaliumsubstitution
< 5.0 mmol/l: Kaliumsubstitution (20-
40mmol/l per Liter Infusion, alternativ
Kaliumperfusor)

<4.5 mmol/l: Kaliumperfusor
< 3.5 mmol/l: warten/Stopp Insulin,
Korrektur von Kalium vor
Start/Wiederbeginn Insulintherapie

Monitoring: initial stündlich, im Verlauf
2h bis 4h-lich

▫ Abb. 15.2   Therapie des HHZ/diabetischen Ketoazidose. Natrium-Bikarbonat sollte auch bei schweren
Ketoazidosen nur sehr zurückhaltend und nach einer Risiko-Nutzen-Abwägung verabreicht werden, die Evidenz
für einen Nutzen ist z. Z. unzureichend. Weitere Elektrolytstörungen (Phosphat, Magnesium) sollten gezielt
gesucht und falls nötig substituiert werden, zudem muss die Nierenfunktion (Kreatinin, Harnstoff) engmaschig
(initial täglich) überwacht werden

Die **Symptome** einer Nebennniereninsuffizienz beim intensivpflichtigen Patienten sind unspezifisch und können leicht übersehen werden. Typischerweise treten Hypotension, Tachykardie, schwere Hypovolämie, Nausea, Emesis, Diarrhöe und Lethargie auf. Laborchemisch findet sich typischerweise eine Hyponatriämie, Hyperkaliämie sowie eine metabolische Azidose.

Ätiologisch kann zwischen akuter und chronischer sowie relativer Nebennniereninsuffizienz unterschieden werden:

Akute Nebennnierenkrise: Diese zeichnet sich durch äußerst tiefe Kortisolwerte aus und geht klinisch mit einer schweren Hypotension, Fieber und Hypovolämie einher.

Relative Nebennniereninsuffizienz: Dies ist die häufigste Form der Nebennnierenstörung auf der Intensivstation. Diese Patienten produzieren zwar selbst im Ruhezustand genug Kortisol, nur ist die Ausschüttung im Stress der kritischen Erkrankung ungenügend und führt zur protrahierten Vasoaktiva-Abhängigkeit, Hypothermie, Multiorganversagen und persistierende Beatmungsabhängigkeit. Diese Patienten reagieren ungenügend im Nebennnierenstresstest (siehe unten).

Chronische Nebennniereninsuffizienz: Diese ist entweder auf ein primäres Nebennnierenproblem oder sekundär auf eine inadäquate ACTH-Produktion in der Hypophyse zurückzuführen. Ein klassisches Beispiel hierfür sind Patienten unter Langzeitsteroidbehandlung.

Wichtig ist es **Risikogruppen** für Nebennniereninsuffizienz auf der Intensivstation zu erkennen:

- Septische Patienten
- Patienten mit Langzeitsteroidtherapie >5 mg Prednisolon/Tag
- Patienten nach Hochrisikoeingriffen (Whipple-OP, Herz-Gefäß-Chirurgie, Polytrauma)
- Patienten mit HIV
- Patienten mit Nebennierenmetastasen

Das diagnostische Vorgehen bei Verdacht auf Nebenniereninsuffizienz bleibt umstritten. Es empfiehlt sich im eigenen Krankenhaus abzuklären, wie die internen Richtlinien sind. Experten argumentieren, dass die Entscheidung für eine Steroidstresstherapie beim kritisch Kranken nicht von der Diagnostik, sondern von der klinischen Präsentation und der Risikoeinschätzung abhängig gemacht werden sollte.

Will man eine **Diagnostik** durchführen, wird als erstes eine Baseline-Kortisol-Bestimmung (normal >35 µg/dl, abnormal <15 µg/dl beim kritisch kranken Patienten) durchgeführt, gefolgt von einem Provokationstest. Bei letzterem wird eine Dosis von 250 µg ACTH intravenös verabreicht, begleitet von einer Baseline-Kortisol-Messung sowie zwei Kortisol-Messungen im Abstand von 30 und 60 min. Ein Anstieg von weniger als 10 µg/dl entspricht einem mangelnden Ansprechen.

Die **Therapie** der Nebenniereninsuffizienz bleibt umstritten und der Benefit fraglich. Ein Mortalitätsbenefit wurde bislang nicht bewiesen. An den meisten Institutionen wird eine Therapie von der individuellen klinischen Situation des Patienten abhängig gemacht.

Werden Steroide appliziert, wird normalerweise 50–100 mg Hydrocortisol alle 6–8 h verabreicht.

Indikatoren für eine Steroidtherapie auf der Intensivstation:

- Patienten mit schwerem septischem Schock, welche nicht genügend auf große Mengen Infusionsflüssigkeit und hohe Dosen Vasoaktiva reagieren.
- Patienten mit Langzeitsteroidtherapie und einer neuen zusätzlichen kritischen Erkrankung.

Generell sollte eine Nebenniereninsuffizienz bei allen Patienten mit fehlendem Therapiefortschritt nach initialem Abklingen der zugrunde liegenden Erkrankung evaluiert werden. So zum Beispiel Patienten, welche nach Abklingen des septischen Schubs nicht vollständig von den Vasoaktiva gewöhnt werden können, sondern aufgrund von Hypotonie persistierend kleinere Dosen benötigen.

15.4 Störungen der Schilddrüsenfunktion

Störungen der Schilddrüse auf der Intensivstation sind selten, werden sie jedoch übersehen, sind sie lebensgefährlich für den Patienten.

15.4.1 Thyreotoxische Krise

Synonym wird auch der Begriff thyroidaler Sturm verwenden (Englisch: thyroid storm).

Eine thyreotoxische Krise tritt in 1–2 % der Fälle mit einer unbehandelten Hyperthyreose auf. Die Mortalität ist unbehandelt mit 90 % exorbitant hoch und auch mit Behandlung bleibt eine Restmortalität von circa 20 %.

Durch Stimulation von TSH werden in der Schilddrüse Iod-abhängig die Hormone T3 und T4 gebildet. Letzteres wird zu 80 % im peripheren Gewebe zu T3 konvertiert, welches die metabolisch aktive Form darstellt. Ein großer Prozentsatz der Schilddrüsenhormone ist an Plasmaproteine gebunden und somit nicht stoffwechselaktiv. Das freie T3 (fT3) steuert gezielt zelluläre regulatorisch Elemente und ist maßgeblich an der Steuerung des Metabolismus, der Adrenalin-Reagibilität sowie der Thermoregulation beteiligt. Eine Hyperthyreose entsteht meistens durch einen überaktiven Knoten oder beim M. Basedow in der Schilddrüse.

Präzipitierende Faktoren, welche den Übergang von einer Hyperthyreose zu einer thyreotoxischen Krise begünstigen, sind Sepsis, Polytrauma oder chirurgische Eingriffe. Die genaue Pathophysiologie ist jedoch unbekannt. In erster Linie werden mehr freie Schilddrüsenhormone detektiert, wobei diese durch die vermehrte Produktion respektive Konversion derselben entstehen können oder auch durch die Verminderung von Bindungsproteinen.

Symptome sind folgend:
- Fieber >38,5 °C
- Tachykardie, kardiale Rhythmusstörungen, Herzversagen, Schockzustand
- Nausea, Emesis, abdominale Schmerzen, Leberversagen
- Dehydratation
- Zentralnervöse Symptome wie Verwirrtheit, Psychose oder Koma

Die Diagnose wird in erster Linie klinisch gestellt.

> ❗ **Cave**
>
> **Die Konzentration freier Schilddrüsenhormone kann NICHT zur Diagnose herangezogen werden.**

Die **Behandlung** einer thyreotoxischen Krise umfasst 5 Pfeiler:

Verminderung der Hormonproduktion: Hierfür werden Medikamente wie Propylthiouracil und Methimazol (Thiamazol) eingesetzt.

Verminderung der Hormonsekretion: Die Iodaufnahme der Schilddrüse ist auch von einer iodabhängigen Autoregulation abhängig. Die Blockierung der Ausschüttung wird durch die Applikation von Hochdosis-Iod durchgeführt, hierfür muss die Hormonproduktion für mehrere Stunden zuvor geblockt sein, um ein Reboundphänomen zu verhindern. Alternativ kann Lithium verwendet werden, dieses hat jedoch eine enge therapeutische Breite.

> ❗ **Cave**
>
> **Die Blockade der Hormonproduktion muss unbedingt vor der Blockierung der Ausschüttung mittels Iods erfolgen, da es sonst zu einem Rebound-Phänomen kommt.**

Verminderung der peripheren Konversion von T4 zu T3: Dies wird mit der Gabe von Steroiden bewirkt. Diese werden eingesetzt, auch wenn keine gleichzeitige Nebenniereninsuffizienz vorliegt. Normalerweise werden 100 mg Hydrocortisol alle 8 h eingesetzt. Die Gabe von Steroiden vergrößert die Überlebenschancen.

Antagonisierung des adrenergen Effekts der Schild-drüsenhormone: Beta-Blocker werden hierfür eingesetzt, alternativ können auch Kalziumkanal-Blocker verwendet werden.

Unterstützende Maßnahmen: Das Fieber sollte extern sowie medikamentös gesenkt werden, Flüssigkeitsverluste ersetzt und kardiale Rhythmusstörungen behandelt.

Definitive Behandlung: Die definitive Behandlung mittels Radio-Iod-Therapie oder Chirurgie findet meistens nach primär gut eingestellter medikamentöser Behandlung statt, da ansonsten das Wiederauftrittsrisiko deutlich erhöht ist.

15.4.2 Myxödem-Koma

Ein Myxödem-Koma ist das Endstadium einer schweren dekompensierten Hypothyreose. Die Mortalität liegt bei circa 20 % – auch unter adäquater Therapie.

Pathophysiologisch liegt ein permanenter Funktions-ausfall von Schilddrüsengewebe vor, mit konsekutiv ver-minderten Blutschilddrüsenhormonlevels. Dies führt zu einer Verminderung der metabolischen Rate und einer verminderten Energieproduktion. Die Thermoregulation sowie die Reaktion auf adrenerge Stimuli sind zusätzlich negativ beeinflusst.

Auslösender Faktor ist in einem großen Teil der Fälle eine Infektion oder eine andere kritische Erkrankung. Diese muss aktiv gesucht und entsprechend therapiert werden.

Klinisch finden sich folgende **Symptome:**
- Kalte, trockene Haut mit teigigem Ödem
- Hypothermie (<34,0°)
- Veränderte Kognition bis hin zu Koma
- Bradykardie, Hypotonie, verminderte kardiale Kontraktilität, Blockbilder
- Muskuläre Schwäche und Abnahme der Muskeleigenreflexe

❶ Cave
Nur ein kleiner Prozentsatz der Patienten mit einem Myxödemkoma haben tatsächlich ein Ödem.

Die **Diagnose** wird auch in diesem Fall hauptsächlich aufgrund der Klinik gestellt. Ergänzend können tiefe freie Hormonwerte sowie ein stark erhöhtes thyreotropes Hormon (TSH) nachgewiesen werden. Eine Kortisolbestimmung sollte zusätzlich durchgeführt werden, da oftmals eine gleichzeitige Nebennierenrindeninsuffizienz vorliegt.

Die **Behandlung** erfolgt folgendermaßen:

Schilddrüsenhormonsubstitution: Diese ist essenziell für die Behandlung es Myxödem-Komas, sollte jedoch aufgrund der häufigen kardialen Nebenwirkungen kontrolliert am monitorisierten Patienten erfolgen. Präferenziell sollte T3 oder eine Kombination aus T3 und T4 substituiert werden.

Steroidstosstherapie: Patienten mit einem Myxödem-Koma leiden oftmals unter einer simultan aufgetretenen Nebenniereninsuffizienz, eine gleichzeitige Steroidtherapie mit Hydrokortisol sollte deswegen immer durchgeführt werden.

Antibiotische Therapie: Aufgrund der hohen Rate an Infekten als präzipitierender Faktor sollte in allen Fällen eine empirische antibiotische Therapie durchgeführt werden.

Supportive Therapie: Diese richtet sich nach dem Allgemeinzustand des Patienten.

Der Patient muss zu Therapiebeginn engmaschig überwacht werden, da dann vermehrt kardiale Rhythmusstörungen auftreten.

Literatur

Lupsa BC, Inzucchi SE (2014) Diabetic ketoacidosis and hyperosmolar hyperglycemic syndrome. In: Loriaux L (Hrsg) Endocrine emergencies. Contemporary endocrinology, Bd 74. Humana Press, Totowa, S 15–31

Neurologische und neurochirurgische Erkrankungen

16.1 Delir

Patienten mit Delir (Syn. Delirium) erleiden eine Störung von Bewusstsein, Aufmerksamkeit, Kognition, Psychomotorik und Affekt, häufig mit Veränderungen des Schlaf-Wach-Rhythmus. Diesen Störungen liegt ein assoziierter medizinischer Faktor zugrunde, weshalb das Delir daher nicht als eigenständige Erkrankung, sondern als Symptom der Grunderkrankung zu sehen ist. Patienten mit Delir haben eine verlängerte Intensiv- und Krankenhausverweildauer, eine erhöhte Mortalität und Morbidität sowie ein größeres Risiko für bleibende kognitive Defizite (dementielles Syndrom) und Pflegebedürftigkeit. Bzgl. der Angaben zur Prävalenz besteht in der Literatur eine große Spanne (30–80 % der beamteten Intensivpatienten), aufgrund der häufigeren hypoaktiven Ausprägung besteht zu dem die Gefahr, das Delir nicht zu erkennen.

Formen des Delirs
— Hyperaktives Delir (25 %)
— Hypoaktives Delir (70 %)
— Mischformen (5 %)

Ursachen   Zur Pathophysiologie bestehen unterschiedliche Hypothesen (anatomische Veränderungen, Neurotransmitterimbalance etc.), die genauen Prozesse sind aber bisher unbekannt. Eine Vielzahl der Störungen, die bei den Patienten der Intensivstation beobachtet werden, sind mit der Entstehung des Delirs assoziiert, siehe ◘ Tab. 16.1. Hierzu existiert eine Vielzahl (englischsprachiger) Gedächtnisstützen.

□ Tab. 16.1 Delir-assoziierte Störungen

D	Drugs	Medikamenten(neben)wirkungen, Bewegungseinschränkung durch Infusionen
E	Environmental factors	Umgebungsfaktoren (Seh-, Hörhilfen, Schlaf-Wach-Rhythmus)
L	Labs	Veränderungen der Metabolik, Elektrolytveränderungen
I	Infection	Infektiöse Krankheitsbilder, Antibiotika
R	Respiratory status	Respiratorische Insuffizienz
I	Immobility	Immobilisierung durch Grunderkrankung, immobilisierende Maßnahmen
O	Organ failure	Organversagen (insbesondere Herz-, Leber-, Niereninsuffizienz)
U	Unrecognized dementia	Bisher nicht diagnostizierte kognitive Veränderungen, dementielles Syndrom
S	Shock	Unterschiedliche Schockformen und deren Behandlung (z. B. Steroide)

Diagnostik Insbesondere die Diagnosestellung „Delir" bei einer hypoaktiven Ausprägung kann eine Herausforderung darstellen. Aufgrund der weitreichenden Folgen eines Delirs sollte eines der folgenden beiden

Tools zum regelmäßigen Screening und zur Verlaufs-kontrolle bei **allen** ICU-Patienten verwendet werden:

- CAM-ICU (Confusion Assessment Method for the ICU) oder
- ICDSC (Intensive Care Delirium Screening Checklist)

Delir-Management Dieses besteht aus einem Bündel unterschiedlicher, insbesondere nicht-medikamentöser Maßnahmen, siehe ◘ Tab. 16.2. *Die* anti-delirante Medikation existiert nicht, die zahlreichen zur Ver-fügung stehenden Medikamente sollten vielmehr nach dem Ausschlussprinzip als letzte Möglichkeit gesehen werden, hyperaktive Zustandsbilder zu kontrollieren.

Medikamentöse Maßnahmen Der Gebrauch sedierender Medikamente ist hyperaktiven Ausprägungsformen des Delirs vorbehalten. Der Gebrauch von Neuroleptika hat wahrscheinlich keinen Einfluss auf die Dauer des Delirs, eine prophylaktische Wirkung existiert nicht.

- **Typische Neuroleptika** (z. B. Haloperidol): Initial können zur Beherrschung von Agitationszuständen hohe Dosierungen erforderlich sein. Sie führen zu Veränderung der QTc-Zeit, senken die Krampf-schwelle, besitzen extrapyramidalmotorische Nebenwirkungen und sind mit malignem neuro-leptischem Syndrom assoziiert. Die intravenöse Applikation von Haloperidol ist eine gängige aber off-label-Anwendung.
- **Atypische Neuroleptika** (z. B. Quetiapin, Olanzapin): führen zu Veränderung der QTc-Zeit, senken die Krampfschwelle, weniger Risiko hinsichtlich extra-pyramidalmotorischer Störungen, mit malignem

◻ Tab. 16.2 Delir-Management-Bündel

A	Analgesie	Prävention, Erfassen und suffiziente Therapie von Schmerzzuständen
B	Beatmung	Täglicher Spontanatemversuch beim beatmeten Patienten, verbunden mit Sedationsstopp (alternativ: weitgehender Verzicht auf Sedation, wenn toleriert, anhaltenden Wachzustand trotz Beatmung anstreben)
C	Auswahl (Choice) von analgetischen und sedierenden Medikamenten	Restriktion von Medikamenten, die Risikofaktor für die Entwicklung eines Delirs sind (z. B. Benzodiazepine)
D	Delir-Behandlung	Nicht-medikamentöse Maßnahmen: Reorientierung (z. B. mit visuellen Tafeln, auf welchen das aktuelle Datum vermerkt ist, Uhr zur zeitlichen Orientierung), Stimulation („Aktivitätsprogramm am Tag, Schlafen nachts"), nicht-pharmakologische Schlafunterstützung, Verzicht auf diverse Katheter und Monitoring sobald möglich, Lärmschutz. Medikamentöse Maßnahmen: medikamentöser Algorithmus mit Eskalationsstrategie bei Agitationszuständen, Verzicht auf Polypharmazie

(Fortsetzung)

◻ **Tab. 16.2** (Fortsetzung)		
E	Früh-mobilisation (early mobility), Physiotherapie (exercise)	Eine körperliche Aktivierung sollte sobald wie möglich und immer angestrebt werden.
F	Familie	Aufklärung und Information des Patienten und der Familie über Krankheitsbild, Einbinden der Familie in die Therapie, Liberalisierung von Besuchszeiten

neuroleptischem Syndrom assoziiert, Olanzapin ist für die parenterale Applikation verfügbar.

- α_2-**Agonisten** (siehe ▶ Kap. 5): bei Entzugssymptomatik, insbesondere hämodynamische Nebenwirkungen.
- **Benzodiazepine** (siehe ▶ Kap. 5): bei Entzugssymptomatik (insbesondere im Rahmen des Delirium tremens bei Alkoholentzug), besitzen jedoch selbst ausgeprägtes deliriogenes Potenzial.

16.2 Zerebrovaskulärer Insult

Den überwiegenden Teil der zerebrovaskulären Insulte (Stroke) mit akut einsetzenden neurologischen Defiziten machen Gefäßverschlüsse aus (ca. 85 %), nur ca. 15 % stellen intrakranielle Blutungen dar (siehe ▶ Abschn. 16.3). Aufgrund der zunehmenden Spezialisierung bei Diagnostik und Therapie sollten

Stroke-Patienten umgehend an spezialisierte Zentren (Stroke-Unit mit Möglichkeit der systemischen Lyse, endovaskuläre Therapie) zugewiesen werden. Die Indikation zur Lysetherapie ist in ◘ Abb. 16.1 dargestellt.

Der systemischen oder endovaskulären Therapie stehen die folgenden Kontraindikationen gegenüber (◘ Tab. 16.3).

Klinik				
NIHSS ≥ 4	oder	NIHSS < 4 mit relevant behindernden Ausfällen	oder	Erwägen bei persistierendem Gefässverschluss mit geringen Ausfällen und/oder rascher klinischer Verbesserung

Gefässverschluss	Zeit und Bildgebung		
	< 4.5 h	**4.5 - 8 h**	**> 8 h**
		i.d.R. unabhängig vom Infarktkern-Perfusions-Mismatch oder Infarktkern-Klinik-Mismatch	i.d.R. nur bei Infarktkern-Klinik-Mismatch oder Infarktkern-Perfusions-Mismatch
ICA, Carotis-T, M1, M2	Bridging	EVT	EVT bei Mismatch
P1, A1, VA	IVT und ggf. EVT	ggf. EVT	ggf. EVT bei Mismatch
M3/4, P2, A2	IVT, ggf Urokinase i.a.	IVT bei DWI-FLAIR-Mismatch oder Urokinase i.a. bis 6h	IVT bei DWI-FLAIR-Mismatch
A. basilaris	Bridging	ggf. EVT	ggf. EVT
Kein Verschluss	IVT	IVT bei DWI-FLAIR-Mismatch	IVT bei DWI-FLAIR-Mismatch

IVT: intravenöse Thrombolyse, EVT: endovaskuläre Therapie, M1-4: A. cerebri media, A1-2: A. cerebri anterior, P1-2: A. cerebri posterior, VA: A. vertebralis

◘ **Abb. 16.1** Indikationen und Therapiewahl beim ischämischen Insult. (Nach Berner Stroke-Richtlinien 2019. Mit freundlicher Genehmigung der Klinik für Neurologie, Universitätsspital Bern, Inselspital)

◙ Tab. 16.3   Kontraindikationen für intravenöse Lysebehandlung oder endovaskuläre Therapie. (Mod. nach Berner Stroke-Richtlinien 2019. Mit freundlicher Genehmigung der Klinik für Neurologie, Universitätsspital Bern, Inselspital)

IVT	EVT	
Absolute Kontra-indikation	Relative Kontra-indikation	Septische Embolien, Endokarditis, Enzephalitis, akute Pankreatitis
		Intrakranielle Blutung
		Chirurgie an nicht komprimierbaren Organen in den letzten 10d
		INR >1,7
		Schweres Trauma
		Hirnblutung in den letzten 3 Monaten
		Schwangerschaft
		Geburt vor weniger als 14 Tagen
		Gastrointestinale Blutungen vor weniger als 21 Tagen
		Blutdruck nicht senkbar unter 185/105 mmHg

(Fortsetzung)

◨ Tab. 16.3	(Fortsetzung)	
Relative Kontra- indikation		Koagulopathie incl. tumor- assoziiert (z. B. bei Leukämien) und verlängerte aPTT
		Thrombozytopenie <100/nl
		Ischämischer Hirninfarkt inner- halb der letzten 2 Monate
		Sepsis
		Hypoglykämie <2,7 mmol/l oder Hyperglykämie >22,2 mmol/l
		Hypo- oder Hypernatriämie <120 mmol/l oder >150 mmol/l
		Lumbalpunktion vor <24 h
		Prämorbid schwer erkrankt, kurze Lebenserwartung

Intensivmedizinische Therapie Die wesentlichen Aufgaben der intensivmedizinischen Betreuung nach Stroke bestehen in der **Vermeidung sekundärer Hirnschäden durch Optimierung der zerebralen Perfusion** und dem Beginn von Maßnahmen der Sekundärprophylaxe.

— **Blutdruckkontrolle:** Bei konservativer Behandlung eines ischämischen Strokes sollte – soweit kardio-respiratorisch toleriert – eine Blutdrucksenkung erst oberhalb von 220/110 mmHg erfolgen. Nach erfolgter intravenöser Behandlung beträgt diese Grenze 180/105 mmHg. Bzgl. der Blutdruckgrenzen nach stattgehabter endovaskulärer Therapie bestehen aktuell noch keine eindeutigen Empfehlungen.

- **Atmung:** Neben den üblichen Extubationskriterien ist bei Patienten, die im Rahmen eines neurovaskulären Ereignisses beatmet werden, auf ein erhöhtes Risiko für eine Schluckschwäche und damit für Aspirationen zu achten. Die Tracheotomierate ist bei diesen Patienten gehäuft.

- **Lagerung:** Zur Verbesserung der zerebralen Perfusion wird von einigen Experten eine Flachlagerung in den ersten 24 h nach Stroke empfohlen. Diese ist einer Verschlechterung des venösen Abflusses und einer evtl. lagerungsbedingten respiratorischen Einschränkung gegenüberzustellen. Daran schließt sich die schrittweise Mobilisation und physiotherapeutische Betreuung an.

- Beginn einer **Thrombozytenaggregationshemmung, Antikoagulation:** Diese erfolgt in Abwägung zwischen Infarktgröße und -lokalisation und damit dem Risiko der hämorrhagischen Infarkttransformation sowie der Gefahr einer erneuten Ischämie. Hierfür ist eine (evtl. wiederholte!) neuroradiologische Kontrolluntersuchung (CT, MRI) erforderlich.

- **Hemikraniektomie::** Handelt es sich es um einen großen Territorialinfarkt, bei dem mehr als 50 % eines Mediastromgebietes betroffen sind, und besteht Gefahr der Herniation durch Ödembildung, so sollte bei Patienten unter 60 Jahren innerhalb der ersten 48 h nach Infarkt eine chirurgische Dekompression diskutiert werden.

16.3 Intrakranielle Blutungen

Die Formen Trauma-assoziierter intrakranieller Blutungen werden gesondert in ▶ Kap. 18 behandelt. Der folgende Abschnitt behandelt spontane (nicht-traumatische) intraparenchymatöse und subarachnoidale Blutungen.

16.3.1 Intraparenchymatöse Blutungen

Die häufigsten Ursachen spontaner intraparenchymatöser intrakranieller Blutungen sind:
- Arterielle Hypertonie
- Tumorassoziierte Blutungen
- Vaskulitis
- Amyloidangiopathie
- Koagulopathie, Antikoagulanzien-Blutung
- Gefäßmalformationen

Wie beim ischämischen Schlaganfall besteht die Aufgabe des Intensivmediziners insbesondere in der **Vermeidung sekundärer Hirnschäden und Komplikationen.** Die initiale supportive Behandlung ist dabei im Wesentlichen unabhängig von der Blutungsursache.
- **Zerebrale Perfusion:** Im Rahmen der intrakraniellen Blutung und des assoziierten Ödems gilt, dass die Autoregulationsmechanismen der zerebralen Durchblutung aufgehoben sind – der zerebrale Blutfluss steht damit in linearer Abhängigkeit vom Perfusionsdruck (CPP = MAP – ICP – ZVD). Der CPP sollte dabei mindestens >60 mmHg betragen.

- **Kontrolle des intrakraniellen Drucks (ICP):** Die zugehörige Pathophysiologie und Maßnahmen zur akuten Senkung des intrakraniellen Drucks werden im Rahmen des ▶ Kap. 18 (Schädelhirntrauma) erläutert.
- **Blutdruckkontrolle:** Auch Nicht-Hypertoniker zeigen nach intrakraniellen Blutungen regelmässig hypertensive Blutdruckwerte. Welche Blutdruckgrenze angestrebt werden sollte, um das Risiko für Nachblutungen zu senken, ist aber umstritten (eine sichere Obergrenze scheint im Bereich zwischen 140–160 mmHg zu liegen).

🛇 **Cave**
Nitrate sind aufgrund ihrer zerebral vasodilatierenden und damit auch Hirndruck-steigernden Eigenschaft bei Patienten mit Hirnblutungen obsolet!

- **Gerinnungstherapie:** Die spezifische Revertierung Antikoagulanzien-assoziierter Blutungen sowie die Behandlung koagulopathischer Blutungen ist in ▶ Kap. 13 beschrieben. Die Einleitung der aggressiven und zielgerichteten Therapie zur Limitierung des Blutvolumens ist eine Notfallmaßnahme.
- **Chirurgische Dekompression:** Ob Patienten von einer Evakuation der Blutung profitieren, hängt neben dem Patientenalter insbesondere von der Blutungslokalisation ab. Größere zerebelläre stellen in der Regel eine notfallmäßige OP-Indikation dar, die Datenlage zu spontanen supratentoriellen Blutungen ist nicht eindeutig.

16.3.2 **Subarachnoidalblutung**

Patienten mit Subarachnoidalblutung präsentieren sich meist mit einer wegweisenden Anamnese aus stärksten Kopfschmerzen, Übelkeit, Erbrechen, Nackensteifigkeit und ggf. stattgehabtem Krampfereignis. Das native CT zeigt in den ersten Stunden nach Symptombeginn das typische Bild mit „sternförmig" und hyperdens präsentierender Blutverteilung. Im seltenen Fall einer CT-grafisch negativen Subarachnoidalblutung erfolgt der Blutungsnachweis mittels Liquorpunktion: In der Mehrgläserprobe (drei bis vier Röhrchen) zeigen alle Proben eine gleichbleibende Erythrozytenkonzentration, nach Zentrifugation zeigt sich eine Xantochromie.

Ursächlich sind für die nicht-traumatische Subarachnoidalblutung in erster Linie rupturierte zerebrale Aneurysmen. Des Weiteren können auch AV-Malformationen und präpontine Venenplexus Ursachen einer SAB sein.

Anamnestisch besteht oftmals (aber nicht immer) ein klassischer einschießender Kopfschmerz. Neurologische Ausfälle (z. B. Hemisymptomatik) sind in der initialen Präsentation selten, Verwirrtheitszustände und Bewusstseinseintrübungen jedoch häufig.

Management Nach Diagnosestellung sollte der Patient zur weiteren Betreuung zeitnah an ein Zentrum mit neurochirurgischer Expertise zugewiesen werden. Bei nicht-versorgtem Aneurysma besteht ein ca. 5 % Nachblutungsrisiko in den ersten 24 h, innerhalb der ersten zwei Wochen nach Ereignis beträgt das Risiko einer erneuten Aneurysmablutung 25 %, weshalb eine frühestmöglich interventionelle (Coiling) oder chirurgische Versorgung (Clipping) anzustreben ist.

- **Allgemeinmaßnahmen:** Atemwegssicherung bei komatösem Patienten, Oberkörperhochlagerung zur Verbesserung des venösen Abflusses, Kontrolle und Therapie bei Antikoagulation und Thrombozytenaggregationshemmung, prolongierte intensivmedizinische Überwachung (oftmals 14–21 Tage je nach Verlauf aufgrund der Vasospasmen).

- **Blutdruckkontrolle:** Bei unversorgter Blutung beträgt die Obergrenze 140 mmHg systolisch. Zur Kontrolle eignen sich in dieser Phase kurzwirksame Substanzen wie Urapidil, Labetalol oder Nicardipin. Nach versorgter Blutung werden in der Regel in den ersten drei bis vier Tagen Blutdruckwerte bis zu einer systolischen Obergrenze von 160 mmHg akzeptiert. Danach wird im Rahmen der Vasospasmusphase (siehe unten) meist kein oberes Blutdrucklimit mehr festgesetzt.

- **Erweiterte Diagnostik:** Bei 85 % der spontanen Subarachnoidalblutungen gelingt der Nachweis eines Aneurysmas im Bereich des Circulus Willisii durch angiografische Verfahren. Bei fehlendem Aneurysmanachweis sind oftmals perimesencephalische, arteriovenöse Malformationen oder tumorassoziierte Blutungen ursächlich.

- **Interventionelle Aneurysmaausschaltung:** Die Durchführung einer digitalen Subtraktionsangiografie ermöglicht in gleicher neuroradiologischer Sitzung häufig die interventionelle Ausschaltung der Blutungsquelle mittels Coiling.

- **Chirurgische Versorgung:** Ist eine endovaskuläre Versorgung (z. B. bei breitbasiger Form) nicht möglich oder wird eine chirurgische Versorgung aufgrund des geringen Rezidivrisikos favorisiert (bei jüngeren Patienten), erfolgt die Ausschaltung durch Clipping.

— **Externe Ventrikeldrainage (EVD):** Durch die intrathekale Blutansammlung besteht ein hohes Risiko für die Entwicklung eines Hydrocephalus durch die Verlegung des Liquorabflusses. Die Einlage einer Ventrikeldrainage dient durch die externe Liquorableitung der Hydrocephaluskontrolle und ICP-Messung. Die Indikation zur EVD-Einlage ist bei fehlender neurologischer Beurteilbarkeit (z. B. bei fehlendem Aufwachen) oder bei hohen intraventrikulären Blutungsmengen gegeben.

— **Krampfprophylaxe:** Die Applikation anfallsunterdrückender Substanzen sollte nur nach stattgehabtem Krampfereignis erfolgen, eine Prophylaxe wird nicht empfohlen.

— **Hirndrucktherapie:** Diese wird im ▶ Kap. 18 erläutert.

— **Weitere neurochirurgische Maßnahmen:** Die Entwicklung eines Hydrocephalus kann nach Überstehen der Akutphase nach Subarachnoidalblutung die Einlage eines ventrikuloperitonealen Shunts erforderlich machen.

Vasospasmen Nach Versorgung des Aneurysmas stellen die Hauptursache für Mortalität und Behinderung die Entstehung von Vasospasmen im Bereich der zerebralen Gefäßversorgung dar. Ursächlich hierfür sind die Ansammlung von Blutabbauprodukten mit spasmogener Wirkung im Subarachnoidalraum

> **Zur Spasmenprophylaxe wird der Kalziumanatagonist Nimodipin eingesetzt (60 mg p.o., 6x täglich).**

Ca. 20–30 % der Patienten entwickeln trotz Prophylaxe Vasospasmen, die mit klinischer Symptomatik einhergehen (das größte Risiko besteht zwischen Tag 5–15 nach Blutungsereignis).

> **Die Manifestation von Spasmen ist ein neurochirurgischer Notfall bedeutet ein zerebrales Perfusionsdefizit mit angiografischem Korrelat!**

Der Benefit der früher bei Vasospasmen postulierten 3-H-Therapie (Hypervolämie, Hämodilution, Hypertension) ist nicht gesichert. Eine Erhöhung des arteriellen Mitteldrucks durch Katecholamine zur Verbesserung der zerebralen Perfusion und Vermeidung einer Hypovolämie sind anzustreben. Aufgrund des erhöhten Spasmusrisikos durch Hyperventilation mit Abfall von pCO_2 und Erhöhung des pH-Werts ist unbedingt auf eine Normoventilation zu achten. An endovaskulären Behandlungsansätzen besteht die Möglichkeit der intra-arteriellen Applikation von Vasodilatatoren (Nimodipin, Nicardipin). Der Nutzen weiterer Behandlungsstrategien (z. B. hochdosierte Milrinon-Infusion, intrathekale Vasodilatator-Applikation, intrartherielle Dauerinfusion von Vasodilatatoren, etc.) ist noch nicht gesichert. Areale, deren Perfusion durch Vasospasmen besonders gefährdet ist, können durch die Einlage von Gewebeoxymetriesonden (PtO_2-Sonden) überwacht werden.

Insgesamt ist die Subarachnoidalblutung ein Krankheitsbild mit einer hohen Mortalität und Morbidität.

16.4 Krampfanfall und Status epilepticus

Unter einem **epileptischen Anfall** wird ein *einzelner* hirnorganischer Anfall verstanden. Dieser ist als Symptom verschiedener Erkrankungen (toxische, physikalische, metabolische, medikamentöse und fokale Einflüsse) zu verstehen.

Unter **Epilepsie** versteht man *wiederholte hirnorganische Anfälle* mit typischen Veränderungen im EEG.

Ein **Status epilepticus** liegt dann vor, wenn ein Krampfanfall mit einer Dauer von *mindestens fünf Minuten* vorliegt oder *zwischen zwei oder mehr Krampfanfällen kein vollständiges Wiedereinsetzen von Bewusstsein* und Funktion vorliegen.

Die frühere Definition, welche die zeitliche Grenze für Vorhandensein eines Status epilepticus bei 30 min setzte, sollte nicht mehr verwendet werden, da nach dieser Zeit bereits manifeste neurologische Schäden vorliegen können und ein spontanes Sistieren eines anhaltenden Krampfanfalls bereits nach 7–10 min unwahrscheinlich ist. Der Status epilepticus ist ein Notfall und benötigt neben der neurologischen Expertise aufgrund der evtl. rasch erforderlichen Eskalationsstrategie ein intensivmedizinisches Setting.

- Typen des Status epilepticus: Status epilepticus (generalisiert oder fokal), nicht konvulsiver Status epilepticus (Absenzenstatus, komplex-partieller Status)

- Ursachen des Status epilepticus: Änderung einer bestehenden anfallsunterdrückenden Therapie bei Patienten mit Epilepsie, Infektionen, neurovaskuläre Erkrankungen, schwere Elektrolytstörungen (insbesondere Dysnatriämien)
- Pathophysiologische Veränderungen im Rahmen des Status: Hypertonie, metabolische Azidose mit ausgeprägter Laktatämie, Hyperthermie
- Mortalität: Status epilepticus convulsivus 20–30 %, refraktärer Status epilepticus 50 %
- EEG: die Installation eines EEG sollte den Beginn einer Therapie nicht verzögern. Solange beim konvulsiven Status die Möglichkeit einer klinischen Beurteilung besteht (keine Muskelrelaxantien bei intubiertem Patienten), besteht keine unmittelbare therapeutische Relevanz (Therapiebeginn, dann EEG!). Bei V. a. nicht-konvulsiven Status sollte, wenn immer möglich, ein Therapiebeginn unter EEG-Kontrolle erfolgen
- Ergänzende Maßnahmen: Stellen intrakranielle Tumoren mit perifokalem Ödem die Ursache für das Anfallsgeschehen dar, sollte die hochdosierte Steroidgabe (Dexamethason) erwogen werden

> **Die Therapie beim Status epilepticus besteht in einer raschen allgemeinen Stabilisierung des Patienten, einer aggressiven Eskalation (siehe** ◘ **Abb. 16.2) hinsichtlich der anfallsunterdrückenden Therapie und der Behandlung der zu Grunde liegenden Ursache.**

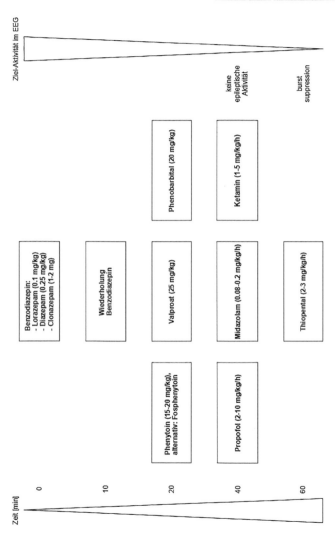

Ziel-Aktivität im EEG

keine epileptische Aktivität

burst suppression

Phenobarbital (20 mg/kg)

Ketamin (1–5 mg/kg/h)

Benzodiazepin:
- Lorazepam (0.1 mg/kg)
- Diazepam (0.25 mg/kg)
- Clonazepam (1–2 mg)

Wiederholung Benzodiazepin

Valproat (25 mg/kg)

Midazolam (0.08–0.2 mg/kg/h)

Thiopental (2–3 mg/kg/h)

Phenytoin (15–20 mg/kg), alternativ: Fosphenytoin

Propofol (2–10 mg/kg/h)

Zeit [min]

0

10

20

40

60

■ **Abb. 16.2** Eskalationsstrategie der anfallsunterdrückenden Therapie beim Status epilepticus

16.5   Neuromuskuläre Erkrankungen

16.5.1   Guillain-Barré-Syndrom

Das Guillain-Barré-Syndrom (GBS) stellt eine akute inflammatorische demyelinisierende Polyradikuloneuropathie dar, die durch eine fehlgeleitete Immunreaktion (häufig nach stattgehabten gastrointestinalen oder Atemwegsinfekten) mit kreuzreagierenden Antikörpern gegen die Myelinscheiden peripherer Nerven charakterisiert ist. Klinisch präsentieren sich die Patienten beim klassischen GBS mit einer rasch progredienten von distal aufsteigenden schlaffen Lähmung, die Muskeleigenreflexe sind stark abgeschwächt oder fehlen. Das autonome Nervensystem ist häufig mitbetroffen (Herzrhythmusstörungen bis hin zur plötzlichen Asystolie, stark schwankender Blutdruck). Es existieren Varianten wie das Miller-Fisher-Syndrom mit Lähmung eine Ophthalmoplegie, Ataxie und Areflexie (Rumpf und Extremitäten bleiben ausgespart).

Diagnostik bei GBS
- Klinisches Muster der sensomotorischen der Ausfälle
- Liquorbefund: zytoalbuminäre Dissozation
- Elektrophysiologie

Die Indikation zur intensivmedizinischen Betreuung von Patienten mit GBS ergibt sich meist aus einem respiratorischen Versagen (Monitoring durch forcierte Vitalkapazität), autonomer Dysregulation oder eskalierter Schmerzsymptomatik.

Therapie
- **Supportive** intensivmedizinische **Maßnahmen:**
  Vermeiden von Komplikationen, invasive Beatmung
  (häufig Langzeitverlauf mit Tracheotomie), Kreislauf-
  therapie, Kalorienzufuhr, Physiotherapie, Lagerungs-
  therapie, (therapeutischer) Antikoagulation aufgrund
  Immobilisation, Analgesie
- **Spezifische Therapie:** die Durchführung von 5–7
  Plasmapheresen im Abstand von 1–2 Tagen ist bzgl.
  der Wirksamkeit vergleichbar mit einer Immun-
  globulinbehandlung über 5 Tage (0,4 mg/kg). Die
  Applikation von Glukokortikoiden beeinflusst den
  Krankheitsverlauf nicht

Prognose
- 10–20 % werden beatmungspflichtig
- 50 % der Patienten verlieren vorübergehend die Geh-
  fähigkeit
- Das Rezidivrisiko beträgt ca. 2–5 %, die Mortalität
  liegt bei ca. 5 %
- Prognostisch ungünstige Faktoren: höheres Alter,
  klinisch rasche Progredienz, Beatmungspflicht, ausgeprägte autonome Störungen, axonale Neuropathie
- Bei 1/3 der Patienten kommt es zur Restitutio ad
  integrum, bei 1/3 bestehen leichte Residuen, bei
  weiteren 1/3 deutliche Residuen

16.5.2 Myasthenia gravis

Bei der Myasthenia gravis besteht eine T-Zell-vermittelte
Autoimmunreaktion gegenüber dem postsynaptischen

nikotinergen Acetylcholinrezeptor der neuromuskulären Endplatte. Es wird zwischen einer okularen und generalisierten Form unterschieden. Die Patienten zeigen eine rasche und belastungsabhängige Ermüdbarkeit mit tageszeitlicher Abhängigkeit. Die Behandlung besteht in einer **symptomatischen Therapie** mit Cholinesterase-Hemmern (Erhöhung der Konzentration an Acetylcholin an der neuromuskulären Endplatte) und einer kausalen Therapie mit Immunsuppressiva, Plasmapherese, Immunglobulin und Thymektomie.

Bei ca. 20 % der Myasthenie-Patienten kommt es während des Krankheitsverlaufs durch unterschiedliche Auslöser zu einer myasthenischen Krise (gehäuft innerhalb der ersten zwei Jahre nach Diagnose) mit Beatmungspflichtigkeit.

Auslöser einer myasthenischen Krise:

- Infekt
- Aspiration
- Chirurgische Eingriffe
- Trauma
- Geburt
- Änderung der Therapie-Medikation
- Antibiotika: Fluorquinoloe, Aminoglykoside
- Betablocker
- Glukokortikoide

Bei der myasthenischen Krise führt die rasche respiratorische Verschlechterung mit Gefahr der Erschöpfung häufig zur Beatmungspflichtigkeit. Kann die nicht-invasive Beatmung nicht zur Stabilisierung des Gasaustausches führen, so ist bei der Intubation zu beachten, dass die Pharmakokinetik von Muskelrelaxantien kaum kalkulierbar ist. Hier ist zwischen der Herstellung optimaler Intubationsbedingungen und ggf. sehr langer Relaxanzwirkung abzuwägen (die Wirkung von Rocuronium kann mittels Sugammadex aufgehoben werden). Die Therapie der myasthenischen Krise liegt in der Behandlung/Korrektur des auslösenden Faktors, der intravenösen kontinuierlichen Gabe von Pyridostigmin oder Neostigmin. Evtl. ist die Durchführung einer Plasmapherese erforderlich. Die Anpassung der Dauermedikation erfordert neurologische Expertise.

16.5.3 Critical-Illness-Polyneuro- und -Myopathie

Ein signifikanter Anteil an Patienten, die im Rahmen einer intensivmedizinischen Therapie längerfristig beatmet werden (mehr als eine Woche), entwickeln eine (teils sehr ausgeprägte) Schwäche der Extremitäten- und teilweise der Atemmuskulatur. Trotz des gehäuften Vorkommens sollte eine andere (zentralnervöse) Ursache der Paresen ausgeschlossen werden.

Histomorphologisch zeigt sich als Korrelat der Critical-Illness-Polyneuropathie eine Degeneration von Axonen ohne entzündliche Veränderung, die Critical-Illness-Myopathie imponiert mit eine Muskelfaseratrophie mit fettiger Degeneration, Fibrose und Einzelfasernekrose.

Assoziierte Faktoren:
- Multiorganversagen
- Sepsis
- Hypoalbuminämie

- Hyperglykämie
- Glucokortikoide
- Langzeit-Muskelrelaxation

Eine kausale Therapie existiert nicht. Die Behandlung besteht in einer symptomatischen Behandlung und einer Vermeidung/Korrektur der auslösenden Faktoren.

Infektiologische Krankheitsbilder

M. Glas und C. A. Pfortmüller, *Mein erster Dienst - Intensivmedizin*, https://doi.org/10.1007/978-3-662-61641-3_17

Infektiologische Krankheitsbilder zählen auf der Intensivstation zu den häufigsten Erkrankungen. Für detailliertere Angaben bezüglich der Pathophysiologie verweisen wir auf die gängigen Lehrbücher der Intensivmedizin. Die antibiotische Therapie derselben richtet sich einerseits nach internationalen Guidelines, andererseits jedoch nach der in der Region des entsprechenden Krankenhauses vorhandenen Keimspektrum und Resistenzlage. Es empfiehlt sich deshalb, die hausinternen Antibiotika-Richtlinien zu konsultieren. Die öffentlich zugänglichen Antibiotika-Richtlinien des Inselspitals, Universitätsspital Bern, werden jährlich upgedated und finden sich unter: ▶ http://www.ifik.unibe.ch/dienstleistungen/antibiotikarichtlinien/index_ger.html.

Die antibiotische Therapie, welche in diesem Buch beschrieben ist, basiert auf dieser Richtlinie und ist für Patienten ohne Antibiotikaallergien. Liegen Letztere vor, müssen die Guidelines entsprechend konsultiert werden. Die Angaben beziehen sich außer im ▶ Abschn. 17.7 auf immunkompetente Patienten.

17.1 Sepsis

Sepsis ist ein häufiges lebensbedrohliches Krankheitsbild mit einer Mortalität von bis zu 40 %. Zur Sepsis bestehen internationale Guidelines der Surviving Sepsis Campaign, welche neben der Definition, auch das diagnostische Vorgehen und die Therapie basierend auf der neusten Evidenzlage beschreiben (▶ www.survivingsepsis.org). Diese Guidelines werden in regelmäßigen Abständen überarbeitet und angepasst. Die letzte große Revision fand 2016 statt, auf welcher dieses Kapitel basiert. Das Update von 2018 ist ebenfalls in dieses Kapitel eingearbeitet.

Pathophysiologisch entsteht im Rahmen einer Sepsis eine Invasion von Bakterien in ansonsten steriles Gewebe. Dies führt einerseits zu einer Beschädigung des Endothels und andererseits zu einer Immunantwort in Form von Cytokinausschüttung und Aktivierung von Immunzellen. Gleichzeitig wird auch die Koagulationskaskade aktiviert. Es werden vermehrt freie Sauerstoffradikale frei, ein Gewebeschaden entsteht und die inflammatorische Antwort des Körpers verstärkt sich. In Folge führt dies zur mitochondrialen Dysfunktion, peripherem Shunting, Vasoplegie und Hypotonie, welche ihrerseits dann ebenfalls zur Gewebehypoxie mit einem Shift zu anaerobem Stoffwechsel führen. Es entsteht ein Circulus vitiosus.

Gemäss den **Sepsis-3-Kriterien** umfasst das Krankheitsbild Sepsis zwei verschiedene Krankheitsausprägungen, Sepsis und septischer Schock, wobei diese nicht als zwei separate Erkrankungen, sondern eher als Kontinuum betrachtet werden sollten:

17.1.1 Sepsis

Sepsis ist eine lebensbedrohliche Organdysfunktion hervorgerufen durch eine dysregulierte Körperantwort auf eine Infektion.

Die Diagnose einer Sepsis wird anhand des **SOFA-Scores** (siehe ◘ Tab. 17.1) gestellt. Eine Zunahme von zwei Punkten oder mehr zusammen mit einer vermuteten oder bestätigten Infektion erlaubt die Diagnose einer Sepsis zu stellen.

◻ Tab. 17.1 SOFA-Score

Organsystem	Parameter	1	2	3	4
Atmung	PaO$_2$/FiO2	<400 mmHg	<300 mmHg	<200 mmHg und künstliche Beatmung	<100 mmHg und künstliche Beatmung
Nervensystem	Glasgow Coma Scale (GCS)	13–14	10–12	6–9	<6
Herz-Kreislauf-System	(Dosierungen in µg/kg/min)	MAP <70 mm/Hg	Dobutamin (beliebige Dosis)	Dopamin >5 oder Adrenalin ≤0,1 oder Noradrenalin ≤0,1	Dopamin >15 oder Adrenalin >0,1 oder Noradrenalin >0,1
Leber	Bilirubin	1,2–1,9 mg/dl 20–32 µmol/l]	33–101 µmol/l	6,0–11,9 mg/dl [102–204 µmol/l]	>12,0 mg/dl [>204 µmol/l]
Gerinnung	Thrombozyten	<150.000/µl	<100.000/µl	<50.000/µl	<20.000/µl
Niere	Kreatinin	1,2–1,9 mg/dl [110–170 µmol/l]	2,0–3,4 mg/dl [171–299 µmol/l]	3,5–4,9 mg/dl [300–440 µmol/l] (oder Urin <500 ml/d)	>5,0 mg/dl [>440 µmol/l] (oder Urin <200 ml/d)

Alternativ zum SOFA-Score kann zur schnelleren Einschätzung der **qSOFA**-Score (q = quick) verwendet werden. Eine Sepsis liegt vor, wenn eine Infektion vermutet wird und der Patient zwei der folgenden Kriterien aufweist:

- Atemfrequenz ≥22/min
- Verändertes Bewusstsein (GCS <15)
- Systolischer Blutdruck ≤100 mmHg

Obwohl der qSOFA für präklinische Situationen sowie die Notfallstation entwickelt wurde, wird er im Alltag aufgrund seiner einfachen Verfügbarkeit häufig angewendet.

17.1.2 Septischer Schock

Ein septischer Schock liegt vor, wenn Patienten mit einer Sepsis zusätzlich eine schwere kardio-zirkulatorische oder zellulär/metabolische Dysfunktion aufweisen.

Ein septischer Schock **definiert** sich wie folgt:

- SOFA-Score Anstieg ≥2 und eine vermutete/bestätigte Infektion

UND
eines oder mehrere der folgenden Kriterien:

- Persistierende Hypotonie (MAP <65 mmHg) unter Benötigung von Vasopressoren
- Serum Laktat von >2 mmol/l trotz adäquater Flüssigkeitsgabe (>30 ml/kg)

Die **diagnostischen und therapeutischen Ansätze** haben sich in den letzten Jahren zunehmend gewandelt. Die Bundles der Surviving Sepsis Campaign (SSC) dienen dazu, Patienten mit Sepsis möglich umgehend eine adäquate Diagnostik und Therapie zukommen zu lassen. Die Surviving Sepsis Campaign sieht neu seit 2018 nur die Einhaltung eines 1-h-Bundles vor. Die 2016 vorgestellten 3- und 6-h-Bundles wurden gemäss neuer Evidenz zu einem 1-h-Bundle umgestaltet.

Die Empfehlung der diagnostischen und therapeutischen Massenahmen, welche innerhalb der ersten Stunde zu gewährleisten sind (**1 h Bundle**), sieht wie folgt aus:

- Messen des Serum-Laktats, sollte dieses >2 mmol/l sein, wird dieses wiederholt gemessen
- Abnahme von Blutkulturen vor Antibiotikabeginn
- Gabe von Breitbandantibiotika
- Infusion von 30 ml/kg kristalloider Infusionsflüssigkeit bei Hypotension oder bei einem initialen Laktat von >4 mmol/l
- Start von Vasopressoren bei einem MAP <65 mmHg nach oder während der Flüssigkeitsgabe

Die **Therapiezielwerte,** welche von der SSC empfohlen sind, sehen wie folgt aus:

- ZVD 8–12 mmHg
- MAP ≥65 mmHg
- Urinausscheidung ≥0,5 ml/kg/h
- $ScvO_2$ ≥70 %.

Nach der initialen Beurteilung und Therapie bestehen folgende **Behandlungsempfehlungen:**

Flüssigkeitssubstitution: Diese sollte umgehend beginnen und initial 30 ml/kg an kristalloider Flüssigkeit betragen. Dies kann je nach Bedarf im Verlauf wiederholt werden. Vor weiterer Flüssigkeitsgabe ist jedoch die Volumenreagibilität zu überprüfen. Synthetische kolloidale Lösungen werden nicht empfohlen. Die sekundäre Gabe von Albumin ist bei Patienten, welche große Mengen an intravenöser Flüssigkeit benötigen und anhaltend hämodynamisch instabil sind, empfohlen.

Vasoaktiva: Die initiale Therapie wird mit Noradrenalin durchgeführt. Wird ein zweiter Vasopressor benötigt, ist entweder Vasopressin oder Adrenalin empfohlen. Dopamin zur renalen Protektion wird nicht empfohlen. Eine Echokardiographie zur Evaluation anderer Schockursachen sollte durchgeführt werden. Bei zusätzlicher kardialer Dysfunktion wird Dobutamin vorgeschlagen.

Mikrobiologische Diagnostik: Diese sollte VOR Start der Antibiotika durchgeführt werden. Im Minimum sollten 2 Paare an Blutkulturen abgenommen werden. Zusätzlich sollten entsprechend der vermuteten Krankheit weitere Kulturen und Abstriche abgenommen werden. Ist es nicht innerhalb einer Stunde möglich, spezifisches mikrobiologisches Material (z. B. Liquor) zu gewinnen, soll nach Abnahme von Blutkulturen umgehend die antibiotische Therapie gestartet werden und die entsprechende mikrobiologische Kulturentnahme so zeitnah wie möglich erfolgen.

Antibiotische Therapie: Diese sollte umgehend nach Abnahme von Blutkulturen begonnen werden. Empfohlen werden Breitbandantibiotika.

Infektionskontrolle: Wird eine Infektion an einer spezifischen anatomischen Stelle (z. B. Darmperforation, Abszesse) vermutet, sollte diese umgehend chirurgisch angegangen werden.

Steroide: Generell ist die Gabe von Steroiden nicht empfohlen – mit Ausnahme des therapie-refraktären Schocks, bei dem eine Hydrocortisol-Therapie mit $3 \times 50–100$ mg intravenös bis zu einer Gesamtmenge von 200 mg/d ist empfohlen.

Blutprodukte: Die Transfusionsgrenze liegt bei einem Hämoglobinlevel von 7 g/dl. Die Gabe von Blutplasma zur Korrektur von Gerinnungsderangierungen ohne das Vorliegen einer Blutung oder ohne geplanten operativen Eingriff wird nicht empfohlen. Blutplättchen-Transfusionen werden erst ab einem Wert von <10/nl empfohlen.

Immunglobuline: Die Gabe wird nicht empfohlen.

Antikoagulation: Im Minimum ist, wenn möglich, eine prophylaktische Antikoagulation durchzuführen. Bei Patienten mit einer Indikation für eine therapeutische Antikoagulation ist diese in der Gesamtsituation zu evaluieren und falls möglich durchzuführen. Die Gabe von Antithrombin wird nicht empfohlen.

Beatmung: Die generellen Beatmungsrichtlinien entsprechen derer der ARDS-Therapie (siehe ▶ Abschn. 6.8). Empfohlen wird eine Beatmungseinstellung von 6 ml/kg Tidalvolumen (Idealgewicht) mit einer Plateaudruckgrenze von 30 cm H_2O und einem variablen Level an PEEP.

Blutzuckereinstellung: Empfohlen wird eine gute Blutzuckerkontrolle mit einem oberen Grenzwert von 10 mmol/l.

Nierenersatzverfahren: Kontinuierliche sowie intermittierende Verfahren werden empfohlen. Beim instabilen Patienten werden kontinuierliche Verfahren bevorzugt. Nierenersatzverfahren werden zur Therapie von alleinigen

Kreatinin-/Harnstoffanstiegen oder Oligurie ohne eine klare Indikation für eine Dialyse nicht empfohlen (siehe Abschn. 12.4).

Natriumbikarbonat: Die Gabe wird nicht empfohlen.

Stressulkusprophylaxe: Diese wird für Patienten mit Risikofaktoren empfohlen. Sowohl Protonenpumpenblocker als auch Antihistaminika können eingesetzt werden.

Ernährung: Sobald die Stabilisation des Patienten erfolgt ist, soll mit einer frühzeitigen enteralen Ernährung begonnen werden und diese langsam aufgebaut werden. Eine frühzeitige parenterale Ernährung (<7 Tage) ist nicht empfohlen. Ernährungszusatzprodukte (z. B. Omega-Fettsäuren, Selen, Glutamin) sind nicht empfohlen.

Therapieziele: Therapieziele sollten gesetzt und regelmässig evaluiert werden.

17.2 Infektionen der Atemwege

Infektionen der Atemwege reichen von einfachen viralen Infektionen hin zur schweren Pneumonie. In diesem Kapitel wird das generelle Herangehen an schwere Atemwegsinfektionen vorgestellt.

Infektionen der Atemwege werden auf der Intensivstation häufig angetroffen. Häufigster Grund ist eine schwere Pneumonie mit oder ohne begleitende Sepsis.

Zur Diagnosestellung einer schweren Pneumonie können verschiedene Klassifikationssysteme zu Hilfe genommen werden. Beispiele sind der **CURB65-Score** (confusion, urea, respiratory rate and blood pressure score) sowie der **Pneumonia severity index.**

Zur **Diagnosestellung** einer schweren Infektion der Atemwege sollten folgende Aspekte beachtet werden:

Anamnese/klinischer Status: Die Evaluation von respiratorischen Beschwerden (Husten, Sekret) und dem Vorhandensein von Fieber sollte unbedingt durch die persönliche Anamnese ergänzt werden. Wichtig sind das Vorliegen von chronischen Erkrankungen insbesondere der Lunge und die Evaluation der Immunkompetenz. In unklaren Fällen ist auch eine Reiseanamnese sinnvoll. Da eine Anamnese mit dem Patienten auf der Intensivstation selten möglich ist, sollte diese mit den Angehörigen evaluiert werden.

Radiologische Untersuchung: Eine radiologische Untersuchung ist indiziert. Normalerweise wird eine konventionelle Röntgenuntersuchung des Thorax durchgeführt, in komplizierten Fällen auch eine Computertomographie.

Mikrobiologisches Sampling: In jedem Fall sollte Tracheobronchialsekret asserviert werden. Zusätzlich wird ein Urinschnelltest für Legionellen- und Pneumokokken-Antigen durchgeführt. In der Influenzasaison wird in den meisten Krankenhäusern zusätzlich ein Nasenabstrich auf Influenza und respiratorische Viren abgenommen. In komplizierten (immunsupprimierte Patienten) oder prolongierten Fällen ist eine bronchoalveoläre Lavage mittels Bronchoskopie indiziert. Blutkulturen, im Minium 2 Paare, sollten abgenommen werden. Generell gelingt jedoch ein Erregernachweis in weniger als 50 % die Fälle.

Obwohl Pneumonien so wohl bakteriellen wie auch viralen Ursprungs sein können, sind Erstere deutlich häufiger. Nachfolgend wird deswegen auf bakterielle

Pneumonien eingegangen. Ein kurzer Abschnitt zu viralen und Pilz-Pneumonien erfolgt anschließend.

Häufige **bakterielle Pneumonierreger** in Mitteleuropa sind:
- Streptokokkus pneumoniae
- Legionella
- Hämophilus influenza
- Staphylokokkus aureus
- Pseudomonas aeruginosa
- Gram-negative Erreger (insbesondere bei Aspiration oder beim beatmeten Patienten)

Pneumonien werden generell in community-acquired und hospital-acquired unterteilt, da das zu erwartende Keimspektrum sowie die bakterielle Resistenzen sich deutlich unterschieden.
- **Community-acquired:** Der Patient ist entweder außerhalb des Krankhauses erkrankt oder die Pneumonie ist maximal 48 h nach Krankenhauseintritt aufgetreten.
- **Hospital-acquired:** Die Erkrankung tritt frühestens 48 h nach Krankenhauseintritt auf oder der Patient ist Alters-/Pflegeheimbewohner, ist dialysepflichtig oder hat in den letzten 30 Tagen eine antibiotische Therapie oder Chemotherapie erhalten.

Neben unterstützenden Maßnahmen, wie (**invasive**) **Beatmung, Atemphysiotherapie** und Überwachung, liegt der Therapieschwerpunkt der Pneumonie auf der **antimikrobiellen Therapie.** Diese richtet sich nach dem vermuteten Keimspektrum und nach dem Krankheitsprofil des Patienten. Bedacht werden muss zusätzlich die Immunkompetenz des Patienten sowie das Risiko eines multiresistenten Krankheitserregers.

Empirische Antibiotikatherapie: Zu Beginn wird immer eine empirische Therapie gestartet. Diese umfasst gemäß örtlichen Guidelines aktuell Amoxicillin + Clavulansäure + ein Makrolidantibiotikum für einen immunkompetenten Patienten mit einer community-acquired-Pneumonie. Letzteres ist bis zum Ausschluss einer Legionellose mit zu verabreichen. Beim immun-inkompetenten Patienten oder bei Patienten, welche eine hospital-acquired-Pneumonie aufweisen, wird empfohlen, mit einem 4. Generation Cephalosporin zu behandeln. Die Wahrscheinlichkeit einer Erkrankung mit Pseudomonas aeruginosa muss aktiv bedacht werden.

> Risikopatienten für eine Erkrankung mit **Pseudomonas aeruginosa** sind Patienten unter Langzeitsteroid-therapie (>5 mg Prednisolon pro Tag), Patienten mit schwerer vorbestehender Lungenerkrankung, Alkoholismus oder Patienten. welche häufig Antibiotika einnehmen müssen. In diesem Fall muss die Therapie mit einem Pseudomonas-wirksamen Antibiotikum wie zum Beispiel Piperacillin/Tazobactam oder Cefepim erfolgen.

Spezifische Antibiotikatherapie: Nach Erhalt von positiven Kulturen sollte die antibiotische Therapie soweit es das Resistenzmuster des identifizierten Keims zulässt verschmälert und eine gezielte Therapie durchgeführt werden.

Therapieart und -dauer: Bei Patienten auf der Intensivstation erfolgt die primäre Therapie immer intravenös. Bei Fieberfreiheit von mehr als 72 h kann diese auf eine orale Gabe umgestellt werden. Die Therapiedauer richtet sich nach dem identifizierten Keim. Wird ein solcher nicht gefunden, wird normalerweise eine 7–10 tägige Therapie durchgeführt.

Therapieversagen: Spätestens drei Tage nach Start der antibiotischen Therapie sollte sich der Allgemeinzustand des Patienten verbessern und kein Fieber mehr auftreten. Ist dies nicht der Fall sollte die Gesamtsituation erneut evaluiert werden. Häufige Gründe für ein primäres Therapieversagen sind:

- **Inadäquates Antibiotikum:** Eine erneute mikrobiologische Probengewinnung mittels bronchoalveolärer Lavage sollte bedacht und eine Evaluation anderer Pneumonieursachen (viral, Pilze, toxisch) durchgeführt werden.
- **Komplikationen:** Das Auftreten eines Lungenabszesses oder Pleuraempyem sollten mittels Bildgebung (CT Thorax) und/oder Punktion/Analyse eines Pleuraergusses evaluiert werden.
- Nicht vorbekannte **Immuninkompetenz** suchen (HIV-Test)

Die radiologische Erholung nach Pneumonie kann 8 bis 10 Wochen dauern. Sie ist entsprechend dem klinischen Verlauf deutlich verzögert.

Die oben beschriebenen diagnostischen und therapeutischen Maßnahmen können generell für alle Pneumonien getroffen werden.

Folgend werden wir einige Spezialfälle kurz besprechen:

Virale Pneumonie: Ungefähr 9 % der Pneumonien sind viral bedingt. Häufigste Erreger ist die Influenza, gefolgt von Adenoviren und Coronaviren. Des Weiteren können Viridae der Herpes-Gruppe ebenfalls Pneumonien auslösen. Das Screening erfolgt einerseits mittels Nasenabstrich, welcher in den meisten Krankhäusern während der Influenzasaison standardmässig durchgeführt wird. Weitere respiratorische Viren können mittels bronchioalveolärer Lavage identifiziert werden. Bei prolongierten Verläufen ohne Erregernachweis ist eine virale Pneumonie in Betracht zu ziehen. Die Therapie erfolgt meistens supportiv. Die Behandlung der Influenza mit Neuraminidaseblockern (z. B. Oseltamivir) ist umstritten und zurzeit nur bei schweren Pneumonien mit einem Symptombeginn innerhalb der letzten 5 Tage indiziert.

Pilzpneumonie: Pilzpneumonien sind selten. Sie sollten jedoch beim immuninkompetenten Patienten, bei Patienten mit chronischen Lungenerkrankungen sowie bei prolongierten Verläufen evaluiert werden. Die Diagnose erfolgt mittels broncho-alveolärer Lavage und ergänzend im Verdachtsfall auf Infektion mit Aspergillus fugimatus per Galaktomanan-Bluttest.

❶ Cave

Candida (Hefepilz) werden häufig in Tracheobronchialsekreten gesehen. Der Krankheitswert bzw. die Unterscheidung zwischen Kolonisation und Infektion ist sorgfältig anhand des Allgemeinzustandes sowie der Krankengeschichte des Patienten zu treffen.

Pilzpneumonien haben generell eine schlechte Prognose. Die Therapie richtet sich nach dem vermuteten Erreger.

> **❗ Cave**
> **Hefepilze der Candidagruppe weisen unterschiedliche Antimykotikaresistenzen auf. So ist Candida albicans sensibel auf Fluconazol und Candida glabrata resistent.**

Ventilator- assoziierte Pneumonie (VAP): VAPs sind ein häufiges auf der Intensivstation anzutreffendes Krankheitsbild. Sie treten auf, weil durch den künstlichen Atemweg eine natürliche „Rutschbahn" für Erreger in Richtung Lunge besteht. Zusätzlich ist der Hustenreflex durch die durch die Intubation notwendigen Sedativa eingeschränkt. Es gibt keine international gültigen Diagnosekriterien. Es sollte jedoch beim mehr als 48 h beatmeten Patienten mit neu aufgetretenem Fieber, Infiltrat im Röntgenbild sowie Zunahme der trachealen Sekretion und Leukozytose an eine VAP gedacht werden. Unterschieden wird zwischen VAP, welche vor oder nach 5 Tagen invasiver Beatmung entstehen. Dies da von Tag 2–3 vornehmlich gram-positive oropharyngeale mikrobiologische Erreger gefunden werden und nach Tag 5 g-negative Erreger und Anaerobier. Die antibiotische Therapie richtet sich dementsprechend aus: in den ersten Tagen genügt meistens eine Therapie mit Amoxicillin und Clavulansäure, nach Tag 5 wird eine Therapie mit Cefepime und Metronidazol oder Piperacillin/Tazobactam durchgeführt.

Wichtig zur Vermeidung einer VAP sind **präventive Maßnahmen:**

- Orotracheale Intubation, nicht nasale Intubation
- Minimierung der Zeit mit Tubus
- Regelmäßiges Absaugen der Sekretionen

- Adäquater Cuff-Druck (>20 cm H_2O)
- Kopfhochlage um 30°
- Reduktion der Sedativa/Muskelrelaxantien

Pleuraempyem: Dieses tritt auf, wenn eine Infektion eines Pleuraerguss im Pleuraspalt auftritt. Bei Patienten mit einer Pneumonie ohne klinische Besserung und neu aufgetretenem Pleurerguss sollte, wenn immer möglich, eine Punktion desselben erfolgen. Zu unterscheiden sind hierbei zwischen Transsudat, Exsudat und Pleuraempyem (infiziertes Exsudat). Dies wird anhand der Zusammensetzung des Pleurapunktates **(Light -Kritieren)** gemacht. Ein Exsudat, liegt vor, wenn mindestens eines der nachfolgenden Kriterien vorhanden ist:

- Pleura-Gesamteiweiss/Serum-Gesamteiweiss >0,5
- Pleura-LDH/Serum-LDH >0,6
- Pleura-LDH >200 U/L

Zusätzlich kann auch noch der Gesamtproteingehalt evaluiert werden. Bei weniger als 30 g/l Protein im Erguss ist ein Transsudat wahrscheinlich.

Ist der pH des Punktates <7,2 handelt es sich um einen komplizierten Erguss, ab einem pH von <7,1 um ein Pleuraempyem.

Therapeutisch sollte bei einem komplizierten Exsudat die Einlage einer Thoraxdrainage erfolgen. Diese sollte großvolumig sein. Liegt ein abgekapselter Erguss vor, erfolgt meistens eine thorakoskopische Ausräumung. Das Pleurapunktat sollte bei einem Patienten mit Pneumonie mikrobiologisch untersucht werden.

Pneumonitis: Einige nicht-infektiöse Ursachen können sich wie eine Pneumonie präsentieren. Häufige Ursachen sind: Hypersensitivitätsreaktionen, rheumatologische Erkrankungen (M. Wegener, Good-Pasture-Syndrom), toxische Schäden durch inhalative Gase (chemische Pneumonitis).

17.3 Endokarditis

Endokarditiden sind seltenere Erkrankungen, welche jedoch auf der Intensivstation gelegentlich gesehen werden. Die Symptome sind oftmals unspezifisch und reichen von Fieber (circa 80 %) hin zu Anorexie, Gewichtsverlust, Müdigkeit und Nachtschweiß. Aufgrund der unspezifischen Symptome wird an eine Endokarditis oftmals erst spät im Abklärungsprozess gedacht.

> Bei Patienten mit unklarem Fieber muss an eine Endokarditis gedacht werden.

Neben einem neu aufgetretenen Herzgeräusch können auch periphere immunlogische Phänomene (Osler-Knötchen, Janeway-Läsionen) sowie Zeichen peripherer Embolien (Splinterhämorrhagien, Splenomegalie) auf die Diagnose Endokarditis hindeuten.

Bei Patienten mit nativen Herzklappen ist die Mitralklappe die häufigste Endokarditislokalisation, gefolgt von der Aortenklappe und einer Kombination beider Klappen. Bei Patienten mit i.v.-Drogenabusus ist die Trikuspidalklappe am häufigsten betroffen. Liegen Kunstklappen vor, sind Mitral- und Aortenklappenendokarditiden gleich häufig. Die Art des Klappenersatzes (mechanisch versus biologisch) hat auf die Endokarditishäufigkeit keinen Einfluss.

Zur Diagnose einer Endokarditis können die **Duke-Kriterien** verwendet werden. Zur Diagnosestellung werden folgende Kriterien benötigt:

- zwei Major-Kriterien
- ein Major-Kriterium und drei Minor-Kriterien
- fünf Minor-Kriterien

Die Kriterien sind nachfolgend beschrieben. Zur Diagnosestellung sind folgende Punkte zu beachten und entsprechende Abklärungen durchzuführen:

Anamnese/klinische Untersuchung: Neben der Symptomerfragung ist eine rigorose klinische Untersuchung zur Evaluation peripherer embolischer *(Minor-Kriterium)* oder immunologischer Phänome *(Minor-Kriterium)* durchzuführen. Das Vorliegen von Fieber >38,0 °C *(Minor-Kriterium)* sowie die Erfragung von Risikofaktoren. Risikofaktoren für eine Endokarditis sind das Alter, vorbeschädigte oder künstliche Klappen, i.v.-Drogenabusus und Immunsuppression *(Minor-Kriterium)*.

Blutkulturen/Erreger: Blutkulturen sollten repetitiv abgenommen werden. Am Anfang wird die Abnahme von 2–3 Paaren vor Beginn der antimikrobiellen Therapie empfohlen. Im weiteren Verlauf können zusätzliche Blutkulturen abgenommen werden. Wenn immer möglich, sollten diese während eines Fieberschubs abgenommen werden.

> **Fieber weist auf eine Bakteriämie hin. Das heißt, die Chance den Erreger tatsächlich nachzuweisen, ist deutlich erhöht.**

Blutkulturen sollten zudem zu verschiedenen Zeitpunkten über den Tag verteilt abgenommen werden, so zum

Beispiel im 12-stündlichen Intervall. Dies erhöht ebenfalls die Wahrscheinlichkeit eines Erregernachweises. Das Vorliegen von positiven Blutkulturen mit typischen Bakterien für eine Endokarditis in zwei verschiedenen Blutkulturen weist auf eine Endokarditis hin (Major-Kriterium). Typische Bakterien sind:

- Viridans-Streptokokken
- Streptokokkus bovis
- Staphylokokkus aureus
- Enterokokken (wenn kein abdomineller Infektfokus vorliegt)
- Bakterien der HACEK-Gruppe

Die HACEK-Gruppe umfasst eine Gruppe von Mikroorganismen, welche für 5–10 % der Endokarditiden verantwortlich ist. Diese weisen häufig Betalaktam-Resistenzen auf und müssen deswegen besonders evaluiert werden.

Die zu erwartende mikrobielle Besiedelung bei Patienten mit Klappenprothesen hängt von der Dauer seit Implantation der Kunstklappe ab. Unterschieden wird zwischen später (>12 Monate nach Implantation) und früher (<2 Monate nach Implantation) Endokarditis. Patienten der ersten Gruppe sind wie solche mit nativen Herzklappen zu behandeln. Bei Letzteren sind Staphylokokken am häufigsten (St. aureus, Koagulase-negative Staphylokokken).

- Bei Patienten mit i.v.-Drogenabusus ist Staphylococcus aureus der häufigste Erreger. Bei diesem Pantienklientel können zudem auch gelegentlich Pseudomonaden für eine Endokarditis verantwortlich

sein. Dies hat erheblichen Einfluss auf die antibiotische Therapie.

— Streptococcus-bovis-Infektionen sind in 10–15 %
der Patienten mit einem Kolonkarzinom assoziiert.
Patienten, bei welchen dieser Erreger nachgewiesen
wird, sollten zeitnah eine Koloskopie erhalten.

Ein weiteres Diagnosekriterium für eine Endokarditis
stellt der repetitive Nachweis eines Endokarditis-
typischen Erreger innerhalb von 12 h oder in 3 oder mehr
Blutkulturen dar *(Major-Kriterium)*.

Echokardiographie: Die Echokardiographie ist eine
essenzielle Untersuchung zur Diagnose einer Endokarditis. Das Ziel ist es, valvuläre Vegetationen und
Klappenmalfunktionen sowie Komplikationen (siehe
unten) darzustellen. Es sollte eine transösophageale Untersuchung stattfinden, die transthorakale ist in der Regel zu
wenig sensitiv. Das Vorliegen einer Vegetation an einer
Klappe oder an den anliegenden Strukturen, ein intrakardialer Abszess, eine neue Klappendehiszenz einer
prothetischen Klappe oder das Auftreten einer neuen
Klappeninsuffizienz bei nativen Herzklappen sind klare
Hinweise für eine Endokarditis *(Major-Kriterium)*. Auch
bei initial negativer Echokardiographie sollte diese im Verlauf bei persistierender Symptomatik wiederholt werden.

> **⊖ Cave**
> **Beim Vorliegen einer Bakteriämie mit S. aureus,
> bei Spondylodiszitiden oder Osteomyelitiden
> ohne vorhergehenden operativen Eingriff sowie
> bei Patienten unter Hämodialyse sollte auf jeden
> Fall eine Endokarditis mittels Echokardiographie
> ausgeschlossen werden.**

Ein Abklärungsalgorithmus für Patienten mit vermuteter Endokarditis findet sich in ◘ Abb. 17.1.

Bei der **Therapie** der Endokarditis wird zwischen nativen und prothetischen Klappen unterschieden. Die empirische Therapie sieht wie folgt aus:

— Akute Endokarditis bei nativen Klappen
   bzw. >12 Monate nach Herzklappenersatz:
   Amoxicillin-Clavulansäure 6 × 2,2 g/d i.v.

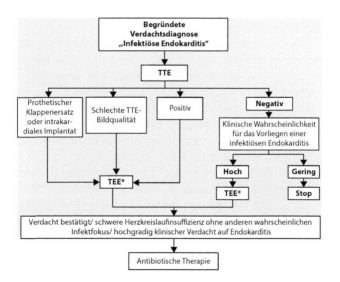

◘ **Abb. 17.1** Abklärungsalgorithmus Endokarditis. (Aus: Plicht et al. 2010) * keine antibiotische Therapie und Abwarten der Blutkulturresultate bei negativem Befund und gutem Allgemeinzustand. Bei initial negativem TEE und im Verlauf weiterbestehendem klinischen Verdacht auf infektiöse Endokarditis Wiederholung des TEEs nach 7–10 Tagen

— Akute Endokarditis <12 Monate nach Herzklappenersatz: Vancomycin 2 × 15 mg/kg/d i.v,/
  Tag + Rifampicin 2 × 450 mg/d i.v./p.o. + Ceftriaxon
  1 × 2 g/d i.v Die Therapiedauer beträgt normalerweise
  4–6 Wochen und ist vom identifizierten Erreger und
  dem klinischen Verlauf abhängig. Nach Erregernachweis sollte die antibiotische Therapie entsprechend
  angepasst werden.

Bei Patienten mit Endokarditis können verschiedene
gefährliche **Komplikationen** auftreten.

Arrhythmien: Meistens handelt es sich um Reiz-
leitungsstörungen, welche von Schenkelblöcken bis zum
kompletten AV-Block reichen können. Bei circa 10 % der
Patienten mit Endokarditis treten Arrhythmien auf. Diese
sind mit einer schlechten Prognose assoziiert.

Septische Embolien: Dies sind eine häufige
Komplikation bei Endokarditis. Betroffen können
prinzipiell alle Organe sein, häufig jedoch das ZNS,
Nieren, die Milz sowie der Darm. Septische Embolien
führen zu Ischämien in den entsprechenden Organen
und zu nachfolgenden Komplikationen. Das ZNS ist
in 20–40 % der Fälle betroffen, am häufigsten sind
ischämische zerebrovaskuläre Insulte. Daneben kann es
jedoch auch zu peripheren Mikroembolien kommen,
welche sich im MRT des Schädels als „Sternenhimmel"
mit punktförmigen Ischämien präsentieren.

Kardiale infektiöse Komplikationen: Auftreten
können Abszesse, schwere Klappeninsuffizienzen, Perikarditis und Myokarditis.

Beim Auftreten von Komplikationen sollte eine **Operationsindikation** überprüft werden. Indikationen sind:

- Schwere fortschreitende und therapierefraktäre Herzinsuffizienz bei neuer akuten Klappeninsuffizienz
- Perivalvulärer Abszess oder Fistelbildung
- Infektion mit Schwer therapierbaren Erregern (z. B. MRSA, Pilze)
- Persistierende Bakteriämie/Fungämie trotz adäquater antibiotischer Therapie
- Rezidivierende Embolien nach adäquater antibiotischer Therapie
- Klappenprothesenendokarditis mit nicht-Penicillin-sensiblen Erregern
- Septischer Schock >48 h
- Frische mobile Vegetationen >10 mm an der Mitralklappe
- Größenzunahme der Vegetation/Ausbreitung auf weitere native Klappen oder ein lokal destruierender Verlauf
- Akute zerebrale Emboli

17.4 Weichteilinfektionen

Weichteilinfekt stellt einen Überbegriff für eine ganze Reihe von infektiösen Erkrankungen dar. Die damit umfassten Krankheitsbilder reichen vom Erysipel über die nekrotisierende Fasziits hin zu chirurgischen Wundinfektionen.

17.4.1 **Erysipel**

Beim Vorliegen eines Erysipels dringen über kleine Hautdefekte Mikroorganismen in tiefere Hautstrukturen vor. Betroffen sind die tiefe Dermis und das subkutane Fettgewebe. Die Ausbreitung erfolgt zusätzlich via Lymphgefäße. Die Bakterien zerstören das native Gewebe und breiten sich aus. Die Maximalform stellt eine Phlegmone dar, wenn sich die Entzündung auf die Faszien und Muskeln ausbreitet.

Erreger sind Hautkeime wie Staphylococcus aureus und Streptococcus pyogenes, welche durch den Verlust der Hautbarriere in die Tiefe vordringen.

Risikofaktoren für eine Weichteilinfektion sind:
- Adipositas
- Nagelabnormalitäten
- Vorhergehende operative Eingriffe/Therapien, welche die lymphatischen Bahnen beschädigt oder zerstört haben
- Immunsuppression
- Chronische Erkrankungen wie Diabetes mellitus, vaskuläre Insuffizienz, chronische Nierenerkrankungen, Leberzirrhose
- Episode eines Erysipels in der Vorgeschichte

Diagnostisch sind neben der klinischen Untersuchung und dem Erheben der Risikofaktoren die Abnahme von Blutkulturen und falls möglich weiterer mikrobiologischen Proben indiziert.

Die antibiotische Therapie erfolgt beim immunkompetenten Patienten mit 3 × 2 g Cefazolin.

> ❗ **Cave**
> **Bei Immunsuppression oder bei Risikopatienten für das Vorhandensein von multiresistenten Bakterien ist die Therapie entsprechend anzupassen.**

Bei fehlendem Ansprechen auf die Therapie sind atypische oder resistente Bakterien, Komplikationen wie Abszessbildung und das Vorliegen von unterliegenden Erkrankungen, welche den Krankheitsverlauf negativ beeinflussen können zu evaluieren (z. B. Diabetes mellitus, Ödembildung).

17.4.2 Nekrotisierende Fasziitis

Diese ist die wichtigste Differenzialdiagnose zum Erysipel. Der große Unterschied liegt im Vorliegen von Gewebenekrosen. Diese breiten sich sehr rasch aus und führen oftmals zum Tode. Eine nekrotisierende Fasziitis stellt deswegen einen echten Notfall dar. Ohne adäquate antibiotische und chirurgische Therapie versterben die Patienten innerhalb von wenigen Stunden an einem schwersten Schock.

> ❗ **Cave**
> **Klinisch findet sich typischerweise ein massiver Schmerz, welcher dysproportional zur vorliegenden Hautrötung scheint.**

Die Risikofaktoren entsprechen denen beim Erysipel.

Mikrobiologisch kann die nekrotisierende Fasziitis folgendermaßen eingeteilt werden

Typ I: polymikrobiell (Anaerobier und Aerobier)
Typ II: Streptokokken der Serogruppe A oder St. aureus

Weiter können Clostridien (typischerweise Clostridium perfringens, Gasbrand) für eine nekrotisierende Fasziitis verantwortlich sein – diese sind jedoch weniger häufig.

Die **Therapie** besteht aus:
- Antibiotika: $3 \times 2{,}2$ g/d Amoxicillin/Clavulansäure i.v. + 3×600 mg/d Clindamycin pro Tag
- **Umgehendes chirurgischen Debridement**

Bei Verdacht auf nekrotisierende Fasziitis darf die chirurgische Therapie auf keinen Fall verzögert werden, auch wenn klinisch der Weichteilbefall wenig imponiert. Die einzige Therapie, welche das Fortschreiten der Erkrankung stoppt ist das rigorose chirurgische Debridement. Die antibiotische Therapie führt lediglich zur Verhinderung der Toxinausschüttung (Clindamycin) sowie zur Verlangsamung der mikrobiellen Replikation.

Im klinischen Verlauf entwickeln Patienten meistens einen schwersten septischen Schock. Ist dieser therapierefraktär. bzw. verschlechtert sich der Zustand des Patienten nach initialer Besserung erneut, ist umgehend erneut ein erneutes chirurgisches Debridement durchzuführen.

Die Mortalität einer nekrotisierenden Fasziitis liegt bei 50–80 % trotz adäquater Therapie.

17.4.3   Toxisches Schock-Syndrom

Das Toxische Schock Syndrom wird durch Toxine von Staphylokokken oder Streptokokken ausgelöst. Diese Toxine wirken als Superantigen und aktivieren Entzündungszellen. Typischerweise kommt es aus dem Gesunden heraus zu einem schweren septischen Zustandsbild.

Typischerweise sind Frauen während der Menstruation (Tampons) oder Patienten mit Wundinfektionen betroffen.

Symptome sind typischerweise:
- Schwere Allgemeinsymptome wie Fieber, Myalgien und Kopfschmerzen
- Herz-Kreislauf-Symptome wie Hypotonie, Synkopen, Schwindel
- Exanthem: Dieses tritt nach 24–48 h auf und ist diffus kleinfleckig. Es tritt bevorzugt an Händen und Füssen sowie im Schulterbereich auf. Im weiteren Verlauf kommt es auch zu schuppenden Veränderungen.

Die Symptomentwicklung geschieht meistens sehr rasch und kann zum Bild eines septischen Schockes mit Leber- und Nierenversagen führen.

Diagnostisch ist die Trias Hypotonie, Fieber (>39,0 °C) und Exanthem hinweisend.

Die **Therapie** ist einerseits supportiv durch Behandlung des Schockgeschehen. Zusätzlich erfolgt eine antibiotische Therapie mit einem Beta-Laktam/Vancomycin (je nach dem ob MRSA zu erwarten sind) sowie 3 × 600 mg/Clindamycin.

❗ **Cave**
**Die Behandlung/Entfernung der auslösenden
Ursache darf nicht vergessen werden.**

17.5 Infektionen des ZNS

Infektiöse Erkrankungen des ZNS sind seltener, aber
nicht minder ernste Erkrankungen, da sie zu einer relativ
hohen Behinderungsrate führen. Sie müssen deshalb
bei unklarem Fieber oder unklarer neurologischen Veränderung bzw. unklaren Krampfanfällen immer aktiv
gesucht werden. Meningitis und Enzephalitis als Krankheitsbilder sind klinisch schwierig zu unterscheiden und
treten oftmals gemeinsam auf.

17.5.1 Meningitis

Meningitiden entstehen, wenn Mikroorganismen
Zugang zu den Hirnhäuten erhalten. Mikroorganis-
men können einerseits per continuitatem aus dem
Nasen-Rachen-Ohr-Raum oder vaskulär zu den
Meningen vordringen. Als Folge einer mikrobiellen
Invasion der Meningen entsteht eine Veränderung der
Blut-Hirn-Schranke, welche die Invasion von Immun-
zellen erlaubt. Dies führt zur Cytokinausschüttung,
welche ihrerseits die Permeabilität der Blut-Hirn-
Schranke erhöht. Es entsteht ein Circulus vitiosus.

Die klassische **Symptom-Trias** besteht aus Fieber,
Nackensteifigkeit und einem veränderten Mentalstatus. Problematischerweise treten diese Symptome

jedoch in weniger als 50 % der Fälle gemeinsam auf. Eine Meningitis ist deswegen, wenn immer möglich, bei unklarem Fieber und verändertem Mentalstatus zu suchen. Ebenfalls sind epileptische Anfälle ohne klaren Auslöser eine Indikation, eine Meningitis auszuschließen.

Risikofaktoren für eine Meningitis sind Infektionen im Hals-Nasen-Ohren-Bereich, Immunsuppression, Operation oder Installation von Devices (externe Ventrikeldrainagen, intradurale Schmerzpumpen) im Kopf- oder Wirbelsäulenbereich sowie der Aufenthalt in Endemiegebieten für typische Meningitiserreger (z. B. FSME).

Die **Diagnostik** besteht neben der klinischen Untersuchung, der Abnahme von Entzündungslabor und Blutkulturen in erster Linie durch eine **Lumbalpunktion.**

Diese wird nach Ausschluss von **Kontraindikationen** durchgeführt. Letztere sind erhöhter intrakranieller Druck, Antikoagulation/Thrombozytenaggregationshemmung, Infektionen im Lumbalpunktionsbereich sowie intrakranielle Tumoren.

❗ Cave

Eine Monotherapie mit Acetylsalicylsäure in prophylaktischer Dosierung (100 mg/d) ist keine Kontraindikation für eine Lumbalpunktion. Jede weitere einzelne oder zusätzliche Antikoagulation (Clopidogrel, Heparin in prophylaktischer/ therapeutischer Dosierung, Warfarin, DOAK) stellt eine Kontraindikation dar. Thrombozyten sollten, wenn immer möglich über 50/nl sein. Zur Unterbrechung von Antikoagulation/Thrombozyten- aggregationshemmung vor und nach Punktion ist

z. B. die DGAI-Leitlinie „Rückenmarksnahe Regional-
anästhesien und Thrombembolieprophylaxe/
antithrombotische Medikation" (▶ https://
www.awmf.org/uploads/tx_szleitlinien/001-
005l_S1_Rückenmarksnahe_Regionalanästhesie_
Thromboembolieprophylaxe_2015-01-abgelaufen.
pdf) hilfreich.

Besteht eine Unsicherheit bezüglich des Vorliegens eines erhöhten intrakraniellen Drucks sollte vorgängig eine Bildgebung zu dessen Ausschluss erfolgen.

❶ Cave
Wann immer möglich, sollte eine Lumbalpunktion
innerhalb einer Stunde nach dem ersten Kontakt mit
dem Gesundheitswesen erfolgen, gefolgt von einer
antibiotischen Therapie. Ist dies nicht möglich muss
eine umgehende empirische antibiotische Therapie
begonnen werden.

Die **Durchführung einer Lumbalpunktion** und deren Kontraindikationen ist in einem Video des New England Journal of Medicine ausführlich erklärt und im Internet frei zugänglich: ▶ https://www.nejm.org/doi/full/10.1056/NEJMvcm054952.

Zur Diagnose einer Meningitis sollten folgende **Analysen aus dem Liquor** veranlasst werden:
- **Liquorzellzahl:** Die Gesamtzellzahl sowie der Typ und die Zahl der Leukozyten sollte bestimmt werden.
- **Liquorchemie:** Glucose, Protein, Laktat
- **Mikrobiologie:** Grampräparat und allgemeine Bakteriologie

- Bei Verdacht auf einen spezifischen Erreger z. B.
  Herpes simplex: **PCR oder Serologie** aus dem Liquor
- Abnahme eines **Reserveröhrchens**

Die Analyse der mikrobiologischen Resultate dauert in der Regel im Minimum 48 h. Die Liquorzellzahl und -chemie bzw. das Grampräparat geben jedoch bereits klare Hinweise zum Vorliegen einer Meningitis sowie deren mögliche Art (bakteriell, viral). Die Therapieentscheidung basiert auf der Liquoranalyse.

Liquornormwerte sind:
- Zellzahl 0–4 Zellen/µl
- Protein: <0,4 g/l
- Glucose: <2,8 mmol/oder 60 % der Serum-Glucose
- Laktat: <2.1 mmol/l

Bei einer **blutigen Lumbalpunktion** muss die Anzahl der Erythrozyten bei Berechnung der korrigierten Leukozytenzahl berücksichtigt werden:

$$\text{Leukozytenzahl}_{\text{korrigiert}} = \text{Erythrozyten}_{\text{Liquor}} \times (\text{Leukozyten}_{\text{Serum}}/\text{Erythrozyten}_{\text{Liquor}})$$

Bei bakteriellen Infekten ist meistens ein massiver Anstieg der Zellzahl, eine Zunahme des Proteins sowie eine Abnahme der Glucose im Liquor augenscheinlich. Typische Liquorbefunde sind in ◘ Tab. 17.2 dargestellt.

◻ Tab. 17.2 Typische Liquorbefunde

	Bakteriell	Viral	tuberkulös
Zellzahl/ul	>1000	<1000	>1000
Zytologie	Granulozyten	Lymphozyten	Gemischt
Liquor Glucose	<2,8 mmol/l	>2,8 mmol/l	<2,8 mmol/l
Liquor Eiweiß	>0,4 g/l	<0,4 g/l	>0,4 g/l
Liquor Laktat	>2,1 mmol/l	<2,1 mmol/l	>2,1 mmol/l

Adaptiert aus den Leitlinien der DGN, Kapitel entzünd-liche und erregerbedingte Krankheiten, ambulant erworbene bakterielle (eitrige) Meningoenzephalitis im Erwachsenenalter, 8. August 2018, Prof. Dr. H.-W. Pfister, München, ► https://www.dgn.org/leitlinien/3230-030-089-ambulant-erworbene-bakterielle-eitrige-meningoenzephalitis-im-erwachsenenalter-2015.

Typische Erreger einer Meningitis sind:
— Streptococcus pneumoniae
— Neisseria meningitidis
— Listeria monozytogenes
— Staphylokokkus aureus
— Hämophilus influenzae
— Streptococcus agalactiae/pyogenes
— Enteroviren (Coxsackie-, Echoviren)
— Herpesviren (HSV1, HSV2, VZV, CMV)

Bei Verdacht auf eine akute Meningitis sollte immer eine bald möglichste antibiotische **Therapie** erfolgen. Es wird zwischen ambulant, nosokomial und Device-assoziiert unterschieden.

Ambulant: Ceftriaxon Initialdosis 2×2 g i.v., danach 1×2 g/d i.v. PLUS

- Rifampicin 2×600 mg/d i.v. oder Vancomycin 2×15 mg/kg/d i.v. bei Patienten, welche sich in Hochrisikogebieten für Betalaktam-resistente Streptokokken aufhalten oder sich dort aufhielten
- Bei Patienten >50 Jahre oder Verdacht auf Listerien: Amoxicillin 6×2 g/d i.v.

Nosokomial: Cefepim 3×2 g/d i.v. plus Vancomycin 2×15 mg/kg/d.

Device-assoziiert: Vancomycin 2×15 mg/kg/d i.v. plus Cefepim 3×2 g/d i.v.

Zusätzlich wird aufgrund der schlechten klinischen Trennbarkeit von Meningitis und Enzephalitis die initiale empirisch Behandlung eine um eine **antivirale Therapie** Acyclovir 3×10 mg/kg/d i.v.erweitert.

- Ist die PCR aus dem Liquor für Herpes simplex negativ, kann diese wieder sistiert werden. Bei besonders gefährdeten Patienten braucht ein definitiver Ausschluss zwei gesonderte Liquorproben, welche negativ sind.

Bei Patienten mit hochgradigem Verdacht auf Pneumokokkeninfektion ist zusätzlich eine **Steroidstoßtherapie** mit Dexamethason 4×10 mg/d i.v. für maximal 4 Tage indiziert.

▬ Eine Steroidtherapie bei Pneumokokkeninfektion beugt einem permanenten Hörschaden vor.

17.5.2 **Enzephalitis**

Während bei der Meningitis eine Entzündung der Hirnhäute im Vordergrund steht, handelt es sich bei einer Enzephalitis um eine Infektion des Hirnparenchyms. In der Realität treten beide Krankheitsbilder sehr häufig gemeinsam auf.

Im Vergleich zu den Meningitiden sind Enzephalitiden häufiger viralen Ursprungs. Die Eintrittspforte ist oftmals vaskulär, kann aber auch wie im Fall des Herpes-simplex-Typ-I-Virus neuronal via retrogradem axonalem Transport entstehen.

Es bestehen eine akute und chronische Form. Letztere entwickelt sich über Monate wohingegen sich erstere über Tage entwickelt.

❯ Im Vergleich zu einer akuten Meningitis entsteht jedoch auch die akute Form der Enzephalitis langsam.

Die Symptome sind weitgehend unspezifisch. Sie reichen von Kopfschmerzen, Müdigkeit und Malaise zu fokalen neurologischen Defiziten, Krampfanfällen und Koma. Encephalitiden haben eine besonders hohe Mortalität und Morbidität.

Die Ursache von Encephalitiden bleibt oftmals unklar, in bis zu 60 % der Fälle wird kein auslösender Faktor identifiziert.

Häufige Erreger sind:

- Viral: Herpes simplex Typ I, EBV, CMV, Entero-, Varicella-, Influenza- und HI-Viren
- Bakteriell: Listeria monozytogenes, Bartonella henselae, Rickettsien
- Parasitär: Toxoplasmen
- Pilze: Histoplasma histolyticum, Crytococcus neoformans

Diagnostisch sollten folgende Schritte erfolgen:
- Anamnese und klinische Untersuchung
- Abnahme von Blutkulturen
- Bildgebung des Schädels, vorzugsweise MRT
- Liquorpunktion, insbesondere mit PCR für virale Erreger (z. B. Herpes simplex)

Die empirische Therapie erfolgte aufgrund der schlechten klinischen Trennbarkeit von Meningitis und Enzephalitis und der hohen Mortalität einer unbehandelten Erkrankung gleich (siehe ▶ Abschn. 17.5.1).

Nach Erhalt der mikrobiologischen Resultate kann die Therapie entsprechend reduziert oder sistiert werden.

17.6 Multiresistente Erreger

Multiresistenz bedeutet bakterielle Resistenzbildung gegenüber einem Minimum von drei Antibiotikaklassen (z. B. Beta-Laktame, Aminoglykoside und Chinolone). Multi-resistente Erreger sind weltweit ein zunehmendes Problem. Patienten, welche Träger von multiresistenten Bakterien sind, haben eine deutlich erhöhte Wahrscheinlichkeit an in-hospital-acquired-Infektionen zu erkranken. Zudem haben sie längere Krankenhausaufenthaltsdauern und benötigen häufiger Hospitalisationen auf der Intensivstation.

Folgende Mechanismen liegen der Antibiotika-Resistenzentwicklung zugrunde:

- **Inaktivierung: Beta-Laktamasen, Cephalosporinasen oder Carbapenemasen**
- **Veränderung der bakteriellen Ribosomen:** Makrolide, Tetrazykline
- **Veränderung der bakteriellen DNA:** Mutation der Topoisomerase resultiert in Chinolonresistenz
- **Ausscheidung des Antibiotikums** nach extrazellulär durch bakterielle Effluxpumpen bei Betalaktamen, Makroliden, Chinolonen

Diese Faktoren sind nachweislich einem erhöhten **Risiko einer Kolonisation** oder Infektion mit multi-resistenten Keimen ausgesetzt:

- Patienten mit Langzeitantibiotikatherapie
- Patienten mit längerer Intensivstationsaufenthaltsdauer
- Alters- und Pflegeheimbewohner
- Patienten mit reduziertem Allgemeinzustand und schwerer Grunderkrankung

Folgende Erreger gelten bislang als **besonders problematisch:**

MRSA: Methicillin-resistenter Staphylokokken sind resistent gegen allen Penicillinen und den meisten Cephalosporinen. Sie sind wohl die am besten und am längsten bekannte Gruppe unter den multiresistenten Bakterien. Sie lösen am häufigsten Pneumonien, Abszessbildungen, Erysipele und Blutbahninfekte (z. B. bei liegenden Kathetern) aus.

> ❗ **Cave**
> **MRSA sind KEINE reinen Krankenhauskeime mehr und kommen in der Gesellschaft zunehmend häufiger vor.**

VRE: Vancomycin-resistente Enterokokken sind ein zunehmendes Problem. Sie kolonisieren normalerweise den Magen-Darm sowie Urogenitaltrakt und können Infektionen derselben, aber auch Endokarditiden auslösen.

ESBL: Bakterien mit erweitertem Betalaktamase-Spektrum. Diese umfassen eine Gruppe von zunehmend multiresistenten Gram negativen Erregern wie Escheria coli, Klebsiellen und Enterobacter. Sie kommen vor allem im Urin sowie im Respirationstrakt vor und können schwere Infektionen auslösen.

Multi-resistente Pseudomonaden: Pseudomonaden ein großes Potenzial, Multiresistenzen zu entwickeln. Diese Bakterien können mit sehr wenig „Nahrung" zurechtkommen und finden sich entsprechend hartnäckig in Kolonien auf Urinkathetern oder auf einem Tubus. Sie können ein sehr breites Spektrum an Erkrankungen beim kritisch kranken Patienten auslösen, insbesondere beim immun-inkompetenten Patienten.

Multi-resistente Acinetobacter-Spezies: Diese sind besonders problematisch, weil sie eine ausgeprägte Resistenz nicht nur gegen Antibiotika, sondern auch Desinfektionsmittel besitzen. Deswegen breiten sie sich sehr schnell aus. Zusätzlich verfügen sie meist über mehrere Antibiotikaresistenzmechanismen und sind deswegen nur noch auf Reserveantibiotika sensibel.

Multi-resistenter Stenotrophomonas: Dieser Erreger tritt gehäuft unter Langzeitantibiotikatherapie auf. Die Resistenzen sind meistens sehr schwerwiegend, weswegen oftmals nur noch Reserveantibiotika therapeutisch sind.

Die Therapie von multi-resistenten Keimen ist komplex und muss in Rücksprache mit Spezialisten der Infektiologie erfolgen. Das Vorliegen von einzelnen Keimen sowie Resistenzen ist lokal sehr unterschiedlich. Bei fehlendem Therapieansprechen nach 2–3 Tagen Antibiotikatherapie sollte an resistente Bakterien gedacht werden. Die meisten Laboratorien führen bei einem positiven Kulturbefund eine Resistenzprüfung durch, diese gilt es bei der Antibiotikawahl mitzubeachten.

Der wohl wichtigste Punkt in Bezug auf multi-resistente Bakterien ist die **Prophylaxe derer Ausbreitung:**

- **Limitierung der Antibiotikagabe auf ein Minimum:** Differenzierung zwischen Kolonisation und Infektion
- **Limitierung der Zeitdauer** der Antibiotikagabe
- Rigorose **Händedesinfektion** des Personals, kein Schmuck bis zu den Ellenbeugen, keine langen Ärmel der Berufskleidung
- **Isolationsmaßnahmen:** Dies bezüglich bestehen Vorgaben der örtlichen Spitalhygiene, welche von Erreger zu Erreger variieren. Diese sind strikt zu beachten und einzuhalten.

17.7   Der immunsupprimierte Patient

Immunsupprimierte Patienten sind auf der Intensivstation einem erhöhten Risiko ausgesetzt. Wichtig ist es, diese Patienten zu erkennen und umgehend und konsequent zu behandeln. Die Gabe von Antibiotika ist bei diesen Patienten noch zeitkritischer als sonst. Dabei kommt aufgrund des Immunstatus ein anderes Keimspektrum in Betracht als beim Immunkompetenten. Diagnostik wird bei diesen Patienten deswegen oftmals früher und invasiver betrieben, so ist zum Beispiel bei einem immunsupprimierten Patienten mit einer Pneumonie eine broncho-alveoläre Lavage ergänzend als initiales Diagnostikum durchzuführen.

Wichtige Faktoren, welche bei der **Erkennung eines immunsupprimierten Patienten** ohne größere anamnestische Angaben helfen, sind:

- Immunsuppressive Medikation inklusive Status nach rezenter Chemotherapie
- Status nach Organtransplantation
- HIV-Erkrankung
- Leukopenie
- Metabolische Faktoren: Diabetes mellitus, chronische Urämie
- Status nach Splenektomie

> **❶ Cave**
> **Im Zweifelsfall ist IMMER von einer Immuninkompetenz auszugehen.**

Typische Patientengruppen auf der Intensivstation sind Patienten nach Organtransplantationen oder mit rheumatischen Erkrankungen. Patienten mit Tumorerkrankungen unter Chemotherapie durchleben oftmals eine neutropene Phase.

> **❯ Neutropenie** definiert sich als Neutrophilenzahl <0,5 G/l.

Der Abklärungsgang von Patienten unter Immunsuppression unterscheidet sich nicht im Wesentlichen von
demjenigen von Immunkompetenten. Ein Differenzialblut-
bild sollte immer angefordert werden. Die Abklärungen
sind oftmals früher invasiver und ausführlicher (TBC-
Suche, Pilzsuche). Deutlich unterscheidet sich das gesuchte
Keimspektrum von Infektionen bei immunkompetenten
Patienten, es werden mehr atypische und resistente Keime
vermutet. Zusätzlich treten häufiger Pilzinfektionen auf.

> **❯** Problematischerweise weisen immunsupprimierte
> Patienten, insbesondere Patienten in Neutropenie
> weniger Infiltrate in konventionellen-Röntgenbildern
> auf. Ein fehlendes Infiltrat kann nicht zum Ausschluss
> einer Pneumonie herangezogen werden.

Die **Therapie** richtet sich nach dem vermuteten Infektfokus und sollte immer nosokomiale Keime mitabdecken.
Typische Therapieregime sind:

Pneumonie: Cefepim 3×2 g/d, gefolgt von 3×1 g/d i.v.

Bauch- oder Harnwegsinfektion: Cefepime 3×2 g/d,
gefolgt von 3×1 g/d i.v. + Metronidazol 3×500 mg/d i.v.
oder alternativ Piperacillin/Tazobactam 3×4.5 g/d i.v.

> **❗** Pseudomonas-Infektionen sind immer
> mitabzudecken
> **❗** Virale und atypische Erreger (TBC, Pilze) sind
> unbedingt zu bedenken und gegebenenfalls mitzu-
> therapieren.

Katheterinfektionen: Cefepime 3×2 g/d, gefolgt von
3×1 g i.v. plus Vancomycin 2×15 mg/kg/d i.v.

Fieber in Neutropenie ohne klaren Infektfokus:
Cefepime 3×2 g/d, gefolgt von 3×1 g/d i.v.

Bei initialem Therapieversagen ist die bereits durchgeführte Diagnostik zu evaluieren, zu ergänzen und im Zweifelsfall zu wiederholen. Bei einem Therapieversagen muss zwingend an mikrobielle Resistenzen und Pilzinfektionen gedacht werden.

Im Folgenden werde einige **spezielle Krankheitsbilder** besprochen, welche typischerweise beim immun-inkompetenten Patienten vorkommen:

Pneumocystis-jirovecii(carinii)-Pneumonie (PCP): Diese ist häufig mit Neutropenie, Langzeitsteroidtherapie sowie HIV-assoziiert. Die Diagnose wird mittels Sputum, bronchoalveolärer Lavage oder Biopsie gestellt. Andere Indizien können eine erhöhte Serum-Laktatdehydrogenase sowie ein positiver Serum beta-D-Glukan-Nachweis sein. Klinisch leiden diese Patienten typischerweise an einer schweren Oxygenationsstörung. Die Therapie erfolgt mit 3×960 mg/Tag Cotrimoxazol. Zusätzlich wird bei einer schweren Oxygenationsstörung (aO_2 <70 mmHg) zusätzlich eine Steroidtherapie mit Prednisolon 80 mg/d für 5 Tage gefolgt von 40 mg/d bis Tag 10 und 20 mg/d bis Tag 21 durchgeführt.

Ösophagitis: Eine infektiöse Ösophagitis tritt fast ausschließlich beim immunsupprimierten Patienten auf. Eine Candida-assoziierte Ösphagitis ist die häufigste Ursache einer Ösophagitis. Diese äußert sich durch weissliche Ablagerungen. Alternativ können Viren wie HSV und CMV eine Ösophagitis auslösen. Klinisch leiden die Patienten unter Schluckstörungen und Schmerzen bei der Nahrungsaufnahme. Die Diagnose wird mittels Gastroskopie (Ulcerationen, Auflagerungen) und mikrobiologischem Sampling gestellt. Die Therapie erfolgt mittels Fluconazol, Acyclovir oder Gancyclovir.

❗ Cave

Resistenzen der Candida-Spezies gegenüber Azol-Antimykotika nehmen zu und können fortlaufender Therapie entstehen!

Typhlitis: Diese entspricht einer neutropenen Kolitis. Sie äußert sich typischerweise mit Bauchschmerzen, Durchfall, Fieber und Nausea. Die Mortalität ist mit 50 % besonders hoch. Pathophysiologisch entsteht durch die Immunsuppression eine Verminderung der GI-Abwehr, daraus resultiert eine Durchwanderung der Darmwand mit Darm-ansässigen Bakterien. Dies tritt klassischerweise im Zökum auf und kann mittels CT gesehen werden.

⟩ Eine Testung auf Clostridium difficile sollte unbedingt erfolgen.

Die Therapie erfolgt mit Cefepime 3×1 g/d i.v. plus Metronidazol 3×500 mg/d i.v.. Bei hochgradigem Verdacht auf eine Clostridium-difficile-Infektion wird zusätzlich Vancomycin 4×125 mg/d p.o. (!) verabreicht.

❗ Cave

Bei Verdacht auf eine Clostridium-difficile-Infektion muss die Vancomycin-Gabe zwingend per os erfolgen. Parenterales Vancomycin ist in dieser Situation unwirksam.

Literatur

Plicht B, Jánosi R-A, Buck T, Erbel R (2010) Infektiöse Endokarditis als kardiovaskulärer Notfall. Der Internist 51:987–994

Trauma

© Springer-Verlag GmbH Deutschland, ein Teil von Springer Nature
2020
M. Glas und C. A. Pfortmüller, *Mein erster Dienst – Intensivmedizin*,
https://doi.org/10.1007/978-3-662-61641-3_18

Traumata stellen die häufigste Todesursache bei jungen Patienten dar. Dabei ist zwischen drei zeitlichen Gipfel der Trauma-bedingten Sterblichkeit zu unterscheiden:

1. Tod am Unfallort aufgrund letaler Verletzungen durch den Unfallort
2. Versterben innerhalb der ersten Stunden nach Trauma: durch Verletzungen der Atemwege, Thoraxverletzungen, hämorrhagischer nicht-kontrollierbarer Schock
3. Versterben nach 2–3 Wochen: insbesondere infektbedingte Komplikationen (Sepsis) und Multiorganversagen

Die Betreuung von Traumapatienten (insbesondere Polytraumapatienten) gehört zu den klassischen Aufgaben der Intensivmedizin. Der Intensivmediziner ist dabei zu unterschiedlichen Zeitpunkten der Versorgung mit ihren jeweiligen Besonderheiten eingebunden: ggf. als diensthabender Notarzt bei der präklinischen Versorgung, als Mitglied des Schockraumteams zur Miteinschätzung des Verletzungsausmasses und bei Stabilisierung des Patienten, Weiterbetreuung auf der Intensivstation.

18.1 Einschätzung des Verletzungsausmaßes

Folgende Informationen ermöglichen eine Abschätzung des Verletzungsmusters und sind maßgebend für den Ablauf der Versorgung der Verletzungen:

- Unfallmechanismus und -ausmaß (z. B. Höhe des Sturzes, Geschwindigkeitseinschätzung von verunfallten Fahrzeugen, Fahrzeugschäden weitere involvierte Personen mit Verletzungsmuster etc.)

- Ablauf der präklinischen Erstversorgung (z. B. technische Rettung, erhobene Vitalparameter vor Ort, getroffene präklinische Maßnahmen)
  - Die am Unfallort erhobenen Informationen entscheiden, ob die klinische Erstversorgung im Schockraum mit einem großen interdisziplinären Team stattfindet
- Die Schockraumversorgung stellt das Bindeglied zwischen präklinischer und klinischer Erst- und Weiterversorgung dar, siehe ◖ Tab. 18.1 und ◖ Abb. 18.1.
  - Überprüfung und Fortsetzung der präklinisch eingeleiteten Maßnahmen
  - **Primary Survey:** Erhebung des Verletzungsausmasses nach einem standardisierten Untersuchungsablauf (z. B. ABCDE-Schema nach ATLS) incl. E-FAST-Ultraschalluntersuchung. Der Ablauf des Primary Surveys ist in ◖ Abb. 18.2 dargestellt.
  - Sicherstellung bzw. Wiederherstellung der Vitalfunktionen
  - **Secondary Survey:** Komplettierung der körperlichen Untersuchung (inkl. Patientenrückseite), radiologische Diagnostik
  - Erstellen der Erstdiagnose und interdisziplinäre Planung des weiteren Ablaufs: Verlegung in den OP, auf Intensivstation, in eine spezialisierte Klinik (z. B. Verbrennungspatienten)

Es stehen eine Vielzahl unterschiedlicher Scoring-Systeme zur Verfügung, um das Verletzungsausmaß zu objektivieren.

◨ **Tab. 18.1**   Indikationen für die Schockraumversorgung von Traumapatienten

Vitalparameter und Verletzungsmuster	Systolischer Blutdruck unter 90 mmHg
	GCS unter 9
	Offene Schädelverletzungen
	Vorliegen von penetrierenden Verletzungen der Rumpf-Hals-Region
	Atemstörungen, Intubationspflicht
	Frakturen von mehr als 2 proximalen Knochen
	Instabiler Thorax
	Beckenfrakturen
	Amputationsverletzung proximal der Hände/Füße
	Querschnittsverletzung
	Verbrennungsverletzungen
Unfallmechanismus	Sturz aus über 3 m Höhe
	Verkehrsunfall (VU) mit:
	– Frontalaufprall mit Intrusion
	– Geschwindigkeit >80 km/h oder
	– Relative Geschwindigkeitsveränderung von >30 km/h
	– Fußgänger/Zweirad-Kollision
	– Tod eines Insassen
	– Ejektion eines Insassen
	– Airbag-Aktivierung

Der in Europa am weitesten verbreitet Score ist der Injury Severity Score (ISS), der auf der anatomischen Einteilung klinischer Verletzungsgrade basiert. Sechs Körperregionen wird ein Verletzungsgrad zwischen 0 (keine Verletzung) und 6 (maximales Verletzungsausmass) zugeordnet (entsprechend der Abbreviated Injury Scale, AIS). Der ISS wird als Summe der Quadrate der drei höchsten

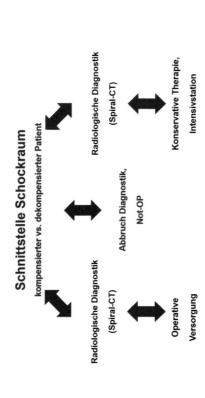

Abb. 18.1 Planung von Diagnostik und Versorgung im Rahmen des Schockraummanagements

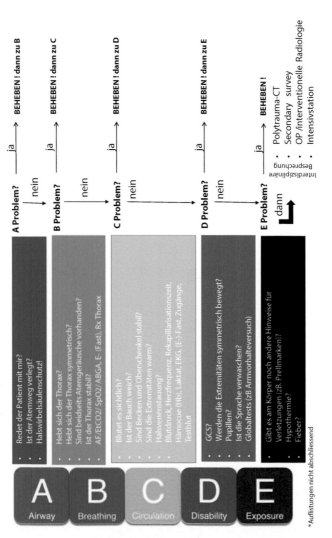

A Airway
- Redet der Patient mit mir?
- Ist der Atemweg verlegt?
- Halswirbelsäulenschutz!

A Problem? → nein → **B Problem?**
ja → BEHEBEN ! dann zu B

B Breathing
- Hebt sich der Thorax?
- Hebt sich der Thorax symmetrisch?
- Sind beidseits Atemgeräusche vorhanden?
- Ist der Thorax stabil?
- AF/EtCO2/ SpO2/ ABGA, E- (Fast), Rx Thorax

B Problem? → nein → **C Problem?**
ja → BEHEBEN ! dann zu C

C Circulation
- Blutet es sichtlich?
- Ist der Bauch weich?
- Sind Becken und Oberschenkel stabil?
- Sind die Extremitäten warm?
- Halsvenenstauung?
- Blutdruck, Herzfrequenz, Rekapillarisationszeit, Hämocue (Hb), Laktat, EKG, (E-)Fast, Zugänge, Testblut

C Problem? → nein → **D Problem?**
ja → BEHEBEN ! dann zu D

D Disability
- GCS?
- Werden die Extremitäten symmetrisch bewegt?
- Pupillen?
- Ist die Sprache verwaschen?
- Globaltests (zB Armvorhalteversuch)

D Problem? → nein → **E Problem?**
ja → BEHEBEN ! dann zu E

E Exposure
- Gibt es am Körper noch andere Hinweise für Verletzungen (zB. Prellmarken)?
- Hypothermie?
- Fieber?

E Problem? → dann
ja → BEHEBEN !
- Interdisziplinäre Besprechung
- Polytrauma-CT
- Secondary survey
- OP /Interventionelle Radiologie
- Intensivstation

*Auflistungen nicht abschliessend

◘ Abb. 18.2   Vereinfachtes ATLS-Schema

Körperregionswerte gebildet, woraus sich ein ISS-Score zwischen 0 und 75 ergibt. Findet sich jedoch in einer der ISS-Körperregionen ein Verletzungsausmaß von 6 Punkten, so wird der ISS-Code definitionsgemäß automatisch auf 75 gesetzt, ebenso wenn der Patient verstirbt. Beträgt der ISS-Score 16 oder mehr Punkte, so handelt es sich um Polytrauma. Problematischerweise ist die Verletzungseinteilung nach AIS/ISS sehr aufwändig und im praktischen Alltag kaum zeitnahe durchzuführen.

- Als Polytrauma bezeichnet man eine Kombination von Verletzungen, wobei eine dieser Verletzungen oder die Kombination eine akute Lebensbedrohung darstellen (ISS ≥16).
- Als **Barytrauma** bezeichnet man die schwere Verletzung einer einzelnen Körperregion, die eine akute Lebensbedrohung darstellt.

18.2 Schädel-Hirn-Trauma (SHT)

Die aus einem Trauma resultierenden Organschäden setzen sich aus dem Primärschaden durch den eigentlichen Traumamechanismus sowie den sekundären Schäden (z. B. Organischämien im Rahmen von Minderdurchblutung) zusammen. Letzte können durch das Ausmaß des Verletzungsmusters auf den Organismus oder auch iatrogen entstehen und werden durch die individuelle physiologische Reserve des Patienten maßgeblich beeinträchtigt. Während das Primärtrauma nicht beeinflussbar ist, gilt als Prämisse der Traumaversorgung, Sekundärschäden zu vermeiden. Aufgrund der geringen Ischämietoleranz und der Lage in einer rigiden Box (knöcherner Schädel) ist das Gehirn besonders empfindlich gegenüber sekundären Schäden. Sekundäre Hirnschäden sind für ca. die Hälfte der Todesfälle bei Schädel-Hirn-Trauma verantwortlich und resultieren aus Hypoxämie, Hypoperfusion und intrakraniellen Druckerhöhungen durch Ödem, Hydrocephalus oder Massenläsionen.

18.2.1 Schwere des Schädel-Hirn-Traumas

Zur Einschätzung der Verletzungsschwere des Schädel-Hirn-Traumas wird am häufigsten auf die Glasgow Coma Scale (GCS) zurückgegriffen:

- Schweres Schädel-Hirn-Trauma: GCS 3–8
- Mittelschweres Schädel-Hirn-Trauma: GCS 9–12
- Leichtes Schädel-Hirn-Trauma: GCS 13–15

18.2.2 Radiologische Diagnostik

Aufgrund der breiten Verfügbarkeit und der raschen Durchführbarkeit ist die kranielle Computertomographie der Goldstandard der initialen radiologischen Diagnostik. So können folgende Verletzungen in der nativen CT abgegrenzt werden

- Extrakranielle Hämatome
- Kalottenfrakturen
- Epidurale Hämatome (am häufigsten durch Verletzung der A. meningea media)
- Subdurale Hämatome (meist durch Abriss von Brückenvenen)
- Traumatische Subarachnoidalblutungen

- Kontusionsblutungen (durch Verletzung von Gefäßen des Hirnparenchyms durch Conte-Coup) und
- Traumatische intrazerebrale Blutungen

Diffuse axonale Schäden („Shearing Injuries") hingegen können im initialen CT regelhaft nicht erfasst werden. Für ihre Darstellung ist Kernspintomographie mit seiner höheren Auflösung überlegen.

Ob und wann ein Patient eine Verlaufskontroll-bildgebung des Kraniums benötigt, richtet sich nach dem initialen Verletzungsausmass und dem klinisch-neurologischen Verlauf. Anhaltend bewusstloser Zustand innerhalb der ersten Stunden, neurologische Ver-schlechterung und unklarer ICP-Anstieg stellen die häufigste Indikation dar (meist Kontroll-CT innerhalb der ersten 6–8 h nach Trauma). Bei klinisch stabilem Zustand und wachem Patienten kann hingegen auf eine routinemäßige Durchführung eines Verlaufs-CT durch-aus verzichtet werden.

Eine Kernspintomographie wird oftmals nicht im Initialstadium, sondern verzögert durchgeführt, wenn Patienten mit Schädel-Hirn-Trauma ohne CT-grafische Traumafolgen sich im Verlauf nicht wach bzw. neuro-logisch adäquat zeigen.

18.2.3 **Neurointensivmedizinisches Management**

Die im folgenden beschriebenen Maßnahmen zielen auf eine Vermeidung/Limitierung der Sekundärschäden nach schwerem Schädel-Hirn-Trauma ab.

- **Intubation:** Ein schweres Schädel-Hirn-Trauma (GCS ≤8) oder entsprechende Begleitverletzungen stellen eine Indikation zur Atemwegsicherung dar. Diese sollte großzügig erfolgen. Bei der Intubation ist auf mögliche Begleitverletzungen des Gesichtsschädels sowie der HWS zu achten. Besteht Unsicherheit bzgl. einer HWS-Verletzung, sollte die Intubation in manueller in-line-Stabilisation erfolgen. Mittelgesichtsverletzungen können die Laryngoskopie erschweren. Das Vorgehen bei der Atemwegssicherung mit entsprechenden back-up-Optionen richtet sich nach den Klinik-internen Standards. Während des intensivmedizinischen Aufenthalts ist aufgrund von Langzeitbeatmung häufig eine Tracheotomie erforderlich.
- **Analgosedation:** Die Herausforderung liegt in der Balance zwischen Ermöglichung einer klinischen Beurteilung und der Beherrschung des intrakraniellen Drucks. In der Regel werden Propofol und ein hochpotentes Opioid verwendet.
- **Blutdruckziele:** Während in der Vergangenheit ein systolischer Blutdruck von ≥90 mmHg als ausreichend erachtet wurde, geben aktuelle Leitlinien höhere und altersadaptierte Blutdruckziele für die Akutphase nach Schädel-Hirn-Trauma an: 50–69 Jahre: systolischer Blutdruck ≥100 mmHg 15–49 und >70 Jahre: systolischer Blutdruck ≥110 mmHg. Die Blutdruckobergrenze ist abhängig von der erwarteten Re-Blutungsgefahr und wird auf systolisch 140–160 mmHg angesetzt.

— **Klinische Untersuchung:** Um eine akute Verschlechterung zu erkennen, ist eine orientierende
klinische Untersuchung (Bewusstseinszustand,
Pupillen, Motorik) in der Akutphase mindestens
stündlich durchzuführen.

— **ICP-Monitoring:** Ein Hirndruck-Monitoring sollte
bei Patienten nach schwerem Schädel-Hirn-Trauma
mit Korrelat im CT erfolgen (und bei denen sich
ein Aufwachversuch frustran zeigt). Zudem ist
eine ICP-Messung indiziert, wenn zwei oder mehr
der folgenden Kriterien erfüllt werden: Alter $\geq$40
Jahre, systolischer Blutdruck <90 mmHg, uni- oder
bilaterales Flexion/Extension der Extremitäten. Ist
eine Hirndruckbehandlung erforderlich, empfiehlt
sich die Einlage einer externen Ventrikeldrainage.

— **Krampfanfälle:** Bei Patienten mit
Schädel-Hirn-Trauma kommen Krampfanfälle gehäuft
vor. Eine prophylaktische antiepileptische Behandlung
wird zurzeit jedoch nicht empfohlen. Tritt ein
Krampfanfall auf, sollte eine anfallsunterdrückende
Therapie mit Levetiracetam oder Phenytoin erfolgen.
Bei unklarer persistierender Bewusstseinsminderung
ist an ein epileptisches Geschehen (non-konvulsiver
Status epilepticus) zu denken. Die Indikation zur
Durchführung eines EEG sollte großzügig gestellt
werden.

— **Liquorrhö:** Bei nasalem oder otogenem Liquoraustritt
bei basalen Frakturen ist eine Antibiotikaprophylaxe
zu evaluieren.

- **Lagerung:** Bei Neuro-Trauma-Patienten ist eine Oberkörperhochlagerung (30°) zu bevorzugen. Vorsicht bei Begleitverletzungen der Wirbelsäule!
- **Gerinnungsmanagement:** Bzgl. laborchemischer Grenzen zur Substitution von Thrombozyten und Gerinnungsfaktoren existieren keine einheitlichen Leitlinien (z. B. Thrombozyten >70–100/nl, Fibrinogen >1,5 g/l, Quick >60–70 %). Viele ältere Patienten mit Schädel-Hirn-Trauma stehen unter oraler Antikoagulation, deren Wirkung revertiert werden muss (siehe auch ▶ Kap. 13). Die Gabe von Thrombozytenkonzentraten bei Aggregationshemmung wird kontrovers diskutiert. Die Gabe von Tranexamsäure innerhalb von drei Stunden nach Trauma reduziert die Sterblichkeit von Patienten mit Schädel-Hirn-Trauma.
- **Glukokortikoide:** Die Gabe von Steroiden im Rahmen zur Senkung des ICP bei intrakraniellen Verletzungen ist obsolet!
- **Hypothermie:** Eine hypotherme Behandlung nach Schädel-Hirn-Trauma außerhalb von Studienprotokollen wird nicht empfohlen.

18.2.4　Maßnahmen zur Senkung des intrakraniellen Drucks

Die intrakraniellen Kompartimente setzen sich aus Hirngewebe (85 %), Liquor (10 %) und Blutvolumen (5 %) zusammen, die von einem rigiden Knochendeckel umgeben sind. Eine intrakranielle Raumforderung (z. B. Blut, Ödem) kann bis zu einem gewissen Grad durch

Volumenabnahme von Liquor und Blut kompensiert werden. Werden diese Kompensationsmechanismen überschritten, steigt der intrakranielle Druck exponenziell mit Zunahme des intrakraniellen Volumens an. Dies führt zur transtentoriellen und schließlich transforaminalen Herniation, die Maximalvariante stellt das Sistieren der zerebralen Perfusion mit Anstieg des ICP über den MAP dar – ein anhaltender Perfusionsstillstand entspricht dem Hirntod des Patienten.

Bei Patienten nach Schädel-Hirn-Trauma ist die zerebrale Autoregulation aufgehoben. Deswegen ist die zerebrale Perfusion direkt proportional vom MAP sowie vom entgegenwirkenden ICP und dem ZVD abhängig (der ZVD wird als Parameter des venösen Abflusses häufig in dieser Gleichung oftmals vernachlässigt).

- CPP = MAP – ICP – ZVD (Ziel-CPP: 50–70 mmHg)

Die Interventionsgrenze für einen erhöhten ICP liegt in der Regel bei 20 mmHg, folgende Maßnahmen werden zur Reduktion des ICP und Verbesserung des CPP angewandt:

- **Anpassung der Beatmung:** Im Rahmen von Hirndruckkrisen kann eine milde Hyperventilation (p_aCO_2 30–32 mmHg) kurzfristig den ICP durch Reduktion des zerebralen Blutflusses senken (zerebrale Vasokonstriktion, kurzfristige Reduktion des zerebralen Blutvolumens). Eine längerfristige Hyperventilation hingegen kann zur zerebralen Ischämie durch Minderperfusion führen. Hohe PEEP-Werte (>15 cmH_2O) müssen aufgrund der dadurch verminderten venösen Drainage vermieden werden, ein PEEP von

5–10 cmH$_2$O kann zur Sicherstellung einer adäquaten Oxygenierung normalerweise sicher verwendet werden.

- **Analgosedation:** Die tiefe Analgosedation führt zur Reduktion des zerebralen Metabolismus und damit des zerebralen Blutvolumens und des ICP. Bei ausgeprägtem Hirndruck kann zusätzlich eine Muskelrelaxation erfolgen.

- **Lagerung:** Die Oberkörperhochlagerung von 30–45° verbessert die venöse Drainage und reduziert damit das zerebrale Blutvolumen.

❶ Cave
Blutdruckabfall bei fehlender orthostatischer Autoregulation!

- **Aggressives Behandlung von Fieber:** Hyperthermie erhöht den zerebralen Sauerstoffverbrauch und das zerebrale Blutvolumen. Sind medikamentöse Maßnahmen zum Erreichen einer Normothermie nicht ausreichend, können externe oder invasive Kühl-Devices zur Anwendung kommen. Zudem können Muskelrelaxantien zur Bekämpfung von Shivering eingesetzt werden.

- **Osmodiuretika, hypertone Kochsalzlösung:** Durch Zunahme der Plasmaosmolalität kommt es zu einer Umverteilung von extrazellulärem Wasser in den Intravasalraum. Hier durch kann temporär ein zerebrales Ödem reduziert werden. Es kommen Mannitol 20 % (125–250 ml mit Osmolalitätsgrenze <320 mosmol/kg) oder NaCl 7,5 % (bis 250 ml/d) bedarfsweise zum Einsatz.

- **Externe Ventrikeldrainage (EVD):** Ablassen von Liquor (z. B. 10–20 ml) und Beobachtung der Auswirkung, ggf. Wiederholen.
- **Suche nach Ursache des ICP-Anstieges:** kann nach obigen Maßnahmen ein Transport durchgeführt werden, sollte umgehend eine kranielle Bildgebung (CT) zur Ursachensuche erfolgen.

> ❶ **Cave**
> Für eine Computertomographie ist eine Flachlagerung notwendig, der ICP wird dadurch noch zusätzlich ansteigen.

- **Dekompressionskraniektomie:** Die große frontotemporale Dekompressionskraniektomie gilt als ultima ratio bei anderweitig nicht kontrollierbarem Hirndruck und muss sorgfältig im Hinblick auf das Alter und die Begleiterkrankungen abgewogen werden.

18.3 Thoraxtrauma

Thoraxverletzungen machen ca. ein Viertel der primären Mortalität bei Traumapatienten aus und tragen zusätzlich wesentlich zur Sterblichkeit im weiteren Verlauf bei. Penetrierende („offene") Thoraxtraumata haben dabei in Mitteleuropa nur einen geringfügigen Anteil, stumpfe Thoraxtrauma überwiegen in der Anzahl deutlich. Das Verständnis des Unfallmechanismus ist für die initiale Behandlung maßgebend, die Computertomographie ist

der radiologische Goldstandard zur Veranschaulichung
des Verletzungsausmasses

- **Penetrierendes Thoraxtrauma:** insbesondere durch
  Stich- und Schussverletzungen (das Ausmaß ist
  im Wesentlichen abhängig von der Energie des
  Geschosses – also Kaliber und Geschwindigkeit)
- **Stumpfes Thoraxtrauma:** resultierend aus direktem,
  indirektem Thoraxtrauma, Kompression, Kontusion,
  Dezeleration oder Explosionsverletzungen, siehe auch
  ◘ Tab. 18.2

18.3.1 Besonderheiten der intensivmedizinischen Versorgung beim Thoraxtrauma

- **Respiratorische Insuffizienz:** Bei akuter Ver-
  schlechterung des Gasaustausches nach Thoraxtrauma muss ein (sekundärer) Pneumothorax
  ausgeschlossen werden, differenzialdiagnostisch ist bei
  abgeschwächtem Atemgeräusch an eine Atelektase zu
  denken. Diagnostisch kommen bettseitig die Lungen-/
  Thorax-Sonografie sowie das Röntgen-Thorax zum
  Einsatz.
- **Instabiler Thorax ("flail"):** Im Rahmen von
  Rippenserienfrakturen, Mehrstückfrakturen und
  Sternumfrakturen kann es in Abhängigkeit der
  Frakturlokalisation zur Instabilität des Thorax mit
  paradoxem Atemmuster kommen. Neben einer suf-
  fizienter Analgesie und sorgfältiger Bronchialtoilette
  besteht die Behandlung in einer inneren Schienung
  durch Überdruckbeatmung (PEEP). Diese kann in

▣ Tab. 18.2 Häufige Verletzungen im Rahmen von Thoraxtraumata

Verletzte Struktur	Klinische Präsentation
Ossäre Strukturen (Rippenfrakturen, Sternumfraktur)	– Am häufigsten Frakturen der Rippen 5–9 – Tiefergelegene Frakturen sollten an eine Verletzung abdomineller Strukturen denken lassen – Höhergelegene Frakturen deuten auf hohe Energieeinwirkung hin – Maximalvariante: instabiler Thorax bei Rippenserienfrakturen und Mehrstückfrakturen („flail") mit paradoxem Atemmuster
Lunge	– Lungenkontusion als Korrelat einer lokalisierten Gewebeblutung mit Ödembildung
Hämatothorax	– Durch Lazeration von Lungengewebe, Interkostal- oder großen intrathorakalen Gefäßen
Pneumothorax	– Geschlossener Pneumothorax: Luft gelangt aus Bronchialsystem oder Lunge in den Pleuraspalt – Offener Pneumothorax: Luft gelangt von aussen in Pneumothorax – Maximalvariante: Spannungspneumothorax durch Entstehen eines Ventilmechanismus (Luft kann in den Pleuraspalt eindringen, aber nicht mehr entweichen), es kann zum obstruktiven Schock kommen
Trachea und Bronchialsystem	– Rupturen insbesondere im Bereich der Hauptcarina – Hämoptysen, Atelektasen, subkutanes Emphysem, Pneumomdiastinum und Pneumothorax ohne Verbesserung nach Anlage einer Thoraxdrainage

(Fortsetzung)

◨ **Tab. 18.2**   (Fortsetzung)

Verletzte Struktur	Klinische Präsentation
Herz	– Myokardkontusion: EKG-Veränderungen, Wandbewegungsstörungen und erhöhte kardiale Ischämiemarker können einer ischämischen Infarzierung gleichen – Herzbeuteltamponade: durch Aortenwurzelruptur, Lazeration von Koronararterien oder Ruptur der freien Wand. Entstehung eines obstruktiven Schocks (E-FAST!) – Commotio cordis (selten): maligne Rhythmusstörung durch mechanische Einwirkung (z. B. Schlag auf Brust) – Akute Klappeninsuffizienz: am häufigsten Aorten- und Mitralklappe mit Zeichen eines kardiogenen Schocks
Diaphragma	– Gehäuft linksseitig (rechtes Zwerchfell durch Leber geschützt), evtl. Auskultation von Darmgeräuschen über Thorax
Große intrathorakale Gefäße	– Aortenruptur im Bereich des Ligamentum aorticum oder der Aortenwurzel durch Dezelerationstrauma – Aortendissektion: mit Zeichen eines obstruktiven Schocks (Perikarderguss), neurologische Ausfallssymptomatik
Ösophagus	– Gehäuft verzögerte Diagnose mit hoher Letalität – Pleuraempyem, Mediastinitis – Nachweis von Amylase in Pleura

Abhängigkeit der Begleiterkrankungen nicht-invasiv oder invasiv erfolgen (Dauer bis 14 Tage!). Die chirurgische Stabilisierung durch Plattenosteosynthese wird in den letzten Jahren gehäuft eingesetzt und sollte diskutiert werden.

- **Analgesie:** Bei quasi Unmöglichkeit der Ruhigstellung nach ossären Läsionen sind Thoraxtrauma äußerst schmerzhaft. Patienten neigen daher zur Schonhaltung mit flacher und ggf. beschleunigter Spontanatmung sowie Sekret-Retention mit großem Infektrisiko. Eine suffiziente Analgesie ist daher einer der wichtigsten therapeutischen Pfeiler nach Thoraxtrauma. Hierfür können hohe Dosen an Opioiden mit entsprechenden Nebenwirkungen erforderlich sein. Alternativ können Regionalanästhesieverfahren wie Interkostalblock oder Paravertebralblock angewandt werden. Goldstandard bleibt die kontinuierliche Periduralanalgesie mittels Katheter.
- Die Einlage von Thoraxdrainagen gehört wie die Intubation, Anlage von erweitertem Hämodynamik-Monitoring (ZVK, Pulmonalarterienkatheter, PICCO) und weiterer Katheter zum Handwerkszeug des Intensivmediziners und sollten daher im Rahmen der Weiterbildung unter Supervision erlernt werden. Eine Video-Anleitung hierzu findet sich z. B. unter folgendem Link: ► https://www.nejm.org/doi/full/10.1056/NEJMvcm071974.
- Eine notfallmäßige Entlastung eines Spannungspneumothorax kann über eine Nadelpunktion (mittels großlumiger Venenverweilkanüle oder spezieller Entlastungskanüle) erfolgen.

18.4 **Abdominaltrauma**

Wie bei den Thoraxverletzungen stehen stumpfe Abdominaltraumata durch Verkehrsunfälle oder Stürze aus großer Höhe im Vordergrund. Penetrierende Verletzungen (Stichverletzungen, Schussverletzungen, Explosionsverletzungen, Pfählungsverletzungen) machen nur einen geringen Anteil aus.

Für das Vorgehen im Rahmen der Akutversorgung sind neben Unfallmechanismus und klinischer Untersuchung der Befund der Notfallsonographie entscheidend (freie Flüssigkeit, hämodynamische Stabilität). Häufig sind:

1. **Milzruptur**

   Die Milz ist das im Rahmen von stumpfen Bauchtraumata am häufigsten betroffene Organ. Ob ein konservativer Therapieversuch (siehe ◘ Abb. 18.3) unternommen werden kann, ist vom Grad der Lazeration (siehe ◘ Tab. 18.3), den Begleitverletzungen,

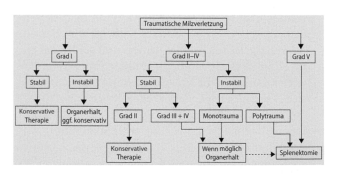

◘ **Abb. 18.3**   Behandlungskonzept der traumatischen Milzruptur. (Mod. nach Hildebrand et al. 2007)

◨ Tab. 18.3 Klassifikation der Milzverletzung. (Mod. nach Springer, Hildebrand, P., Hindel, C., Roblick, U. et al., Trauma Berufskrankh 2007, 9 Suppl 2: S 127.)

Grad	Verletzungsausmaß
I	Hämatom subkapsulär <10 % Oberfläche oder Lazeration <1 cm Tiefe
II	Hämatom subkapsulär 10–50 % Oberfläche oder Hämatom intraparenchymal <5 cm oder Lazeration 1–3 cm Tiefe
III	Hämatom subkapsulär >50 % Oberfläche oder Hämatom intraparenchymal >5 cm oder Lazeration >3 cm Tiefe
IV	Lazeration unter Beteiligung segmentaler Hilusgefäße mit Devaskularisation >25 % der Milz
V	Komplexe Ruptur oder Devaskularisation der Milz

der hämodynamischen Stabilität und Transfusionsbedarf abhängig. Ist eine Splenektomie unumgänglich, ist dies mit einem lebenslang erhöhten Infektionsrisiko und erforderlichen Vorsichtsmaßnahmen (Impfungen, Notfallausweis) verbunden.

2. **Leberlazeration**
   Die Leber ist bei stumpfen Abdominalverletzungen das am zweithäufigsten betroffene Organ. Aufgrund Blutungskomplikationen sowie simultanen intraabdominalen Verletzungen ist die Letalität hoch (bis 25 %). Die chirurgische Versorgung richtet sich nach dem Ausmaß von einem konservativen Vorgehen über organerhaltende chirurgische Maßnahmen oder Packing bis zur Leberteilresektion bis hin zur

notfallmäßigen Lebertransplantation bei Organzer-
trümmerung. Die Einteilung der Leberverletzungen
wird in ◘ Tab. 18.4 dargestellt.

Weitere Verletzungen:
— **Pankreasverletzungen:** Aufgrund seiner retro-
   peritonealen ist das Pankreas beim Bauchtrauma gut
   geschützt. Verletzungen reichen von Kontusionen
   bis zur Organruptur und Parenchymdestruktion
   mit Gangbeteiligung. Eine traumatisch bedingte
   Pankreatitis mit akutem Abdomen ist mit einer hohen

◘ **Tab. 18.4**   Klassifikation der Leberverletzung. (Mod. nach Hildebrand et al. 2007)

Grad	Verletzungsausmaß
I	Hämatom subkapsulär <10 % Oberfläche oder Lazeration <1 cm Tiefe
II	Hämatom subkapsulär 10–50 % Oberfläche oder Hämatom intraparenchymal <10 cm oder Lazeration 1–3 cm Tiefe bzw. <10 cm Länge
III	Hämatom subkapsulär >50 % Oberfläche oder Hämatom intraparenchymal >10 cm oder Lazeration >3 cm Tiefe
IV	Parenchymdestruktion 25–75 % eines Leberlappens oder 1–3 Lebersegmente
V	Parenchymdestruktion >75 % eines Leberlappens oder >3 Lebersegmente oder Verletzung der juxtahepatischen Gefäße
VI	Leberzertrümmerung

Mortalität assoziiert. Die Behandlung der akuten Pankreatitis wird in ▶ Abschn. 14.4 beschrieben.

- **Nierenlazeration:** Das Ausmaß umfasst unbedeutende Kontusionen bis lebensbedrohliche Organrupturen. Jedoch müssen weniger als 10 % der Verletzungen operativ versorgt werden (in der Regel kann das Organ erhalten werden).
- **Seltenere Verletzungen:** retroperitoneale Duodenalruptur, Magenperforation, Mesenterialabriss

❶ **Cave**
Traumatische Duodenalrupturen werden oftmals erst verzögert nach einigen Tagen symptomatisch!

- Bei Patienten, die im Rahmen eines Polytraumas Abdominalverletzungen erlitten und einen hohen Flüssigkeitsumsatz (z. B. Massentransfusion) hatten, ist auf die Zeichen eines abdominellen Hypertonus zu achten (Diagnostik und Therapie des abdominellen Kompartmentsyndroms, siehe ▶ Abschn. 14.2)!

18.5 Beckentrauma

Verletzungen des Beckengürtels werden durch Unfallmechanismen mit hoher Energieänderung verursacht und sind mit einer hohen Letalität assoziiert. Die hohe Sterblichkeit ist insbesondere durch den hohen möglichen Blutverlust (4–5 l, v. a. aus venösen Gefäßen des präsakralen Plexus) bedingt. Daher richten sich die Akutmaßnahmen im Rahmen der Notfall- und

Intensivversorgung im Wesentlichen auf eine Kontrolle der Blutung.

- **Beckengurt:** Bereits bei Verdacht auf Beckenverletzung sollte präklinisch die Anlage eines Beckengurts erfolgen, um eine provisorische Stabilität wiederherzustellen. Der richtige Sitz ist wiederholt zu kontrollieren, ein zu weit kranial angelegter Gurt kann sogar den Blutverlust erhöhten.

- **Beckenzwinge:** Diese kann im Rahmen der Akutversorgung als Fixateur externe über den Beckenschaufeln angebracht werden, um Druck auf die Frakturspalte auszuüben. Aufgrund der invasiveren Technik wird die Beckenzwinge deutlich seltener angewandt als der Beckengurt

- **„Damage Control Resuscitation":** Ziel ist in erster Linie eine aggressive Therapie von Gerinnungsstörungen und metabolischen Entgleisungen, um die Entstehung einer Trauma-induzierten Koagulopathie zu vermeiden (vgl. ▶ Abschn. 13.4) und den weiteren Blutverlust zu minimieren. Dafür sollte ein klinikinterner Behandlungsalgorithmus verwendet werden. Bettseitiges Gerinnungsmonitoring (ROTEM) und faktorenbasierte Gerinnungskorrektur werden hierbei zunehmend eingesetzt.

- **Begleitverletzungen:** Aufgrund der massiven Energieeinwirkung gehen Beckentrauma häufig mit Verletzungen der Beckenorgane einher.
  - **Harnblasenruptur:** 80 % der Rupturen liegen extraperitoneal. Die Behandlung besteht in der Naht der verletzten Blase, Drainage des perivesikalen Raumes und Installation einer zuverlässigen Urinableitung.

- **Harnröhrenverletzung:** Diese äußern sich meist durch Blutaustritt aus der Urethra (bei Harnröhrenabriss ohne Urinaustritt). Akut erfolgt eine suprapubische Harnableitung, die endgültige Versorgung wird sekundär durchgeführt.
- **Verletzungen von Mastdarm, Uterus, Vagina:** Sie stellen eine seltene Begleitverletzung beim Beckentrauma dar.

18.6 Verbrennungen und Inhalationstrauma

Die Versorgung Brandverletzter ist in jeder Phase eine medizinische, aber auch logistische Herausforderung. Die Einrichtung spezialisierter Verbrennungszentren und Therapiekonzepte konnte die Mortalität dieser Patienten über die letzten Jahrzehnte deutlich senken und die Lebensqualität von Brandopfern verbessern. In diesem Kapitel kann aufgrund der Komplexität nur kurz auf wesentliche Punkte der Akutversorgung eingegangen werden.

18.6.1 Verbrennungsausmaß

- **Verbrannte Körperoberfläche:** Zur Abschätzung kann die Neuner-Regel nach Wallace angewandt werden, siehe ◘ Abb. 18.4. Die oberen Extremitäten und der Kopf mit Hals umfassen jeweils 9 %, der Rumpf bildet

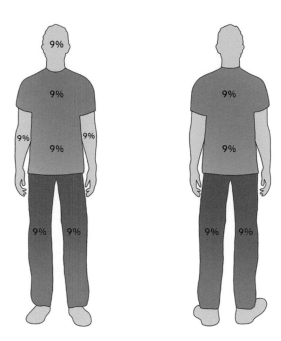

◘ Abb. 18.4   Neuner-Regel nach Wallace. (Mod. nach Jessen 2019)

36 %, die unteren Extremitäten jeweils 18 % und das
Genitale 1 % der Körperoberfläche. Verbrennungen 1.
Grades gehen nicht in die Berechnung ein.
— **Verbrennungstiefe:** Das vertikale Ausmaß des
thermischen Schadens kann wie in ◘ Tab. 18.5 dar-
gestellt eingeschätzt werden.

◻ Tab. 18.5 Klassifikation der Verbrennungstiefe. (Mod. nach Springer, Jessen, D. Heilberufe 2019 71: 34)

Einteilung	Klinisches Bild	Verbrennungstiefe
1	Rötung	Oberflächliche Epithelschädigung ohne Zelltod
2a	Blasenbildung, roter Untergrund, stark schmerzhaft	Schädigung der Epidermis und oberflächlicher Anteile der Dermis mit Sequestrierung
2b	Blasenbildung, heller Untergrund, schmerzhaft	Weitgehende Schädigung der Dermis unter Erhalt der Haarfollikel und Drüsenanhängsel
3	Epidermisfetzen, Gewebe nach Reinigung weiß, keine Schmerzen	Vollständige Zerstörung von Epidermis und Dermis
4	Verkohlung, Lyse (bei chemischer Schädigung)	Zerstörung weitgehender Schichten mit Unterhautfettgewebe, evtl. Muskeln, Sehnen, Knochen, und Gelenken

18.6.2 Inhalationstrauma

Verbrennungen sind häufig mit einem Inhalationstrauma vergesellschaftet. Das Vorliegen einer Verbrennung im Gesicht, versengte Gesichts- und Nasenhaare, Rußpuren oder rußiges Sputum sowie Zeichen der

Atemwegsobstruktion sind klinische Zeichen eines Inhalationstraumas. Neben der thermischen Einwirkung spielt v. a. die Inhalation von Toxinen eine entscheidende Rolle bei der Behandlung. Die wichtigsten Noxen bei Bränden sind Kohlendioxid, Kohlenmonoxid, Cyanid-Verbindungen und Reizgase.

— **Thermische Wirkung:** die Indikation zur Atemwegssicherung muss bei einem Inhalationstrauma großzügig gestellt werden, da die Gefahr der fortschreitenden Atemwegsschwellung mit einer Unmöglichkeit der späteren endotrachealen Intubation besteht. Mittels Endoskopie (Pharynx, Larynx, Bronchoskopie) kann die Schwere des Inhalationstraumas abgeschätzt werden.

— **Kohlenmonoxid (CO):** CO besitzt eine CO 200–300 x stärkere Affinität zu Hämoglobin als Sauerstoff. CO-Hb nimmt nicht am Sauerstofftransport teil, sodass es zur Hypoxie kommt. Zusätzlich kommt es zur Blockade der Atmungskette auf zellulärer Ebene und zur Entstehung von Sauerstoffradikalen.

  — Die Messung der SpO_2 über herkömmliche Pulsoxymeter ist bei CO-Vergiftung falsch hoch und nicht aussagekräftig. Im Zweifelsfall sollte eine hochdosierte Saustoffgabe erfolgen und die Indiktion zur invasiven Beatmung mit reinem Sauerstoff großzügig gestellt werden.

  — CO-Hb kann über moderne Blutgasanalysegeräte gemessen werden, es existieren zudem spezielle Pulsoxymeter, die eine nicht-invasive Abschätzung zulassen.

  — Bei einem CO-Hb-Gehalt >20 % ist auf jeden Fall eine intensivmedizinische Versorgung indiziert, bei >40 % oder bei Organkomplikationen sowie Schwangerschaft sollte die Zuweisung an ein Zentrum mit Möglichkeit der hyperbaren Oxygenierung erfolgen.

- **Cyanide (CN⁻):** Durch Anlagerung an Cytochrom-a3 wird die Atmungskette und der aerobe Stoffwechsel blockiert. Korrelat ist eine schwerste Laktatazidose mit erhöhter Anionenlücke.
  - Als Antidot wird Hydroxycobalamin (Vitamin B12b, Cyanokit®) eingesetzt. Die Dosis beträgt 5 g bei mittelschweren und schweren sowie 10 g bei schwersten Vergiftungen (z. B. Reanimationspflicht) i.v. über 15 min.

18.6.3 Indikationen zur Zuweisung an ein spezialisiertes Brandzentrum

Bei Vorliegen einer der folgenden Verletzungen sollte eine primäre Versorgung in einem Brandverletztenzentrum oder der Transport dorthin nach Erstversorgung erfolgen (mod. nach AWMF-Leitlinie „Behandlung thermischer Verletzungen des Erwachsenen", 2018):

- Verbrennungen Grad 2 von 10 % und mehr Körperoberfläche
- Verbrennungen Grad 3
- Verbrennungen an Händen, Gesicht oder Genitalien
- Verbrennungen durch Elektrizität inklusive Blitzschlag
- Verätzungen durch Chemikalien
- Inhalationstrauma
- Verbrennungspatienten mit Begleiterkrankungen oder Verletzungen, die die Behandlung erschweren

— Verbrennungspatienten die eine spezielle psycho-
logische, psychiatrische oder physische Betreuung
benötigen

18.6.4 Initiale Flüssigkeitssubstitution und Steuerung

Aufgrund von ausgeprägten Flüssigkeitsverlusten in den
dritten Raum („Verbrennungskrankheit", ausgeprägtes
Inflammationssyndrom) mit der Gefahr des Perfusionsdefizits und einhergehenden Endorganschäden benötigen
brandverletzte Patienten eine ausreichende Flüssigkeitssubstitution. Für die Berechnung des Flüssigkeits-
bedarfs existieren hierfür zahlreiche Formeln, die auf dem
Ausmaß der verbrannten Körperoberfläche basieren. Die
am weitesten verbreitete ist die Parkland-Baxter-Formel:

Volumen an Vollelektrolytlösung [ml] pro 24 h = 4 x
Körpergewicht [kg] x verbrannte Körperoberfläche [%].

Dabei wird die erste Hälfte des berechneten Volumens
in den ersten 8 h nach Trauma verabreicht (die bereits
präklinisch oder im Rahmen der klinischen Erstversorgung verabreichte Flüssigkeit geht in diese Berechnung
mit ein!), die zweite Hälfte in den verbleibenden 16 h.
Verbrennungen ersten Grades gehen nicht in die
Berechnung mit ein.

— Trotz der enormen berechneten Mengen an Vollelektrolytlösung besteht eher die Gefahr der
übermäßigen Substitution!
— Es gibt keine zuverlässigen Monitoring-Parameter
zur Steuerung der Flüssigkeitssubstitution bei

Brandverletzten, vielmehr muss sich an klinischen Parameter (z. B. Urin-Ausscheidung) orientiert werden.

18.6.5 Hypermetabolismus

Nach großflächigen Verbrennungen bestehen ausgeprägte Veränderungen des Energiestoffwechsels, die bei der Behandlung berücksichtigt werden müssen.
- Ausgeprägter Proteinkatabolismus
- Abnahme der Insulinsekretion
- Periphere Insulinresistenz
- Signifikante Erhöhung des Ruhe-Energieumsatzes

Der Ruhe-Energieverbrauch kann dabei um 60–80 % höher liegen als der von Nicht-Brandverletzten, sodass diese Patienten früh eine hochkalorische Ernährung benötigen (bis 35 kcal/kg/d) mit erhöhtem Proteingehalt benötigen (1,5–2,0 g/kg/d). Die Ernährung sollte möglichst auf enteralem Weg erfolgen.

Weitere Maßnahmen
- **Escharotomie:** Bei großflächigen Verbrennungen im Thorax-Bereich kann es durch die Narbenbildung zur deutlichen Einschränkung der thorakalen Compliance kommen. Um ein sekundäres Beatmungstrauma zu vermeiden, kann die Durchführung einer Escharotomie (zickzackförmige Entlastungsschnitte) erforderlich sein.

- **Wunddébridement:** Die initiale Wundversorgung erfolgt in einem speziellen Bad, in dem Monitoring und maschinelle Beatmung möglich sind. Der Patient wird vollständig entkleidet, es erfolgt die Entfernung von Schmutz und avitalem Gewebe mittels antiseptischer Waschlösung. Das Ausmaß der Verbrennung wird danach nochmals exakt bestimmt. Ziel ist es, avitales Gewebe vollständig bis spätestens 96 h nach Trauma entfernt zu haben. Das Gewebe wird nach dem Debrídément durch aseptische Verbände, topische Antiinfektiva und im Verlauf Spalthautransplantationen geschützt.

Literatur

Hildebrand P, Hindel C, Roblick U, et al (2007) Abdominaltrauma. Trauma Berufskrankh 9:127–131. ▶ https://doi.org/10.1007/s10039-006-1205-0

Jessen D (2019) Brandverletzte spezialisiert versorgen. Heilberufe 71:34–36. ▶ https://doi.org/10.1007/s00058-019-0148-3

Vergiftungen

M. Glas und C. A. Pfortmüller, *Mein erster Dienst – Intensivmedizin*, https://doi.org/10.1007/978-3-662-61641-3_19

Patienten mit Vergiftungen stellen oftmals eine Herausforderung für Intensivmediziner dar, weil sie meistens komatös aufgefunden werden und entsprechend anamnestische Angaben spärlich bis nicht vorhanden sind. Deswegen stützt sich die Diagnose von Vergiftungen hauptsächlich auf die klinische Untersuchung, Toxidrome sowie Laboranalysen.

19.1 Toxidrome

Toxidrome werden Konstellationen genannt, welche in ihrer Zusammenschau auf eine spezifische Art der Giftwirkung auf Neurotransmitter hindeuten und entsprechend verschiedenen Medikamentengruppen zugeordnet werden können (siehe ◘ Tab. 19.1). Der Patient wird dann hinsichtlich seines Toxidroms behandelt – ohne Kenntnis des eigentlichen Toxins.

Folgende Toxidrome sind bekannt.

Anticholinerges Toxidrom: Es handelt sich um Toxine, welche die Acetylcholinwirkung am muskarinischen Rezeptor blockieren. Klinisch resultiert eine Tachykardie, trockene Haut/Schleimhäute, Mydriasis, Harnverhalt, Delirium und Diarrhöe. Typisch für anticholinerge Symptome sind Intoxikationen mit Antipsychotika und trizyklischen Antidepressiva. Die Therapie erfolgt mit Physiostigmin.

Sympathomimetisches Toxidrom: Die Toxine aktivieren Noradrenalin- und Dopaminrezeptoren. Klinisch kommt es zu einer Tachykardie, Schweißausbrüchen, Mydriasis und Delirium. Intoxikationen dieser Art sind

▢ Tab. 19.1 Toxidrome

	Sedativ	Anticholinerg	Cholinerg	Opiate	Sympathomimetisch	Serotoninerg
ZNS	Somnolent	Delirium	Somnolent	Somnolent	Exzitiert	Exzitiert
Herz-kreislauf	Hypotonsiv	Tachykard, hypertensiv	Hypertensive, brady-/tachykard	Hypotensiv, bradykard	Hypertensiv, tachykard	Hypertensiv, tachykard
Atmung	Bradypnoe	–	Tachypnoe	Bradypnoe	Tachypnoe	Tachypnoe
Temperatur	Hypotherm	Erhöht	–	Hypotherm	Erhöht	–
Haut	–	Trocken	Nass	–	Nass	Nass
Pupillen	–	Weit	Eng	Eng	Weit	Eng
Diverses	Ataxie	Urinverhalt, verlänerte QTc	Augentränen, Diarrhöe		Krampfanfälle	Kloni, Hyperreflexie

Adaptiert nach: Clinical Conditions. (2013). In R. Skone, F. Reynolds, S. Cray, O. Bagshaw, & K. Berry (Eds.), Managing the Critically Ill Child: A Guide for Anaesthetists and Emergency Physicians (pp. 21–218). Cambridge: Cambridge University Press. ▲ https://doi.org/10.1017/cbo9781139107815.004

Psychostimulanzien wie Kokain oder Amphetaminen zuzuordnen. Die Therapie besteht überwiegend symptomatisch in der Sedation mittels Benzodiazepinen.

> **⊙** Das anticholinerge und das sympathomimetische Toxidrom lassen sich durch das Vorhandensein von Schweißausbrüchen differenzieren. Während Patienten mit anticholinergen Toxidrom eine trockene, warme Haut aufweisen, sind solche mit einem sympathomimetischem Toxidrom durchgeschwitzt.

> **❗** **Cave** Betablocker sind bei Patienten mit Kokainintoxikation kontraindiziert und gefährlich. Diese Patienten erfahren aufgrund der Kokainwirkung eine massive kardiale Nachlasterhöhung. Die damit verbundene Tachykardie ist eine Bedarfstachykardie, um das Herzzeitvolumen konstant zu halten. Werden Betablocker in dieser Situation eingesetzt, kann es zum Herz-Kreislauf-Stillstand kommen.

Serotoninerges Syndrom: Dieses tritt bei übermäßiger Stimulation von Serotoninrezeptoren auf. Das geschieht vornehmlich bei Überdosierung von modernen Antidepressiva. Klinisch äußert es sich durch Agitation, Tachykardie, Schwitzen sowie Hyperreflexie. Therapeutisch werden Benzodiazepine eingesetzt.

> **⊙** Das sympathomimetische und das serotoninerge Syndrom differenzieren sich aufgrund der Hyperreflexie, welche einzig beim serotoninergen Toxidrom vorkommt.

Cholinerges Toxidrom: Dieses resultiert aus der Überstimulation nikotinerger und muskarinerger Acetylcholinrezeptoren. Es präsentiert sich genau gegenteilig zum anticholinergen Toxidrom, nämlich mit Schweissausbrüchen, Hypersalivation, Harninkontinenz, Miosis, Bradykardie und Bronchospasmus. Typische Auslöser sind Organophosphatvergiftungen (hauptsächlich enthalten in Pflanzenschutzmittel) und Carbamate. Zur Therapie wird hochdosiert Atropin angewendet.

Opioid-Toxidrom: Dieses resultiert aus einer Überstimulation der Opiatrezeptoren. In der klinischen Untersuchung finden sich eine schwere Miosis (Stecknadelpupillen), eine Bradypnoe, sowie eine Bewusstseinsminderung bis hin zum Koma. Das Toxidrom wird klassischerweise durch Überdosierung mit Opiaten hervorgerufen. Therapeutisch wird Naloxon appliziert.

Sedativa/Hypnotika-Toxidrom: Dieses ist ähnlich wie das Opioid-Toxidrom, jedoch ohne Veränderung der Pupillen und mit weniger respiratorischer Depression. Typischerweise verursachen Sedativa und Hypnotika dieses Toxidrom. Die Therapie besteht aus der Gabe von Flumazenil (Benzodiazepine).

🛑 **Cave**

— **Die Halbwertszeit von Flumazenil und Naloxon ist circa eine Stunde. Viele Opiate/Analgetika wirken deutlich länger, entsprechend kommt es zu einem Reboundphänomen, sobald die Antagonisten abgebaut sind.**

— **Bei Patienten mit Epilepsien oder erniedrigter Krampfschwelle kann die Gabe von Flumazenil zu Krampfanfällen führen.**

Die physiologischen Veränderungen der einzelnen Toxidrome sind in ◘ Tab. 19.1 dargestellt.

19.2 Allgemeines Management und Giftelimination

Neben der klinischen Präsentation mit Evaluation des vorliegenden Toxidroms können zusätzliche Untersuchungen durchgeführt werden.

Toxikologisches Screening: Urinscreenings sind weit verbreitet. Sie müssen jedoch mit Vorsicht interpretiert werden, da sie nicht zwingend eine aktuelle Einnahme eines toxischen Stoffes bedeuten, sondern lediglich, dass dieser Stoff in den vergangenen Tagen eingenommen wurde. Der zeitliche Zusammenhang bleibt unklar. So kann z. B. das Screening auf Tetrahydrocannabiol für Wochen positiv bleiben. Ein weiteres Problem ist die hohe falsch-positiv und falsch-negativ Rate. So werden zum Beispiel Amphetamine oftmals falsch-positiv angezeigt, da ihre chemische Struktur derjenigen von normal zugelassenen Medikamenten ähnelt. Ein Urintoxinscreening gibt deshalb lediglich einen Anhaltspunkt für mögliche Toxineinnahme.

Quantitative Toxin-Serumbestimmung: Diese ist theoretisch für viele Medikamente möglich. Die Wertigkeit ist, mit Ausnahme des Paracetamolspiegel, jedoch mit Vorsicht zu betrachten, da weder die Therapie noch das Überleben von diesem Ergebnis abhängt.

> ❯ Bei den meisten Toxinen hat die Serumbestimmung keinen Mehrwert.

Weitere hilfreiche diagnostische Untersuchungen:

EKG: insbesondere bei Trizyklika und Natriumkanal-blockierenden Toxinen.

ABGA inklusive Elektrolyte und Serum-Osmolalitätsbestimmung: beide geben wichtige Hinweise auf Intoxikationen mit Analgetika und Alkoholen.

Unabhängig von der Art der Intoxikation bieten sich folgende Möglichkeiten zur Giftelimination:

Aktivkohle: Die Dosierung beträgt 1 g/kg Körpergewicht pro Gabe und sollte möglich ist der ersten Stunde appliziert werden. Das Aspirationsrisiko ist zu bedenken. Bei folgenden Toxinen ist Aktivkohle unwirksam: Säuren, Alkohole, Alkali, Schwermetalle, Lithium, Eisen, Pestizide. Die Gabe einer einzelnen oder repetitiven Dosis an Aktivkohle ist umstritten.

Hämodialyse: Die Dialyse führt zur erfolgreichen Elimination von dialysierbaren Toxinen. Diese müssen klein, ohne elektrische Ladung sein und ein kleines Verteilungsvolumen mit einer kleinen Proteinbindung aufweisen.

Dialysierbare Toxine sind:
- Lithium
- Salicylate
- Paracetamol
- Ethylenglykol
- Theophyllin

Folgende Methoden werden aufgrund der Risiken nicht mehr empfohlen:
- Die Gabe von **Ipecac-Sirup** zum forcierten Erbrechen
- **Darmirrigation** zur schnelleren Toxinausscheidung

— **Nasogastrale Lavage** mittels großer Magensonde.

Der Hauptpfeiler der **Therapie ist supportiv.**

Häufig werden Intoxikationen in suizidaler Absicht vom Patienten selbst herbeigeführt. Eine **psychiatrische Beurteilung** ist deswegen zwingend notwendig, sobald der Patient wieder bei Bewusstsein ist.

In vielen Ländern gibt es eines oder mehrere **toxikologische Zentren,** welche bei Vergiftungsfällen kontaktiert werden können. Die meisten Zentren bieten einen 24 h 7-Tage/Woche Service. Die Tox-Zentren geben je nach Vergiftung Handlungsempfehlungen ab. Insbesondere lohnt sich die Kontaktaufnahme bei Mischintoxikationen oder seltenen Toxinen.

Schweizer-Toxzentrum (Tel. 145), Österreich (Tel. 01/ 406 43 43). In Deutschland bestehen aktuell 9 toxikologische Zentren (▶ https://www.bvl.bund.de/DE/01_Lebensmittel/03_Verbraucher/09_InfektionenIntoxikationen/02_Giftnotrufzentralen/lm_LMVergiftung_giftnotrufzentralen_node.html), alle haben die Nummer „Ortsvorwahl + 19240".

19.3 **Toxische Alkohole**

Die drei häufigsten toxischen Alkohole werden nachfolgend besprochen.

Isopropanol: Dieser kommt in vielen Händedesinfektionsmitteln vor, ist aber auch in Glasreinigern oder Autoscheibenwischflüssigkeit zu finden. Isopropanol wird über die Alkoholdehydrogenase zu Azeton abgebaut. Klassischerweise finden sich ausgeprägte gastrointestinale

Symptome (Bauchschmerzen, Nausea, Emesis) unter den Beschwerden. Weiter kommt es zu Verlangsamung, Schockzuständen und Eintrübung bis hin zum Koma. Herzkreislaufprobleme können ebenfalls vorkommen.

❯ **Starke gastrointestinale Symptome sind typisch.**

Methanol: Methanol wird in Autoscheibenreinigern sowie Forstschutzmitteln verwendet. Auch selbstgebrannte alkoholische Getränke enthalten vermehrt Methanol („Fusel"). Der Abbau findet ebenfalls via Alkoholdehydrogenase statt. Es bildet sich als Abbaustoff Formaldehyd, welches dann weiter abgebaut wird. Formaldehyd an sich ist toxisch und hemmt den Elektronentransport in den Mitochondrien. Das wichtigste klinische Zeichen für eine Methanolintoxikation ist die durch eine retinale Toxizität ausgelöste Blindheit. Diese kann sofort oder erst nach ein paar Stunden auftreten. Zerebrale Eintrübungen können ebenfalls vorkommen.

❯ **Blindheit oder Visusprobleme sind typisch.**

Ethylenglykol: Dieses wird vor allem in Frostschutzmitteln gefunden. Abgebaut wird es via die Alkoholdehydrogenase zu toxischer Glykolsäure sowie weiteren Säureprodukten. Dies führt zu einer metabolischen Azidose, Nierenversagen und ZNS- Symptomen. Weiter können eine Hypokalzämie sowie Myoklonie vorkommen. Das typische Zeichen für eine Ethylenglykol-Intoxikation stellen Kalzium-Oxalat-Kristalle im Urin dar.

❯ **Kalzium-Oxalat-Kristalle im Urin sind typisch.**

Es gibt nicht viele diagnostische Möglichkeiten zum Ausschluss einer Alkoholintoxikation. Neben der klinischen

Präsentation empfiehlt sich eine ABGA mit Elektrolyten sowie eine **Osmolaritätsbestimmung** (siehe auch ► Kap. 11).

> **Toxische Alkohole verursachen ein osmolares Gap von 20 mosm/l oder mehr.**

Die Bestimmung von Serumspiegeln ist nicht weit verbreitet und auch nicht sinnvoll.

Therapeutisch kann nebst einer best supportive care Fomepizol gegeben werden. Fomepizol ist ein kompetitiver Alkoholdehydrogenase-Inhibitor, welcher das Entstehen von toxischen Abbauprodukten verlangsamt. Die Indikation besteht bei einem Osmo-Gap von > 20 msom/l und einer metabolischen Azidose. Die Ladedosis ist 15 mg/kg i.v. und sollte über 30 min infundiert werden. Alternativ kann Ethylalkohol verwendet werden. Die Funktionsweise ist mit Fomepizol identisch, in der Praxis wird dies jedoch selten durchgeführt.

Toxische Alkohole können prinzipiell mittels **Dialyse** entfernt werden. Die Indikation hier besteht bei:

Isopropanol: schwere Hypotension
Methanol: Visusstörungen
Ethylenglykol: bei schwerer metabolischer Azidose

19.4 Überdosierung von Analgetika

Die häufigsten und auch die letalsten Intoxikationen kommen mit Analgetika vor. Die zwei wichtigsten Analgetika sind Paracetamol und Salicylate, beide werden nachfolgend besprochen.

19.4.1 Paracetamolintoxikation

Paracetamolintoxikationen sind häufig und machen in den USA circa 8% aller Todesfälle aus. Paracetamol besitzt eine relativ enge therapeutische Breite. Ab der Einnahme von 6 g oder mehr kommt es normalerweise zu einer mehr oder weniger ausgeprägten Hepatotoxizität. Eine Hepatitis tritt ab Einnahme von 150 mg/kg auf, bei höheren Dosen entsteht ein akutes Leberversagen (siehe ▶ Abschn. 14.3).

Paracetamol wird zu 85–90 % glukuronidiert und in inaktive harmlose Abbauprodukte umgewandelt. Die verbleibenden 5–10 % werden oxidiert und in das hepatotoxische N-acetyl-p-benzoquinonimin (NAPQI) abgebaut. Letzteres wird unter normalen Umständen durch Konjugation mit Glutathion in untoxische Metabolite verstoffwechselt. Problematischerweise entsteht bei einer Paracetamolintoxikation ein rasch auftretender Mangel an Glutathion, was zu einem vermehrten Vorhandensein von NAPQI führt.

Klinisch finden sich lediglich unspezifischen Zeichen wie Nausea, Emesis und Lethargie. Die meisten Patienten sind asymptomatisch. Bei hohen Dosen entwickelt sich ein Leberversagen innerhalb von 6 h nach Einnahme.

Diagnostisch: Ein Paracetamolspiegel sollte bei jedem Verdacht auf Intoxikation bestimmt werden, unabhängig vom Zeitpunkt. Für die Behandlung ist die Bestimmung 4 h nach Einnahme entscheidend. Die Bestimmung sollte aber, um einen Basiswert zu haben, in jedem Fall erfolgen, auch wenn die Einnahme gegebenenfalls zu einem früheren Zeitpunkt erfolgt ist.

Die Therapie der Paracetamolintoxikation besteht in der Gabe von N-Acetylzystein. Dieses fungiert als Glutathion-Donor. Zusätzlich erfolgt eine supportive Therapie für das Leberversagen (siehe ▶ Abschn. 14.3).

Vorgehen bei Paracetamolintoxikation, zwei Szenarien:

Klarer Einnahmezeitpunkt, einmalige Einnahme: Bestimmung der Paracetamolkonzentration 4 h nach der Einnahme. Entsprechend dem Serum-Level Bestimmung des Leberversagenrisikos gemäß dem

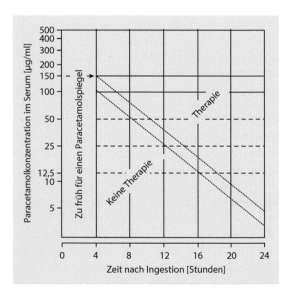

◘ **Abb. 19.1**   Rumack-Matthew-Normogramm. (Aus Michels und Weilemann 2017)

Rumack-Matthew-Normogramms (siehe ◨ Abb. 19.1) und entsprechende Einleitung der Therapie.

Unklarer Einnahmezeitpunkt, aber wahrscheinlich innerhalb der letzten 8-10 h, einmalige oder mehrmalige Einnahme: Bestimmung der Paracetamolkonzentration als Basiswert. Gabe von N- Acetylzystein.

Die Gabe von N-Acetylzystein erfolgt gemäss folgendem Schema:

- 150 mg/kg in 200 ml 5 % Glucose über 1 Stunde (1. Stunde) gefolgt von
- 50 mg/kg in 500 ml 5 % Glucose über 4 h (Stunde 2–5) gefolgt von
- 100 mg/kg in 1000 ml 5 % Glucose über 16 h (6--23 Stunde)

Die Therapie wird normalerweise bis 72 h weitergeführt mit einer Dosis von 100 mg/kg, insbesondere bei ansteigenden Leberwerten und fortschreitendem Leberversagen. Die genaue Therapiedauer sowie das Behandlungsregime werden aktuell debattiert und es besteht kein klarer Konsens. Die Gabe von Acetylzystein an sich ist jedoch auf jeden Fall empfohlen.

19.4.2 Salicylate

Salicylsäureprodukte sind wie Paracetamol rezeptfrei in Apotheken erhältlich. Saliclyatintoxikationen sind ebenfalls häufig und machen 2,4 % aller Todesfälle in den USA aus. Die Patienten sterben meist an einem Hirnödem sowie Therapie-refraktärem Schock.

Pathophysiologisch entsteht eine Abkopplung der oxidativen Phosphorylierung.

Ab einer Dosis von 150 mg/kg ist mit einer Intoxikation zu rechnen.

Klinisch finden sich unspezifische Symptome wie Schweissausbrüche, Nausea, Tachypnoe, Hörstörungen und Schwindel sowie Schläfrigkeit, Delirium bis hin zum Koma. In der arteriellen Blutgasanalyse zeigt sich eine meist schwere Anion-Gap metabolische Azidose mit einer respiratorischen Alkalose. Für die respiratorische Alkalose ist eine ZNS-Dysregulation verantwortlich. Salicylsäure hemmt zudem die Plättchenfunktion. Zusätzlich kann es bei Überdosierung zur Hemmung der Vitamin-K-abhängigen Faktoren kommen. Blutungsstigmata sind deswegen nicht selten.

Diagnostisch sollte eine arterielle Blutgasanalyse inklusive Elektrolytbestimmung durchgeführt werden. Serum-Salicylatbestimmungen können durchgeführt werden, sind aber wenig aussagekräftig.

- Die Toxizität von Salicylaten ist abhängig von der Verteilung, deswegen gibt es keine Korrelation zwischen Serumspiegel und Toxizität.
- Respiratorische Alkalose und metabolische Azidose sind die Schlüsselbefunde bei Patienten mit Salicylatintoxikation.

Die **spezifische Behandlung** fokussiert sich auf die forcierte Exkretion.

Urinalkalisierung: Diese verbessert die Salicylatausscheidung, indem die Salicylsäure ionisiert und somit in den renalen Tubuli nicht rückresorbiert und eliminiert werden. Die Urinalkalisierung kann z. B. mittels

Natrium-Bikarbonat-Gabe erreicht werden. Das Urin pH Ziel ist 7,5–7,55.

❶ **Cave**
Hypokaliämien sind nach Gabe von Natrium-Bikarbonat häufig.

Hämodialyse: Die Indikation zur Dialyse besteht bei einer schweren Säure-Base-Störung sowie bei Zeichen von Endorganschäden. Zusätzlich kann eine Dialyse bei unter konservativer Therapie ansteigenden Serum-Salicylatwerten evaluiert werden.

Zusätzlich erfolgt eine **symptomatische Behandlung:**

Flüssigkeitsgabe: Patienten mit Salicylatintoxikation sind oftmals flüssigkeitsdepletiert, eine Infusionstherapie sollte in diesem Fall durchgeführt werden.

Invasive Beatmung: Patienten mit Salicylatintoxikation benötigen oftmals große Minutenvolumina aufgrund der schweren metabolische Azidose, deswegen sind die Respiratoreinstellung entsprechend hoch anzusetzen.

❶ **Cave**
Analgosedativa können durch Verminderung das Atemminutenvolumen beim spontanatmenden Patienten zur Verschlechterung der metabolischen Situation führen.

19.5 Überdosierung von Sedativa

Überdosierungen mit Sedativa kommen gelegentlich vor. Insbesondere bei einer unklaren Bewusstseinsminderung bei hospitalisierten Patienten ist an eine solche zu denken.

Benzodiazepine sind die häufigsten Arzneimittel, welche in suizidaler Absicht eingenommen werden.

Generell besitzen **Benzodiazepine** eine große therapeutische Breite und eine geringe Toxizität. Die Halbwertszeit ist je nach Produkt sehr unterschiedlich und reicht von 5 h (Midazolam) bis zu deutlich über 12 h bei Diazepam. Einige Benzodiazepine haben wirksame Metaboliten, sodass es entsprechend zu Rebound-Phänomenen kommen kann.

Sedativa werden bei Intoxikationen häufig zusätzlich eingenommen und können Symptome anderer Vergiftungen maskieren.

Klinisch stehen Bewusstseinsstörungen von Somnolenz bis zu Koma im Vordergrund. Zusätzlich wirken sich Benzodiazepine negativ auf die Herz-Kreislauf- (Bradykardie, Hypotonie) und die Lungenfunktion (Atemdepression) aus.

Als **Sofortmaßnahme** erfolgt die Gabe von Sauerstoff und falls nötig die invasive Beatmung.

Zur gezielten Therapie kann **Flumazenil** eingesetzt werden. Dieses ist ein kompetitiver Agonist am Benzodiazepinrezeptor und verdrängt die Benzodiazepine vom Rezeptor. Initial werden 0,2 mg gegeben, titriert nach Effekt und bis zu einer Maximaldosis von 3 mg. Patienten mit reinen Benzodiazepinintoxikationen wachen nach Flumazenil-Applikation binnen 30 s bis 2 min auf.

> ⊖ **Cave**
> — **Die Halbwertszeit von Flumazenil beträgt circa 45–60 min. Die Wirkdauer der Benzodiazepine ist deutlich länger, entsprechend kommt es zu Rebound-Phänomenen.**

- **Bei Patienten mit bekannter Epilepsie, Krampfneigung oder bei Mischintoxikationen mit Antidepressiva und Neuroleptika senkt die Gabe von Flumazenil die Krampfschwelle. Bei diesen Patienten sollte es daher nur zurückhaltend eingesetzt werden.**

Bei **Unklarheit, ob eine Benzodiazepin- oder eine Opiatintoxikation** oder eine Mischung vorliegt, sollte zusätzlich Naloxon verabreicht werden. Dieses ist ein Opiatrezeptorantagonist. Die initiale Dosis beträgt 0,2 mg, weitere Dosen werden nach Effekt titriert. Die Maximaldosis ist 24 mg/d. Auch hier zeigt sich die Wirkung innerhalb kurzer Zeit und es besteht die Gefahr eines Rebound-Phänomens aufgrund der kurzen Halbwertszeit.

Spezialfall bei Überdosierung von Hypnotika: Im Rahmen der klinischen Tätigkeit ist es möglich, dass bei einem Patienten ohne geschützten Atemweg zur Sedation die Gabe von Hyponotika zwecks einer Intervention (z. B. Gastro- oder Koloskopie) kurzzeitig notwendig werden. Vor einer Sedation ist immer auf das entsprechende Setting und das Durchdenken eines „Sicherheitsplans" zu achten, um im Falle einer Hypnotikaüberdosierung vorbereitet zu sein.

Folgende **Voraussetzungen** sollten hierfür erfüllt sein:

- Der Patient ist hämodynamisch stabil und monitorisiert.
- Der Patient ist nüchtern und die vorhandene Magensonde abgesaugt.
- Die Pflegenden am Bett kennen das geplante Procedere und den Notfallplan.
- Ein funktionsfähiger Beatmungsbeutel mit der richtigen Maske bereit. Das $etCO_2$ kann kontrolliert werden.

- Vasoaktiva am Arbeitsplatz (z. B. Noradrenalin, Ephedrin, Phenylephrine etc.) im Falle des Auftretens von Hypotonien während der Sedation/Intubation.
- Beatmungshilfen (Güdel-/Wendeltubus) sind vorhanden.
- Intubationsequipment (Laryngoskop, Sauger, Tubus, Führungsdraht, Spritze, Intubationsmedikamente) ist vorbereitet und in Griffnähe.
- Der Oberarzt ist informiert.

Die zur Analgosedation gewünschten Medikamente werden langsam titriert (z. B. Propofol-Boli zu 10–20 mg, Fentanyl-Boli zu 25 µg, Midazolam-Boli zu 1 mg). Während der Titration ist stets auf den Patienten und dessen Atmung zu achten.

Wenn der Patient nun nicht mehr atmet, kann als erstes ein Weckversuch durch äußere Reize (Rütteln) versucht werden, oftmals atmen bradypnoeische Patienten dann wieder. Ist dies nicht erfolgsversprechend und der Patient wird hypoxäm, wird er in erster Linie assistiert oder kontrolliert maskenbeatmet. Lässt sich der Patient gut beatmen und die Sättigung steigt wieder, kann bei Medikamenten mit kurzer Halbwertszeit (Propofol) die Wirkung mittels Maskenbeatmung überbrückt werden. Ansonsten sollte die Einlage eines Tubus und falls nicht möglich einer supraglottischen Atemwegshilfe erfolgen.

19.6 Vergiftung mit Antidepressiva

Antidepressiva werden oftmals gemeinsam mit Benzodiazepinen und auch Alkohol in suizidaler Absicht eingenommen. Antidepressiva haben eine geringe therapeutische Breite. Grob lassen sie sich in zwei Gruppen einteilen: die älteren trizyklischen Antidepressiva sowie die neueren Serotonin-(Noradrenalin)-Re-Uptake-Inhibitoren. Trizyklische Antidepressiva hemmen in erster Linie zentral die Acetylcholinausschüttung, während letztere hauptsächlich auf die Serotoninrückaufnahme verhindern und die Noradreanlinrückaufnahme fördern. Beide Substanzklassen wirken jedoch auch auf andere Neurorezeptorsysteme.

Die **Klinik** unterscheidet sich je nach eingenommener Substanzgruppe:

Trizyklische Antidepressiva: Diese verursachen am häufigsten ein anticholinerges Syndrom mit Mundtrockenheit, Mydriasis, Harnverhalt sowie eine trockene Haut. Vordergründig sind zentralnervöse Symptome wie Delir, Koma und Halluzinationen. Des Weiteren kommt es typischerweise zu einer verlängerten QT_c-Zeit.

- Typisch ist eine grotesk **verlängerte QT_c-Zeit und breite QRS-Komplexe (>100 ms)**
- Trizyklische Antidepressiva haben eine ähnliche **kardiale Wirkung wie Natrium-Kanalblocker des Chinintyps.**

Serotonin-(Noradrenalin)-Wiederaufnahme-Hemmer: Diese äußern sich in erster Linie durch ein serotoninerges Syndrom mit Tachykardie, Hypertension und Agitation sowie Schweißausbrüchen. Zusätzlich können, wenn auch abgeschwächt, anticholinerge Symptome bestehend. Krampfanfälle kommen ebenfalls vor.

Die **Therapie** erfolgt vorwiegend supportiv mittels Sauerstoffgabe und falls nötig Atemwegssicherung. Je nach eingenommenem Produkt und Formulation (retardiert oder nicht-retardiert) dauert die Giftausscheidung unterschiedlich lange. Bei Agitation oder Krampfanfällen kommen Benzodiazepine zum Einsatz.

Beim Vorliegen von **EKG-Veränderungen** ist an eine Trizyklika-Intoxikation zu denken. Typische Befunde sind:

- Weiter QRS-Komplex (>100 ms)
- QTc-Verlängerung
- Sinustachykardie
- PR-Verlängerung

❶ **Cave**
Das Vorliegen von EKG-Veränderungen bei Trizyklika-Intoxikation stellt einen absoluten Notfall dar, da die Gefahr einer malignen Rhythmusstörung mit zunehmender Breite des QRS-Komplexes steigt.

Die Therapie erfolgt mittels umgehender Gabe von **Natrium-Bikarbonat.** Dies stabilisiert die kardialen Membranen. Die Gabe wird gemäß der Rückläufigkeit der QRS-Verlängerung titriert. Das Ziel ist eine QRS-Dauer von weniger als 100 ms. Des Weiteren kann Lipoemulsion eingesetzt werden. Die Gabe von hypertoner Kochsalzlösung oder Lidocain ist heute nicht mehr empfohlen.

❶ **Cave**
Die Krampfanfallgefahr korreliert mit der QRS-Dauer – je länger, desto höher die Gefahr.

Das **Serotonin-Syndrom** ist ein potenziell tödliches Phänomen. Es kann auftreten, wenn Patienten, die bereits ein Serotonin-Wiederaufnahme-inhibierendes Medikament einnehmen, ein zusätzliches Medikament derselben Substanzklasse einnehmen oder bei einer Intoxikation mit serotoninergen Medikamenten. Die Klinik ist unspezifisch und beinhaltet zentralnervöse Veränderungen, autonomische Dysfunktion und neuromuskuläre Veränderungen (Myoklonien). Die Therapie ist neben dem Absetzen der serotoninergen Medikamente supportiv.

19.7 Vergiftung mit Neuroleptika

Vergleichbar mit den Antidepressiva weisen Neuroleptika eine geringer therapeutische Breite auf. Neuroleptika sind oftmals Teil einer Mischintoxikation in suizidaler Absicht. Der Wirkmechanismus besteht in einer Hemmung der Dopaminrezeptoren. Es können jedoch auch anticholinerge Nebenwirkungen auftreten.

Klinisch finden sich bei Neuroleptika typischerweise extrapyramidale Symptome wie Dyskinesien, Muskelkrämpfe, Bewusstseinsstörungen sind ebenfalls häufig. Im Extremfall kann es zu einem malignen neuroleptischen Syndrom kommen.

Beim Vorliegen von schweren **extrapyramidalen Symptomen** kann Biperiden (0,04 mg/kgKG iv) eingesetzt werden.

Das **maligne neuroleptische Syndrom** ist eine seltene, aber oftmals fatale Komplikation von antipsychotischen Medikamenten (insbesondere der älteren Generationen). Die Pathophysiologie ist nicht ganz geklärt, primär wird jedoch die antidopaminerge Wirkung der Medikamente in den Basalganglien sowie Veränderungen der GABA-, Serotonin- und Glutamatübertragung verantwortlich gemacht.

Risikofaktoren sind genetische Faktoren, Elektrolytverschiebungen, Depressionen, akute Erkrankungen sowie Dehydratation und Suchterkrankungen.

Wegweisende **Befunde** sind:

- Hyperthermie
- Generalisierte extreme Muskelrigidität
- Autonome Instabilität
- Veränderter Mentalstatus (normalerweise das erste Symptom)

Der Unterschied zum Serotoninsyndrom liegt in erster Linie im Vorliegen von Muskelrigidität beim malignen neuroleptischen Syndrom und bei Myoklonie beim Serotonin-Syndrom.

Die Symptome treten 24–72 h nach der ersten Einnahme auf, können aber gelegentlich auch bei Patienten mit chronischer Neuroleptika-Einnahme auftreten.

Diagnostisch gibt es keine pathognomonischen Veränderungen, welche ein malignes neuroleptisches Syndrom klar diagnostizieren. Laborchemisch finden sich jedoch typischerweise folgende unterstützende Befunde:

- Erhöhte Serum-Kreatininkinase (>1000 U/l)
- Leukozytose
- Erhöhte Laktatdehydrogenase, Transaminasen, alkalische Phosphatase
- Metabolisches Azidose und Elektrolytverschiebungen
- Myoglobinurie und akutes Nierenversagen
- Tiefes Serum-Eisen

Die **Therapie** wird erfolgt interdisziplinär zusammen mit den Kollegen der Psychiatrie:

Stoppen des auslösenden Medikaments

Sicherung der Vitalfunktionen: Aufnahme auf die Intensivstation

Benzodiazepine zur Behandlung der Agitation: z. B. Lorazepam 1–2 mg i.v.

Dopaminagonisten: Amantadin 200–400 mg/d oder Bromocriptin 3x 2,5 mgd können versucht werden.

Dantrolen: Dieses wird bei extremer Hyperthermie und schwerer Rigidität eingesetzt. Initial werden 1–2,5 mg/kg i.v. verabreicht. Danach kann bis zu einer Maximaldosis von 1 mg/kg alle 6 h therapiert werden. Wichtige Nebenwirkungen sind respiratorische Insuffizienz und Heptatotoxizität. Eine intensive Überwachung ist deswegen zwingend.

Elektrokrampftherapie: Als ultima ratio kann eine Elektrokrampftherapie durchgeführt werden, wenn das maligne neuroleptische Syndrom refraktär auf medikamentöse Therapie ist.

❗ Cave

Succinylcholin darf wegen der Gefahr von lebensbedrohlichen Hyperkaliämien nicht verwendet werden.

Die Gefahr eines Wiederauftretens bei Wiederaufnahme der neuroleptischen Therapie ist ungefähr 30 %.

Literatur

Michels G, Weilemann S (2017) Intoxikationen. In: Michels G, Kochanek M (Hrsg) Repetitorium Internistische Intensivmedizin. Springer, Heidelberg

Hirntod und Organspende

© Springer-Verlag GmbH Deutschland, ein Teil von Springer Nature 2020
M. Glas und C. A. Pfortmüller, *Mein erster Dienst – Intensivmedizin,*
https://doi.org/10.1007/978-3-662-61641-3_20

Nach aktuellem medizinischem und rechtlichem Standard ist ein Versterben eines Menschen auf zwei verschiedene Arten möglich: durch Hirntod oder Tod durch Herz-Kreislauf-Stillstand. Beide Todesdefinitionen sind einander gleichgestellt.

Als Hirntod wird ein kompletter und irreversibler Funktionsverlust aller Hirn- und Hirnstammfunktionen aus bekannter Ursache bezeichnet. Außerhalb des medizinischen Settings führt das Eintreten des Hirntodes unweigerlich aufgrund von Sauerstoffmangel innerhalb weniger Minuten zum konsekutiven Herztod. Befindet sich der Mensch jedoch auf einer Intensivstation, persistieren die übrigen Körperfunktionen trotz erfolgtem Hirntod, da die Sauerstoffzufuhr durch die invasive Beatmung sichergestellt ist.

Der Hirntodbegriff ist von großer Bedeutung für die moderne Transplantationsmedizin (DBD, Donation after Brain Death).

20.1 Hirntoddiagnostik

Der Hirntod wird durch eine primäre Hirnschädigung hervorgerufen, welche zu einem irreversiblen Funktionsausfall des Hirns einschliesslich des Hirnstamms führt. Des Weiteren kann ein anhaltender Kreislaufstillstand, welcher zu einer prolongiert verminderten zerebralen Blutzufuhr oder einem Unterbruch desselben führt, den irreversiblen Ausfall aller Hirn -und Hirnstammfunktionen herbeiführen.

Klinisch kann der Prozess der zerebralen Herniation oder „Einklemmung" oftmals anhand einer therapierefraktären schweren Hypertonie mit gleichzeitiger Bradykardie erkannt werden. Danach werden die Patienten meist hypoton.

Die **erste Voraussetzung,** bevor mit der Hirntoddiagnostik begonnen werden kann, ist, dass **die Ursache der tödlichen Hirnschädigung zwingend bekannt sein muss.**

Des Weiteren müssen bestimmte Krankheiten, welche eine dem Hirntod ähnliche klinische Präsentation aufweisen können, systematisch ausgeschlossen werden. Hierzu gehören:

- Schock
- Hypothermie (<32 °C)
- Elektrolytentgleisung (z. B. Hyperosmolarität, Hypophosphatämie)
- Hypoxische Enzephalopathie
- Toxisch-metabolische Enzephalopathie (z. B. Hyperammonämie, Urämie, Wernicke-Enzephalopathie)
- Toxisch-medikamentöse Enzephalopathie (z. B. Benzodiazepine, Barbiturate, andere Antiepileptika, Psychotropika)
- Septische Enzephalopathie
- Traumatische Enzephalopathie (diffuse axonale Schädigung)
- Endokrine Enzephalopathie (z. B. Hypothyreose)
- Polyradikuloneuritiden (Guillain-Barré-Syndrom, Miller-Fisher-Syndrom)
- Neuro-muskulär wirksame Medikamente und/oder Drogen

❗ Cave
Zwingend Halbwertszeiten und allfällige
Akkumulationen evaluieren!

Ist die primäre Ätiologie der zum Hirntod führenden Schädigung bekannt und mögliche „Imitatoren" ausgeschlossen, kann zur eigentlichen Hirntoddiagnostik übergegangen werden.

Die Feststellung des Todes erfolgt durch eine **klinische Untersuchung.** Dabei müssen die folgenden sieben Zeichen nachgewiesen werden:

1. Komatöser Zustand (areaktive Bewusstlosigkeit)
2. Lichtstarre beider, ohne Mydriatikum mittel bis maximal weiten Pupillen
3. Beidseitiges Fehlen des okulo-zephalen bzw. des vestibulo-okulären Reflexes
4. Beidseitiges Fehlen des Kornealreflexes
5. Fehlen von Reaktionen auf Schmerzreize beidseits im Trigeminusbereich und von zerebralen Reaktionen auf Schmerzreize außerhalb des Trigeminusbereichs;
6. Fehlende Reflexantwort auf tracheale und pharyngeale Reize
7. Fehlen der Spontanatmung (Apnoetest)

Der **Apnoetest** zum Ausschluss einer persistierenden Spontanatmung kann wie folgt durchgeführt werden (modifiziert nach SAMW-Richtlinie „Feststellung des Todes im Hinblick auf Organtransplantionen und Vorbereitung der Organentnahme"):

1. Grundvoraussetzung: Beatmung mit $FiO_2 = 1,0$, kontinuierliche Überwachung mittels SpO_2. Arterielle Blutgasanalyse zur Messung des

Ausgangswertes von p_aCO_2, arteriellem pH und zur Erstellung der Korrelation zwischen p_aCO_2 und $etCO_2$

2. Maschinelle Hypoventilation unter $etCO_2$-Kontrolle mit 0,5–2 l/min Atemminutenvolumen unter Beibehaltung eines PEEP ≥ 5 mmHg, bis ein p_aCO_2 von 60 mmHg oder eine Steigerung um 20 mmHg vom Ausgangswert erwartet werden kann

3. Bei erwartetem paCO2 von 60mmHg: Abnahme ABGA zum Nachweis, dass der paCO2-Partialdruck über 60 mmHg gestiegen und der pH-Wert unter 7,30 gesunken ist

4. Dekonnektion des Patienten vom Respirator. Die Sauerstoffversorgung wird durch eine Sonde im Trachealtubus mit kontinuierlichem O_2-Fluss von 2–4 l/min gewährleistet

5. Beobachten der Atembewegungen

6. Wiederanschluss des Patienten an den Respirator mit den initialen Ventilationsparametern

Adaptationsmöglichkeit: Bei Patienten mit schwerer Oxygenationsstörung besteht die Möglichkeit, das Beatmungsgerät bei ausgeschalteter Apnoeventilation unter Beibehaltung des PEEP auf einen Spontanatmungsmodus umzustellen und daraufhin den Patienten während 3 min auf das Fehlen von Atembewegungen zu überwachen.

❶ Cave
Zu hohe Sensibilität des Flow-Triggers!

Falls Funktionen der Hirnnerven klinisch nicht untersucht oder potenziell reversible Faktoren als Mitursache nicht ausgeschlossen werden können, ist eine technische Zusatzuntersuchung erforderlich (Angio-CT, Perfusions-CT, transkranielle Doppler- und Farbduplexsonographie, digitale Subtraktionsangiographie, MRI). Diese hat zum Ziel, Stillstand der zerebralen Zirkulation zu beweisen.

Regionale Unterschiede Bzgl. des detaillierten Ablaufs der Hirntoddiagnostik gibt es länderspezifische Unterschiede, auf die im Folgenden kurz eingegangen werden soll:

- **Deutschland**
  - Die Todesfeststellung erfolgt durch zwei unabhängige Ärzte. Diese müssen Fachärzte sein und über eine mehrjährige Erfahrung in der Intensivbehandlung von Patienten mit akuten schweren Hirnschädigungen verfügen. Mindestens einer der Ärzte muss entsprechender Facharzt für Neurologie oder Neurochirurgie sein.
  - Die Irreversibilität des Hirnfunktionsausfalls ist erst dann nachgewiesen, wenn die klinischen Ausfallsymptome bei primärer supratentorieller Hirnschädigung nach mindestens 12 h oder bei sekundärer Hirnschädigung nach mindestens 72 h erneut übereinstimmend nachgewiesen worden sind.
  - Die Irreversibilität des Hirnfunktionsausfalls kann außer durch die nach der Wartezeit erneute klinische Untersuchungen alternativ (ohne Wartezeit und ohne klinische Verlaufsuntersuchungen) durch eine Zusatzuntersuchung (Nachweis des zerebralen Perfusionsstillstandes oder eines isoelektrischen EEG) nachgewiesen werden.

- Der Hirntod muss von den ärztlichen Untersuchern unabhängig voneinander festgestellt werden. Als Todeszeitpunkt wird der Zeitpunkt gewertet, zu dem durch den ersten Untersucher der Tod festgestellt wurde.

Schweiz

- Die klinische Untersuchung erfolgt durch zwei Fachärzte. Einer der Untersucher darf nicht direkt in die Betreuung des Patienten involviert sein.
- Wenn der behandelnde Intensivmediziner nicht einer der beiden beurteilenden Fachärzte ist, so ist er in die Beurteilung einzubeziehen.
- Der Hirntod muss von den ärztlichen Untersuchern unabhängig voneinander festgestellt werden. Als Todeszeitpunkt wird der Zeitpunkt gewertet, zu dem durch den ersten Untersucher der Tod festgestellt wurde.

Österreich

- Der Hirntod muss durch einen Arzt festgestellt werden, die/der weder die Entnahme noch die Einpflanzung durchführt und an diesen Eingriffen auch sonst nicht beteilig.
- Es erfolgen zwei klinische Untersuchungen. Dabei wird das Koma, das Fehlen sämtlicher Hirnstammreflexe überprüft und der Apnoetest durchgeführt.
- Es werden ergänzende Untersuchungen durchgeführt, vorrangig die Elektroenzephalographie (EEG).
- Mit der Diagnose „Hirntodsyndrom" ist der Hirntod festgestellt.

20.2 **Betreuung von Organspendern**

Voraussetzungen dafür, dass bei einem Patienten nach dessen Todesfeststellung Organe für eine Transplantation entnommen werden dürfen, sind:

1. Die verstorbene Person selbst (durch Organ-spendeausweis, Patientenverfügung Vorsorgeauf-trag) oder die nächststehenden Angehörigen haben entsprechend dem mutmasslichen Patientenwillen der Organentnahme zugestimmt (Zustimmungs-lösung) beziehungsweise haben eine Organspende nicht abgelehnt (Widerspruchslösung). Ob die Zustimmungs- (z. B. Schweiz oder Deutschland) oder Widerspruchslösung (z. B. Österreich) gilt, ist in der Gesetzgebung des jeweiligen Landes festgelegt. Der mutmassliche Wille des Patienten und die Frage nach Organspende wird in einer Sequenz von zwei Gesprächen mit zeitlichem Abstand durchgeführt. In einem ersten Gespräch wird der Familie die infauste Prognose und das Versterben des Patienten mit-geteilt. In einem zweiten, zeitlich versetzen Gespräch wird dann über eine mögliche Organspende, respektive den mutmasslichen Patientenwillen dies-bezüglich gesprochen.
2. Es liegen keine medizinischen Kontraindikationen (siehe ◘ Tab. 20.1) vor.
3. Das Einverständnis der Untersuchungsbehörden (Staatsanwaltschaft) bei nicht natürlichem Tod liegt vor.
4. Der irreversible Funktionsausfall von Hirn- und Hirnstamm wurde festgestellt (vgl. ▶ Abschn. 20.1).

◻ **Tab. 20.1**   Kontraindikationen für die Organspende. (modifiziert nach Swisstransplant „The Swiss Donation Pathway, Modul I Spenderkennung und Spendermeldung")

Absolute Kontraindikationen	Relative Kontraindikationen
– Schwere systemisch unkontrollierte Infektion oder Infektion unbekannter Ursache – Tollwut-Infektion – Aktive Tuberkulose – Prionenerkrankung – Degenerative Erkrankung des zentralen Nervensystems unbekannter Ursache – Tumor, unabhängig vom Ort des Befalls (Ausnahme: Primärtumor des zentralen Nervensystems, der keine Metastasen bildet, primäres Basalzellkarzinom der Haut, Gebärmutterhalskarzinom, bösartiger Tumor ohne Rückfall nach fünf Jahren)	– HIV (je nach Status des Empfängers) – Hepatitis C (je nach Status des Empfängers) – Hepatitis B mit HBs-Ag (je nach Status des Empfängers) – Aplastische Anämie, Agranulozytose, Hämophilie

Die Betreuung von Patienten vor der Organentnahme erfolgt durch den zuständigen Intensivmediziner in enger Zusammenarbeit mit der örtlichen Organtransplantationskoordination. Die maximale Dauer der organerhaltenden Therapie ist gesetzlich festgelegt und beträgt in der Schweiz maximal 72 h. Danach muss die Therapie eingestellt werden, insofern sich keine Empfänger für die Organe finden. Der Behandlungsschwerpunkt während der organerhaltenden Therapie richtet sich nun nach festgestelltem Hirntod ausschließlich auf die

Organenthaltung aus, um die Qualität der zu transplantierenden Organe so optimal wie möglich zu erhalten. Oftmals sind zudem zusätzliche Untersuchungen zwecks Organabklärung notwendig (z. B. Echokardiographie, EKG, Sonographie des Abdomens, CT-Untersuchungen oder möglicherweise sogar eine Koronarangiographie). Welche Zusatzuntersuchungen notwendig sind, wird durch die Organtransplantationskoordination festgelegt.

Behandlungsziele und spezifische Therapie im Rahmen der Organerhaltung:

- Anstreben eines Mitteldrucks zwischen 60–90 mmHg und einer normalen Herzfrequenz (50–110/min)
- Euvolämie und Urinoutput 0,5 ml/h anstreben
- Laktat <2 mmol/l und warme Peripherie
- $SvO_2 > 65\%$
- Normwertige Elektrolyte und Blutzucker
- Bei Hypotonie wird als erstes Noradrenalin eingesetzt, bei kardialer Funktionsstörung Dobutamin

Aufgrund des totalen Ausfalls der Hirnfunktion kommt es unmittelbar zu einer Störung der hypophysären Hormonproduktion, welche beachtet und potenziell substituiert werden müssen.

- Bei allen Organspendern zu substituieren: Hydrocortison 50 mg 6-stündlich (200 mg/d)
- Levothyroxin oder Trijodthyronin bei Bradykardie, schlechter kardialer Funktion oder persistierender Hypotonie
- Bei Diabetes insipidus: Desmopressin 0,25–2 μg einmalig oder bei Bedarf alle 6 h

> ❗ **Cave**
> Bei hirntoten Patienten, bei denen eine organerhaltende Therapie durchgeführt wird, muss im Falle eines Herz-Kreislauf-Stillstandes eine kardiopulmonale Reanimation erfolgen.

20.3 Organentnahme nach Tod durch Kreislaufstillstand (Donation After Cardiac Death, DCD)

Neben der Organentnahme nach eingetretenem Hirntod besteht das in einigen Ländern Konzept der Organentnahme nach Tod durch Kreislaufstillstand (DCD). Dieses ist jedoch nicht unumstritten und wird beispielsweise von verschiedenen deutschen Fachgesellschaften (GN, DGNC, DGNI) als „grundlegend falsch" abgelehnt.

Bzgl. des Eintretens des Kreislaufstillstands werden gemäß der „Maastricht-Klassifikation" folgende Kategorien unterschieden:

- **Maastricht-Kategorie 1:** Tod bereits eingetreten bei Ankunft im Krankenhaus
- **Maastricht-Kategorie 2:** Tod nach erfolgloser Reanimation
- **Maastricht-Kategorie 3:** Tod nach Abbruch von lebenserhaltenden Maßnahmen
- **Maastricht-Kategorie 4:** Kreislaufstillstand bei vorgängigem Tod infolge primärer Hirnschädigung

Sofern die oben genannten, allgemeinen Voraussetzungen zur Bereitschaft für eine Organspende getroffen werden, kann dies eine enorme logistische Herausforderung für das betreuende Team bedeuten. Während bei Kategorie 3 der Abbruch der Therapie und der Weg zur Ermöglichung der Organspende planbar ist, liegt bei den Kategorien 1–2 eine Situation vorliegt, in der unter großem Zeitdruck Entscheidungen getroffen werden müssen.

Beispielhaft soll das Vorgehen bei einer geplanten Organspende nach Maastricht-Kategorie 3 dargestellt werden:

- Der Patient wird für den geplanten Abbruch der Therapie in den Operationssaal oder die in Nähe des Operationssaals gebracht, dort erfolgen Therapieabbruch und Extubation.
- Die funktionelle, warme Ischämiezeit beginnt bei einem MAP < 50 mmHg; diese ist auf eine maximale Dauer von 2 h begrenzt – kommt es nicht innerhalb dieser Zeit zum Kreislaufstillstand, so kann eine anschließende Organentnahme nicht durchgeführt werden.
- Die Feststellung des Kreislaufstillstands (fehlende Herzaktivität) erfolgt mittels transthorakaler oder transösophagealer Echokardiographie.
- Nach einer anschließenden Wartezeit von mindestens 5 min nach Kreislaufstillstand (ohne Durchführung von Reanimationsmaßnahmen) werden die **klinischen Kriterien der Feststellung des Hirntodes angewandt** (▶ Abschn. 20.1). Der Apnoetest als Zeichen einer fehlenden Spontanatmung entfällt – die 5-minütige beatmungsfreie Wartezeit ohne Wiedereinsetzen der

Spontanatmung gilt als hinreichender Beweis für eine nicht-vorhandene Spontanatmung.

- Der Tod wird durch zwei unabhängige und bei der Organentnahme nicht beteiligte Ärzte bestätigt.
- Es wird mit der chirurgischen Präparation zur Organentnahme begonnen.

Literatur

Michels G, Weilemann S (2017) Intoxikationen. In: Michels G, Kochanek M (Hrsg) Repetitorium Internistische Intensivmedizin. Springer, Berlin

Ethische Aspekte

© Springer-Verlag GmbH Deutschland, ein Teil von Springer Nature
2020
M. Glas und C. A. Pfortmüller, *Mein erster Dienst – Intensivmedizin*,
https://doi.org/10.1007/978-3-662-61641-3_21

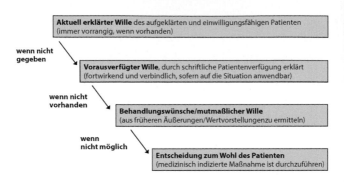

Abb. 21.1   Stufenschema zur Ermittlung des Patientenwillens. (Aus Winkler et al. 2012)

Die Grenzen der modernen (Intensiv-)Medizin werden immer weiter ausgelotet und die Möglichkeiten, die uns zur Verfügung stehen, um Organfunktionen zu stabilisieren und Patienten am Leben zu erhalten, scheinen beinahe unbegrenzt zu sein. Die Eskalation der Maßnahmen erscheint erfahrungsgemäss immer leichter umzusetzen als eine Limitierung der Therapie. Oberste Prämisse für den Rahmen, in dem sich die intensivmedizinischen Maßnahmen bewegen, sind jedoch stets die Würde und der (mutmassliche) Wille des Patienten, siehe ◘ Abb. 21.1.

21.1 Kommunikation – schwierige Angehörigengespräche

Intensivmedizin ist Teamwork – und die Angehörigen des Patienten sollten sich als Teil dieses Teams fühlen. Eine offene, ehrliche und angepasste Kommunikation in dieser Extremsituation, in der auch sie sich befinden, ist daher der Schlüssel zu einem guten Verhältnis zwischen Intensivmedizinexperten und -laien.

Entsprechende Kommunikationsfähigkeiten, um auch schwierige Themen und gegebenenfalls für den Patienten lebensentscheidende Kommunikationssituationen zu meistern, gehören daher neben den theoretischen und manuellen medizinischen Kenntnissen ebenso zum Repertoire eines guten Intensivmediziners. Eine insuffiziente Kommunikation mit den Angehörigen hingegen resultiert in einem schlechten oder falschen Verständnis von Diagnose, Behandlung sowie Prognose und birgt Konfliktpotenzial.

Folgende Aspekte können helfen, das Verhältnis zwischen Angehörigen und Intensivpersonal zu stärken oder zu verbessen und Konsens bei wichtigen Entscheidungen zu erreichen.

- Angehörige bei Visiten oder auch kleineren Interventionen nicht vom Patientenbett wegschicken (aber nicht zulasten von Privatsphäre und Datenschutz der Nachbarpatienten).
- Liberalisierung oder gar Verzicht von begrenzten Besuchszeiten – ohne jedoch die medizinische Arbeit zu behindern.
- Einen primären Ansprechpartner aus dem Angehörigenkreis für den (telefonischen) Informationsaustausch bestimmen – so kann Missverständnissen vorgebeugt werden.
- Zeitpunkte festlegen, zu denen sich Angehörige über aktuelle Geschehnisse telefonisch bei der betreuenden Pflegekraft informieren können.

- Bei kritischen Situationen bei Gesprächen unbedingt erfahrene Kollegen (Oberarzt, etc.) hinzuziehen.
- Eine gemeinsame Sprache sprechen (Probleme laienverständlich darstellen), Sachverhalte offen kommunizieren, Raum für „Pausen" und „Stille" im Gespräch ermöglichen, damit die Angehörigen ihre Emotionen verarbeiten können.
- Kulturelle und religiöse Hintergründe müssen beachtet und respektiert werden.
- Gespräche mit Angehörigen, falls immer möglich, vorausplanen: die Patientenakte und den Verlauf kennen, das Gespräch interdisziplinär zusammen mit anderen Mitgliedern des Behandlungsteams führen (Intensivpflegekraft, mitbetreuende Disziplinen, ggf. Seelsorge-Team), Gesprächsinhalt und -ablauf absprechen.
- Störungen von außen vermeiden, Telefone und Sucher für Angehörigengespräche vorübergehend an Kollegen abgeben.
- Eine angemessene Umgebung für Angehörigengespräche suchen – ein ruhiger Raum abseits der Hektik ist die bessere Alternative.
- Das Angehörigengespräch nutzen, um seinen Patienten kennenzulernen: Welche Wert- und Krankheitsvorstellungen hat der Patient? Wie war der Zustand vor der Krankenhausaufnahme? Gab es Äußerungen zu Therapieeinschränkungen, die nicht in schriftlicher Form vorliegen?
- Sich Zeit für das Gespräch nehmen, selbst wenn man eigentlich keine Zeit hat. Das Arztgespräch ist für die Angehörigen ein sehr zentrales und wichtiges Element, gut geführte

Arztgespräche können Konflikten vorbeugen und die Angehörigenzufriedenheit sowie post-traumatische Belastungsstörungen bei Angehörigen maßgeblich vermindern.

– Emotionen der Angehörigen brauchen ihren Raum. Ein Arztgespräch auf der Intensivstation führt bei Angehörigen oftmals zu Emotionen, es wird geweint, es können aber auch Aggressionen, Unverständnis oder Vorwürfe geäußert werden. Oftmals ist es nicht nötig, diesen Emotionen direkt zu begegnen, zuhören und "Da sein" alleine schafft oftmals Abhilfe. Insbesondere bei Aggressionen oder Vorwürfen ist eine Entgegnung mit Unschuldsbeteuerung oftmals kontraproduktiv. Die emotionalen Reaktionen sind eine ganz menschliche Reaktion auf den potenziellen Verlust eines Angehörigen.

Zum Erlernen von Kommunikationsfertigkeiten in kritischen medizinischen Situationen empfehlen wir unbedingt, einen entsprechenden Fortbildungskurs zu absolvieren, der von einer medizinischen Fachgesellschaft ausgerichtet wird (in der Schweiz beispielsweise: Swisstransplant „Kommunikation im Organspendeprozess").

21.2 End of Life-Entscheidungen, palliative Intensivtherapie

Zwischen Intensiv- und Palliativmedizin besteht ein fliessender Übergang. Insbesondere, wenn bereits bei Aufnahme eine Therapielimitierung (durch den einwilligungsfähigen Patienten, eine Patientenverfügung, einen Betreuer oder eine Vorsorgevollmacht) besteht oder sich im Laufe einer Therapie deren Ziele aufgrund von neuen Aspekten ändern, können palliativmedizinische Aspekte rasch in den Vordergrund treten.

21.2.1 Entscheidung zur Therapiebegrenzung

Folgende Grundsätze müssen berücksichtigt werden, um Konsens bei einer Therapiebegrenzung zu erreichen

- Die Empfehlung zur Therapieeinschränkung sollte interdisziplinär, abgestützt durch erfahrene Ärzte (Oberärzte, Chefärzte), erfolgen.
- Patientenwürde und -wille haben oberste Priorität: ist dieser nicht bekannt, so muss der mutmaßliche Patientenwille im Rahmen von Angehörigengesprächen eruiert werden.
- Bei der Entscheidung werden alle in die Behandlung involvierten Disziplinen miteinbezogen.
- Eine offene und ehrliche Kommunikation mit den Angehörigen ist maßgeblich für Akzeptanz einer Begrenzung der Intensivmaßnahmen.
- Keine überhasteten Entscheidungen: Die Entscheidung zur Therapieeinschränkung sollte nach sorgfältiger Recherche und Abwägung durch das betreuende Ärzteteam (inkl. Oberarzt, ggf. Chefarzt) gefällt werden – nicht durch den Nachtdienst-Assistenzarzt, der Patienten evtl. zum ersten Mal sieht.

- Kein Hinauszögern bei Änderung der Therapieziele: Wird eine Therapiebegrenzung festgelegt, sollte deren Umsetzung im Behandlungsplan zeitnah erfolgen, nichtsdestotrotz muss den Angehörigen die Zeit zur Verabschiedung, wenn immer möglich, eingeräumt werden. Dieser Prozess dauert aber erfahrungsgemäß meistens nicht mehr als maximal ein paar Stunden.
- Dokumentation: Die Änderung der Therapie und die Hintergründe dafür werden nachvollziehbar in der Patientenakte dokumentiert und müssen allen Mitgliedern des Behandlungsteams bekannt sein.
- Re-Evaluation der Therapieziele: Eine Therapiebegrenzung kann durchaus ein dynamischer Prozess sein; bei Zustandsänderung können die Therapieziele in die eine oder andere Richtung angepasst werden.

21.2.2 Ausmass der Therapielimitierung

- Therapielimitierung: Ein bestimmtes Maß an Intensivtherapie wird nicht überschritten (z. B. Verzicht auf invasive Beatmung, Vasoaktiva-Behandlung, Nierenersatztherapie, Antibiotika). Dies kann auch bedeuten, dass die **aktuellen Maßnahmen weitergeführt werden (z. B. Antibiotika, Vasoaktiva), aber die Dosen nicht erhöht und Verschlechterungen nicht mehr behandelt werden.**
- Therapiereduktion (forward strategy): Begonnene Maßnahmen werden zurückgefahren, aber nicht mehr erhöht (z. B. Verzicht auf Re-Intubation nach Extubation, keine erneute Infektbehandlung, etc.).

- Therapiebeendigung (Komforttherapie/**Palliation**):
  Aufgrund eines aussichtslosen Zustandes ohne
  Möglichkeit der Verbesserung stehen als klassische
  palliativmedizinische Ziele die Komfortbehandlung,
  Abwesenheit von Schmerzen und Stressabschirmung
  im Vordergrund der Behandlung. Intensivmedizinische Therapieziele mit Organunterstützung in
  kurativer Absicht werden fallengelassen. Das Haupt-
  augenmerk liegt bei einer Palliation darin, Schmerzen,
  Angst und Atemnot zu behandeln, des Weiteren
  wird auf eine ausreichende Flüssigkeitszufuhr
  geachtet. Oftmals kommen hierbei Medikamente
  wie Opiate oder Benzodiazepine zum Einsatz. Diese
  Medikamente können als Nebenwirkung auch eine
  Beschleunigung des Todesprozesses zur Folge haben.
  Der früher eintretende Tod des Patienten wird dabei
  als „Nebenwirkung" akzeptiert (ethisches Prinzip
  der Doppelwirkung). Generell werden durch die
  Umstellung auf eine Komforttherapie auf der Intensivstation die Kriterien einer indirekten (!) Sterbehilfe
  erfüllt. Diese wird jedoch ethisch sowie mediko-legal
  als zulässig betrachtet. Beispiele: aktive Beendigung
  einer Vasoaktiva- oder Antibiotika-Therapie,
  Extubation unter Symptomkontrolle aber mit Inkauf-
  nahme einer respiratorischen Insuffizienz.
- **Primärer Verzicht auf eine Intensivtherapie:** Bei klar
  dokumentiertem entsprechendem Patientenwillen
  kann trotz bestehender medizinischer Indikation
  auf die Intensivaufnahme verzichtet werden. Des
  Weiteren gibt es Fällen, in welchen eine Aufnahme
  auf die Intensivstation kritisch zu hinterfragen ist,
  so zum Beispiel bei einem Patienten mit einem weit

fortgeschrittenen Tumorleiden ohne Heilungschance. Wenn kein dokumentierter Patientenwille vorliegt, soll eine Ablehnung einer Intensivbehandlung ausschließlich im interdisziplinären Konsens durch erfahrene (!) Ärzte (Oberärzte, Chefärzte) getroffen werden. Bei Unklarheit oder wenn kein erfahrener Arzt verfügbar ist, sollte der Patient zur Therapie auf Intensivstation aufgenommen werden, um dort den Patientenwillen und das weitere Vorgehen abzuklären.

21.2.3 Beispiel zum praktischen Vorgehen bei der Umstellung auf Komforttherapie

Nach einem Herz-Kreislauf-Stillstand wurde der 76-jährige Herr M. 35 min lang außerhalb des Krankenhauses reanimiert. Nach Wiederherstellung eines Spontankreislaufes bei initialem Kammerflimmern erfolgte der Transport des anhaltend katecholaminpflichtigen Patienten in das Herzkatheterlabor des örtlichen Klinikums. Dort erfolgte bei RIVA-Verschluss die erfolgreiche PTCA und Stent-Einlage. Zudem wurden bei weiteren signifikanten Stenosen der Koronarien zusätzliche Stents implantiert. Der Patient wird nach Koronarintervention bei ausgebauter medikamentöser Herz-Kreislauf-Unterstützung auf Ihre Intensivstation gebracht. Sie führen ein 24-stündiges Temperaturmanagement bei 36 °C durch. Bei kardiogenem Schock benötigt Herr M. weiterhin hohe Dosen an Katecholaminen, es entwickelt sich ein anurisches Nierenversagen. Nach einem Tag führen Sie einen Aufwachversuch durch, bei dem der Patient zwar beginnt, spontan zu atmen, jedoch nicht kontaktierbar ist und Myoklonien zeigt. Sie führen die Postreanimationsdiagnostik nach den internen Klinikstandards durch: Trotz anfallsunterdrückender Behandlung ergibt das EEG einen Status myoclonicus, das MRI zeigt eine ausgeprägte hypoxische Enzephalopathie.

Auch 72 h nach Reanimation ist der klinische Zustand im Wesentlichen unverändert. Sie hatten in den vergangenen Tagen die Möglichkeit, in mehreren Gesprächen die Familie des Patienten kennenzulernen (zwei Söhne und eine Tochter, die Ehefrau des Patienten war bereits vor Jahren verstorben). In einem erneuten Gespräch zusammen mit dem betreuenden Pflegefachmann und Ihrem Oberarzt teilen Sie nun der Familie die schlechte Prognose mit, die sich aus dem klinischen Bild und der Diagnostik ergibt und dass voraussichtlich eine volle Pflegeabhängigkeit bestehen wird, ohne dass der Patient wieder er selbst wird. Die Familie ist erschüttert und möchte für den Augenblick für sich sein. Sie vereinbaren aber ein weiteres Gespräch für einige Stunden später, um darin das weitere Vorgehen zu besprechen. Darin wiederholen Sie wesentliche Inhalte des vorherigen Gesprächs, was die Familie nun deutlich gefasster aufnehmen kann. Sie bringen in Erfahrung, dass Herr M. gegenüber der Familie geäußert hatte, dass er sein Leben nach dem Tod seiner Frau, nicht mehr richtig geniessen konnte. Die Angehörigen teilen zudem mit, dass eine längerfristige „Therapie an Maschinen" nicht dem Naturell von Herrn M. entsprochen hätte. Ebenso hätte er nicht ein Pflegefall werden wollen. Eine Organspende sei für ihn nicht infrage gekommen. Sie erklären das Konzept der Komfort-Behandlung mit Änderung der Behandlungsziele. Die Familie stimmt nach Erbeten von Bedenkzeit dem Beginn der Komfort-Behandlung zu und möchte bei der Umsetzung am Patientenbett verweilen. Sie dokumentieren die Umstellung der Therapie im PDMS und in der digitalen Patientenakte. Bei am Tubus spontanatmendem, aber tachypnoeischem Patienten beginnen Sie mit einem niedrig-dosierten intravenösen Morphin-Perfusor, mit dem Ziel der Stress- und Schmerzreduktion. Sie sehen, dass die Atemfrequenz des Patienten unter 20/min fällt. Sie beenden die Katecholamintherapie und extubieren unter Symptomkontrolle den Patienten, die Magensonde wird ebenfalls entfernt. Der Überwachungsmonitor am Bett wird ausgeschaltet, die Vitalparameter können aber am Pflegestützpunkt beobachtet werden. Die Vitalparameter verschlechtern sich kontinuierlich und vier Stunden nach Umstellung auf Komfortbehandlung verstirbt Herr M. im Beisein seiner Familienangehörigen.

Literatur

Winkler, E., Borasio, G., Jacobs, P. et al. (2012) Münchner Leitlinie zu Entscheidungen am Lebensende. Ethik Med 24:221–234.
▶ https://doi.org/10.1007/s00481-011-0150-z

Algorithmen und Tabellen

© Springer-Verlag GmbH Deutschland, ein Teil von Springer Nature
2020
M. Glas und C. A. Pfortmüller, *Mein erster Dienst – Intensivmedizin,*
https://doi.org/10.1007/978-3-662-61641-3_22

◩ Abb. 22.1, 22.2 und 22.3
   ◩ Tab. 22.1, 22.2 und 22.3

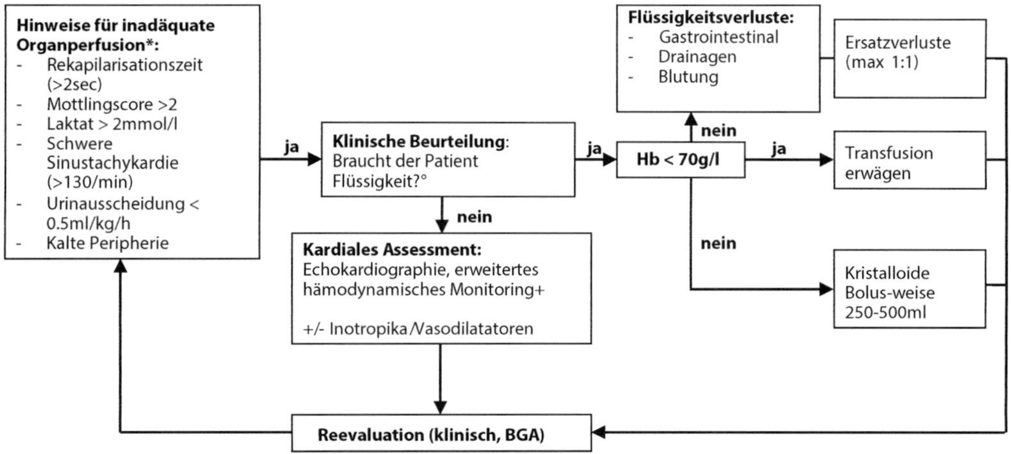
Hinweise für inadäquate Organperfusion*:
- Rekapilarisationszeit (>2sec)
- Mottlingscore >2
- Laktat > 2mmol/l
- Schwere Sinustachykardie (>130/min)
- Urinausscheidung < 0.5ml/kg/h
- Kalte Peripherie
ja
Klinische Beurteilung: Braucht der Patient Flüssigkeit?°
ja
Hb < 70g/l
nein
Flüssigkeitsverluste:
- Gastrointestinal
- Drainagen
- Blutung
Ersatzverluste (max 1:1)
ja
Transfusion erwägen
nein
Kristalloide Bolus-weise 250-500ml
nein
Kardiales Assessment:
Echokardiographie, erweitertes hämodynamisches Monitoring+
+/- Inotropika/Vasodilatatoren
Reevaluation (klinisch, BGA)

* Liste nicht abschliessend
° z. B. Schlagvolumenvariation, Passiv leg raising-Testung, Puls pressure-Variation mittels Ultraschall etc.
\+ z. B. PICO, Pulmonaliskatheter

Abb. 22.1 Hämodynamisches Assessment. (Mod. nach Takala 2008)

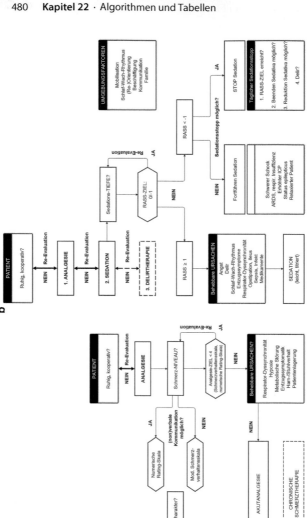

Abb. 22.2 a,b Analgosedierung. (Nach: Klinik für Intensivmedizin, Universitätsspital Bern, Inselspital. Mit freundlicher Genehmigung von Dr. med. M. Glas)

1. Was ist die primäre Störung

pH?

>7.45 = Alkalose
- pCO_2 ↑ primär metabolische Alkalose
- pCO_2 ↓ primär respiratorische Alkalose

<7.35 = Azidose
- pCO_2 ↓ primär respiratorische Azidose
- pCO_2 ↑ primär metabolische Azidose

Bei einer metabolischen Azidose

3. Errechnung der Anionenlücke (AG)

Anionenlücke = Natrium – (Chlorid+Bikarbonat) = 12-16*

Non-Aniongap Azidose = errechnete Anionenlücke = 12-16

Häufig: Hyperchlorämie (NaCl 0-9%ll), Addison, GIT-Verluste, Niereninsuffizienz

Aniongap Azidose = errechnete Anionenlücke > 16

Häufig: Laktatazidose, Paracetamol/Salicylatintoxikation, Ketoazidosen, toxische Alkohole

* Bei Patienten mit Leberinsuffizienz muss diese für Albumin korrigiert werden (+ Anionenlücke + 0.25*(4.5g/l-gemessenes Albumin))

2. Liegt eine zweite Säure-Base-Störung vor? Ist die Antwort des Körpers adäquat?

Winter Formel: (zu erwartendes pCO_2)

Bikarbonat*0.7+21 +/- 2= erw. pCO_2
- Wenn tatsächliches pCO_2 höher als errechnet = zusätzlich metabolische Alkalose
- Wenn tatsächliches pCO_2 kleiner als errechnet = zusätzlich respiratorische Alkalose

Bikarbonat*1.5+8 +/- 2=erw. pCO_2
- Wenn tatsächliches pCO_2 kleiner als errechnet = zusätzlich respiratorische Alkalose
- Wenn tatsächliches pCO_2 grösser als errechnet = zusätzlich respiratorische Azidose

Bei einer metabolischen Azidose mit vergr. Anionenlücke

4. Ursachensuche

- Laktatbestimmung
- Glucosebestimmung
- Urinstix
- Medikamentenscreening
- **Osmotische Lücke** bestimmen

= gemessene Osmolalität – berechnete Osmolalität

=2xNatrium+ Harnstoff + Glucose

Osmotische Lücke erweitert(>10mosm

Häufig: toxische Alkohole, Salicylate

Bei einer metabolischen Azidose mit vergr. Anionenlücke

5. Liegt eine 3. Säure-Basestörung vor?

Delta Lücke

$$\frac{\text{Gemessene AG} - \text{normale AG}}{\text{normales [HCO3-]} - \text{gemessenes [HCO3-]}}$$

= (AG -12)/(24 -Bic)

<0.4	reine hyperchlorämie non-AG Azidose
<1	AG + non AG Azidose
1-2	reine AG Azidose
>2	AG Azidose + metabolische Alkalose

◻ Abb. 22.3 Algorithmus zur Beurteilung von Säure-Base-Störungen by CAP 2019

◻ **Tab. 22.1**   Opioidumrechnung

Wirkstoff (Auswahl)	Analgetische Potenz (gegenüber Morphin)
Morphin	1
Fentanyl	100
Sufentanil	1000
Alfentanil	15–20
Remifentanil	100
Hydromorphon	8
Oxycodon (als Retardpräparat, in Kombination mit Naloxon verfügbar)	1,5–2
Naloxon	Kompetitiver Antagonist

◻ Tab. 22.2 Steroidumrechnung

Wirkstoff	Anti-inflammatorische Potenz	Glucocorticoide Potenz	Mineralocorticoide Potenz
Hydrocortison	20	1	1
Prednisolon	4	5	0
Triamcinolon	4	5	0
Dexamethason	0,75	25–30	0

Adaptiert aus: ▶ http://www.spitalpharmazie-basel.ch/pdf/glucocorticoide.pdf

◻ Tab. 22.3 Perfusoren und -laufraten

Medikament	Standarddosierung	Perfusormischung 50ml
Vasoaktiva		
Adrenalin (Adrenalin o. disulf.)	0,05–1 µg/kg/min	1 Amp. = 1 ml = 1 mg 1 ml + 49 ml NaCl 0,9 % Konzentration = 20 µg/ml Alternativ: 1 Amp. = 10 ml = 10 mg 10 ml + 40 ml NaCl 0,9 % Konzentration = 100 µg/ml
Noradrenalin (Noradrenalin Inj Lös)	0,05–1 µg/kg/min	1 Amp. = 1 ml = 1 mg 1 ml + 49 ml NaCl 0,9 % Konzentration = 20 µg/ml Alternativ: 1 Amp. = 10 ml = 10 mg 10 ml + 40 ml NaCl 0,9 % Konzentration = 100 µg/ml
Dobutamin (Dobutrex Pur)	5–15 µg/kg/min	Fertiglösung à 250 mg in 50 ml Konzentration: 5 mg/ml

(Fortsetzung)

◻ Tab. 22.3 (Fortsetzung)

Medikament	Standarddosierung	Perfusormischung 50ml
Milrinon (Milrinon Inj Lös)	0,3–0,75 µg/kg/min	1 Amp. = 10 ml = 10 mg 10 ml + 10 ml NaCl 0,9 % Konzentration = 0,5 mg/ml
Levosimendan (Simdax)	0,1–0,2 µg/kg/min	1 Amp. = 5 ml = 12,5 mg 10 ml + 40 ml NaCl 0,9 % Konzentration = 250 µg/ml
Vasodilatatoren		
Nitroglycerin (Nitroglycerin)	0,02–0,2 mg/kg/min	Fertiglösung à 50 mg in 50 ml Konzentration = 1 mg/ml
Nitroprussid natrium (Nitroprussiate Fides)	1–3 µg/kg/min	1 Amp. = 2,5 ml = 25 mg 2,5 ml + 47,5 ml Glucose 5 % Konzentration = 0,5 mg/ml
Antihypertensiva		
Urapidil (Ebrantil)	0,01–0,1 µg/kg/min oder 5–50 mg/h, max. 50 mg/h	2 Amp. = 10 ml = 100 mg 20 ml + 30 ml NaCl 0,9 % Konzentration 2 mg/ml

(Fortsetzung)

◻ Tab. 22.3   (Fortsetzung)

Medikament	Standarddosierung	Perfusormischung 50 ml
Labetolol (Trandate)	0,01–0,83 mg/kg/h oder 5–50 mg/h, max. 50 mg/h	1 Amp. = 20 ml = 100 mg 20 ml + 30 ml NaCl 0,9 % Konzentration = 2 mg/ml
Sedativa		
Propofol (Propofol 2% MCT)	1–4 mg/kg/h Max. 4 mg/kg/h für max. 96 h	Fertigampullen 50 ml Propfol 2 % Konzentration 20 mg/ml
Midazolam (Dormicum Pur)	0,04–0,3 mg/kg/h oder 2,5–20 mg/h	Fertiglösung à 250 mg in 50 ml Konzentration: 5 mg/ml
Clonidin (Catapressan)	0,5–2 µg/kg/h oder 25–150 µg/h Max. 150 µg/kg/h	1 Amp. = 1200 µg = 8 ml 1 ml + 49 ml NaCl 0,9 % Konzentration = 25 µg/ml
Dexmedetomidin (Dexdor)	0,2–1,4 µg/kg/h Max. 1,4 µg/kg/h	1 Amp. = 400 µg = 4 ml 4 ml + 46 ml NaCl 0,9 % Konzentration = 8 µg/ml

(Fortsetzung)

◻ Tab. 22.3 (Fortsetzung)

Medikament	Standarddosierung	Perfurormischung 50ml
Analgetika		
Fentanyl (Fentanyl Pur)	0,5–5 µg/kg/h oder 10–200 µg/h	Fertiglösung à 2500 µg in 50 ml Konzentration = 50 µg/ml
Remifentanil (Remifentanil TS Vial)	0,05–0,25 µg/kg/min[b]	1 Amp. = 5 mg = 5 ml 5 ml + 45 ml NaCl 0,9 % Konzentration = 100 µg/ml
Morphium[a] (Morphin HCL)	2–10 mg/h, gemäss individueller Einschätzung	Fertiglösung à 100 mg in 50 ml Konzentration = 2 mg/ml
Varia		
Alteplase (Actilyse ECOS)	Gemäss individueller Verordnung	1 Amp. = 10 mg = 10 ml 10 ml + 40 ml Aqua dest. Konzentration = 0,2 mg/ml
Amiodaron (Cordarone)	600–1200 mg/24 h	1 Amp. = 600 mg = 12 ml 12 ml + 38 ml Glucose 5 % Konzentration = 12,5 mg/ml

(Fortsetzung)

◻ **Tab. 22.3**   (Fortsetzung)

Medikament	Standarddosierung	Perfurormischung 50ml
Esmolol (Esmolol Orpha)	50–100 µg/kg/min	1 Amp. = 500 mg = 50 ml Konzentration = 10 mg/ml
Heparin (Heparin Inf Lös)	Gemäss individueller Verordnung	Fertiglösung à 20000 IE in 48 ml Konzentration = 417 IE/ml
Furosemid (Lasix)	5–40 mg/h	Fertiglösung à 500 mg in 50 ml Konzentration = 10 mg/ml
Insulin aspart (NovoRapid Inj Lös)	Gemäss individueller Verordnung	1 Amp. = 50 IE = 0,5 ml 0,5 ml + 49,5 ml NaCl 0,9 % Konzentration = 1 IE/ml

[a] für Palliation [b] Analgosedation

Literatur

Takala J, Dellinger RP, Koskinen K, St Andre A, Read M, Levy M et al (2008) Development and simultaneous application of multiple care protocols in critical care: a multicenter feasibility study. Intensive care med 34(8):1401–1410

Praxisanleitung Kathetereinlage

© Springer-Verlag GmbH Deutschland, ein Teil von Springer Nature
2020
M. Glas und C. A. Pfortmüller, *Mein erster Dienst – Intensivmedizin*,
https://doi.org/10.1007/978-3-662-61641-3_23

Nachfolgend soll eine kurze Praxisanleitung zur Kanülierung von arteriellen und zentral-venösen Gefässen gegeben werden. Generell muss vor Einlage einer Kanüle eine klare Indikationsstellung erfolgen sowie das Vorhandensein von Kontraindikationen evaluiert werden. Ebenso muss der Patient über die Kanülierung aufgeklärt werden. Die Kenntnisse über das benötigte Material, Basiskenntnisse des Ultraschalls und die möglichen Risiken/Komplikationen werden in diesem Kapitel vorausgesetzt, hierfür verweisen wir auf die gängigen Lehrbücher der Anästhesie oder Intensivmedizin.

Empfehlenswerte Videos finden sich auf der Seite des NEJM:

Arterielle Kanülierung: ▶ https://www.nejm.org/doi/full/10.1056/NEJMvcm044149

Zentralvenöse Kanülierung

Jugulär: ▶ https://www.nejm.org/doi/full/10.1056/NEJMvcm0810156

Subklavial: ▶ https://www.nejm.org/doi/full/10.1056/NEJMvcm074357

23.1 Kanülierung arterieller Gefässe

Eine arterielle Kanülierung erfolgt am häufigsten an der A. radialis. Des Weiteren können die Aa. brachialis, axillaris und femoralis superficialis verwendet werden. Bei allen Kanülierungen, abgesehen der A. radialis, ist die primäre Benutzung des Ultraschalls empfohlen.

1. **Schritt: Korrekte Lagerung**
   - A. *radialis:* Hand außenrotiert, Handgelenk leicht überstreckt, Lokalisation beim besten Tastbefund,

ggf. Hand durch einen Helfer festhalten lassen oder am Bett locker fixieren

— *A. brachialis:* in der Ellenbeuge, medial der Bizepssehne

— *A. axillaris:* in der Achselhöhle bei ausgestrecktem Arm, alternativ bei 90° abduziertem und im Ellbogengelenk 90° flektiertem Arm

— *A. femoralis superficialis:* unterhalb des Leistenbands, Bein leicht aussenrotiert und abduziert

– Es besteht keine Evidenz für die Durchführung eines Allen-Testes zur Überprüfung der Kollateralisation bei radialer Punktion.

2. **Schritt: Desinfektion und Lokalanästhesie**
3. **Identifikation des zu punktierenden Gefässes**

— Tastbefund

— Darstellung mit dem Ultraschall:

– **Cave:** Das Gefäss nicht mit dem Schallkopf komprimieren!

– Ggf.Farb-Doppler zur Hilfe nehmen

4. **Punktion**

Distal der Palpationsstelle bzw. des Ultraschallkopfs Nadel im 30°-Winkel zur Arterie einstechen und vorschieben. Bei Perforation der Gefässwand kommt Blut pulsierend über die Kanüle zurück.

— **Kunststoffkanüle („over-the-needle"-Punktion, nur bei radialer Punktion):** Kanüle leicht absenken und wenige Millimeter in das Gefäss vorschieben, die äußere Kunststoffkanüle über Stahlmandrin vorsichtig vorschieben während letzterer simultan zurückgezogen wird, der Stahlmandrin darf nicht erneut ganz vorgeschoben werden

— **Seldinger-Technik („over-the-wire"-Punktion):**
  Vorschieben des Seldinger-Drahts über Kanüle,
  Kanüle über Draht entfernen und Katheter über
  Draht einführen bis der Draht am Katheterende
  herausragt, anschließend Katheter ins Gefäß vor-
  schieben, dabei Draht gut fixieren, wenn erfolgreich
  Seldinger-Draht entfernen.

  – Im Fall von Widerstand: Draht entfernen, Nadel-
    position korrigieren, Nadel leicht absenken oder
    rotieren und erneut versuchen

5. **Anschliessen der Druckmessung und Fixierung**
   — Kanüle an das gefüllte Spülsystem anschließen und
     Rückläufigkeit testen
   — Drucksensor anschließen, Druckkurve überprüfen
   — Nullpunkt-Kalibrierung
   — Kanüle mit Pflaster fixieren oder annähen

23.2 Kanülierung zentralvenöser Gefässe

Die zentralvenöse Kanülierung erfolgt entweder über V.
jugularis interna, die V. subclavia oder die V. femoralis.
Die zentralvenöse Kanülierung sollte gemäss aktuellen
Guidelines unter Ultraschall-Visualisierung erfolgen.

1. **Schritt: Anbringen eines adäquaten Monitorings**
   Im Minimum EKG und SpO_2. Es empfiehlt sich den
   Überwachungston des Monitors auf laut zu stellen
   um Herzrhythmusstörungen frühzeitig zu bemerken.

2. **Korrekte Lagerung**
   — *V. jugularis interna:* Kopf gerade und tief lagern;
     leicht (10–15°) zur Gegenseite gedreht, ggf. Kopf-
     kissen entfernen. Die rechtsseitige Kathetereinlage

ist zu bevorzugen, da ein geradliniger Gefässverlauf zum rechten Vorhof besteht.

- *V. subclavia:* Aussenrotation der Schulter, falls nötig ein 1–2 gefaltete Bettlacken längs zwischen die Schulterblätter des Patienten legen, um die Aussenrotation zu verbessern, der Zug am Arm nach kaudal erleichtert zudem die Punktion. Kopf des Patienten tief und leicht zur Gegenseite gelagert.

❗ **Cave**
- **Bei Luftaspiration an Pneumothorax denken**
- **30°-Kopf-Hochlagerung bei Patienten mit Schädelhirntraum**

- *V. femoralis:* Die Lagerung ist analog zur arteriellen Kanülierung. Die Reihenfolge der Gefässe in der Leiste von innen nach aussen ist: Vene-Arterie-Nerv („IVAN")

3. **Vorbereitung des Materials**
   - Unter sterilen Kautelen sollte der Katheter vorgefüllt (alle Lumina) und Drei-Wege-Verschlüsse vorbereitet werden.
4. **Schritt: Desinfektion und Lokalanästhesie**
5. **Ultraschallgestützte Punktion (Linearschallkopf, „out-of-plane"-Methode)**
   - **Identifikation** der Gefässe und Leitstrukturen mit dem Ultraschall. Die Arterie ist dabei nicht komprimierbar und hat eine dicke Gefässwand. Oftmals lässt sich auch eine Pulsation darstellen. Die Vene ist komprimierbar und weist eine dünne Gefässwand auf, sie pulsiert nicht.

— Optimale **Darstellung des zu punktierenden Gefässes** in der Bildmitte. Der Punktionsort befindet sich ca. 1 cm kranial respektive kaudal des Schallkopfs.

— **Punktion** mit einem Einstichwinkel von ca. 30–45° zum Gefäss. Die Nadel mit aufgesetzter Spritze unter Aspiration vorschieben, nach Durchstechen der Gefäßwand unter Sicht mittels Ultraschall leichte Blutaspiration und Entfernen der Punktionsspritze.

> Wird bei der Einlage eines Subklavia-Katheters Luft aspiriert, muss von einem Pneumothorax ausgegangen werden.

— **Einführen des Seldinger-Drahts** über die Kanüle. Die Einführtiefe sollte ca. 20 cm betragen. Der Draht muss zu jedem Zeitpunkt leicht vorzuschieben sein. Beim jugulären und subclavialen Zugang muss auf Herzrhythmusstörungen geachtet werden. Treten solche auf, muss der Draht etwas zurückgezogen werden.

❶ Cave
Draht unbedingt zu keinem Zeitpunkt loslassen!

— **Visualisierung des Drahtes** im gewünschten Gefäss mittels Ultraschalles

— **Einführen des Dilatators** über den Draht mit kurzer Dilatation des venösen Gefässes. Das Erreichen des Gefässes ist durch einen kleinen Widerstandsabfall meistens gut spürbar. Anschliessend Entfernen des Dilatators

- **Einführen des vorgefüllten Katheters**
  - Bei subklavialem Zugang kann es notwendig sein zum Einführen des Drahtes/Katheters den Arm nach kaudal zu ziehen
  - Der Draht muss beim Einführen des Katheters immer mit den Fingern einer Hand gehalten werden! Wenn der Draht nicht am Katheterende herausschaut, muss er weiter aus dem Gefäss zurückgezogen werden, bis er am Ende des Katheters gegriffen werden kann
6. **Katheterlage und -kontrolle**
   - Die **Zielposition** ist die Lage der Katheterspitze 2 cm vor dem rechten Vorhof (Ausnahme femoral).
   - Eine **Kontrolle wird mittels intravasalem EKG** (Alpha-Card) durchgeführt, welches über den Seldinger-Draht abgeleitet wird. Bei Eintritt in den Vorhof stellt sich eine hohe P-Welle dar, danach erfolgt der Rückzug des Drahtes/Katheters um 2 cm oder bis eine normal-hohe P-Welle ersichtlich ist
   - **Ohne EKG-Steuerung** sollte der Katheter von rechts jugulär auf 14–16 cm und links jugulär auf 18–20 cm ab Hautniveau fixiert werden. Daraufhin erfolgt eine konventionell-radiologische Kontrolle
   - **Röntgen:** Die ZVK-Spitze sollte sich in Projektion 2 cm vor dem rechten Vorhof auf Höhe der Carina befinden

Serviceteil

Literatur

Bersten AD (2013) MB BS MD FANZCA FJFICM. Oh's intensive care manual, 7 Aufl. Butterworth-Heinemann

Cairo, JM (2012) Pilbeam's mechanical ventilation – E-Book: physiological and clinical applications, 6. Aufl. Mosby. Elsevier, New Orleans

Clifford SD, Neligan, PJ (2015) MS, MD, FCCM. Evidence-based practice of critical care, 2. Aufl. Elsevier

Daugirdas, JT (2015) Handbook of dialysis. International Edition, 5. Aufl., Lippincott Williams&Wilki. Wolters Kluwer, Philadelphia

Fresenius, M, Heck, M, Zink, W (2014) Repetitorium Intensivmedizin: Vorbereitung auf die Prüfung „Intensivmedizin", 5. Aufl. Springer

Heck, M, Fresenius, M, Busch, C (2017) Repetitorium Anästhesiologie: Für die Facharztprüfung und das Europäische Diplom, 8. Aufl. Springer

Parsons, PE, Wiener-Kronish, JP, Berra, L, Stapleton, RD (2018) Critical care secrets, 6. Aufl. Elsevier

Paul, L (2013) Marino, The ICU Book, 4. Aufl. Lippincott Williams&Wilki

Raphael G, Bendjelid K (2016) Hemodynamic monitoring in the ICU, 1. Aufl. Springer

Sharkey, SW (1997) A guide to interpretation of hemodynamic data in the coronary care unit. Lippincott-Raven, Philadelphia

Internet

European Society of Intensive Care (ESICM) guidelines and consensus statements. ► https://www.esicm.org/resources/guidelines-consensus-statements/

European Resuscitation Council (ERC) guidelines. ► https://cprguidelines.eu/guidelines-2020

Surviving Sepsis Campgain guidelines. ► https://www.sccm.org/SurvivingSepsisCampaign/Guidelines

ESPEN Guideline on clinical nutrition in the intensive care unit.
    ► https://www.espen.org/files/ESPEN-Guidelines/ESPEN_
    guideline-on-clinical-nutrition-in-the-intensive-care-unit.pdf
Brain Trauma Foundation Guidelines. ► https://braintrauma.org/
    coma
American Heart Foundation guidelines for management of patients
    with heart and cardiovascular disease. ► https://www.heart.org/
    en/professional/quality-improvement
KDIGO guidelines for management of patients with acute kidney
    injury. ► https://kdigo.org/guidelines/acute-kidney-injury/
European Society of Anesthesiology guidelines. ► https://www.
    esahq.org/guidelines/guidelines/about-the-guidelines
New England Journal of Medicine (NEJM) videos on instructional
    medicine: ► https://www.nejm.org/multimedia/medical-videos
Online lectures with an appreciation for cardiopulmonary interaction
    in the intensive care unit. ► http://www.heart-lung.org

Stichwortverzeichnis

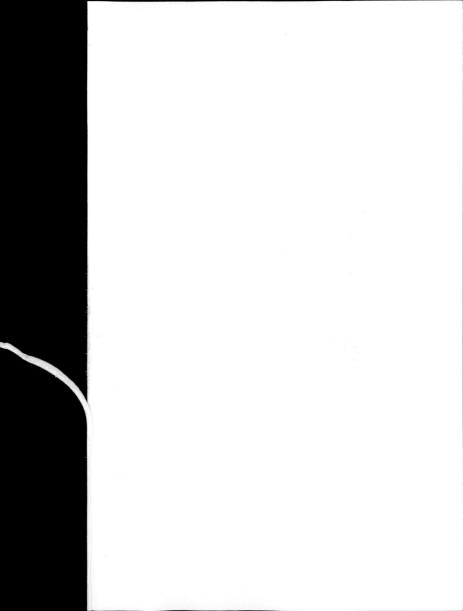

Ihr kostenloses eBook

Vielen Dank für den Kauf dieses Buches. Sie haben die Möglichkeit, das eBook zu diesem Titel kostenlos zu nutzen. Das eBook können Sie dauerhaft in Ihrem persönlichen, digitalen Bücherregal auf **springer.com** speichern, oder es auf Ihren PC/Tablet/eReader herunterladen.

1. Gehen Sie auf **www.springer.com** und loggen Sie sich ein. Falls Sie noch kein Kundenkonto haben, registrieren Sie sich bitte auf der Webseite.
2. Geben Sie die eISBN (siehe unten) in das Suchfeld ein und klicken Sie auf den angezeigten Titel. Legen Sie im nächsten Schritt das eBook über **eBook kaufen** in Ihren Warenkorb. Klicken Sie auf **Warenkorb und zur Kasse gehen**.
3. Geben Sie in das Feld **Coupon/Token** Ihren persönlichen Coupon ein, den Sie unten auf dieser Seite finden. Der Coupon wird vom System erkannt und der Preis auf 0,00 Euro reduziert.
4. Klicken Sie auf **Weiter zur Anmeldung**. Geben Sie Ihre Adressdaten ein und klicken Sie auf **Details speichern und fortfahren**.
5. Klicken Sie nun auf **kostenfrei bestellen**.
6. Sie können das eBook nun auf der Bestätigungsseite herunterladen und auf einem Gerät Ihrer Wahl lesen. Das eBook bleibt dauerhaft in Ihrem digitalen Bücherregal gespeichert. Zudem können Sie das eBook zu jedem späteren Zeitpunkt über Ihr Bücherregal herunterladen. Das Bücherregal erreichen Sie, wenn Sie im oberen Teil der Webseite auf Ihren Namen klicken und dort **Mein Bücherregal** auswählen.

EBOOK INSIDE

eISBN	978-3-662-61641-3
Ihr persönlicher Coupon	4Wm6tWhMsy2HFCg

Sollte der Coupon fehlen oder nicht funktionieren, senden Sie uns bitte eine E-Mail mit dem Betreff: **eBook inside** an **customerservice@springer.com**.

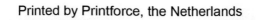
Printed by Printforce, the Netherlands